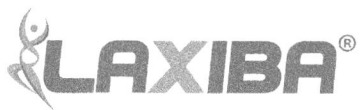

Le Navigateur Alimentaire

M.Sc. Henry S. Grant

Traduit par Felix Lang

Coblence et Wilmington

ADP American Diet Publishing GmbH
Copyright © 2014 par Henry S. Grant. Tous droits réservés.
ISBN 978-1-941978-21-4
Library of Congress Control Number 2014921535
Design de la couverture : Mahmood Ali
Mise en page : Rose Hristova
E-Mail des auteurs : Henry@AmericanDietPublishing.com

ADP American Diet Publishing GmbH

Johannes Mueller-Strasse 12	913 N Market Street
56068 Koblenz	Wilmington, DE, 19801
Deutschland	United States of America

Entreprises et institutions : Vous êtes intéressé par une commande en gros : Rendez-nous visite sur www.AmericanDietPublishing.com/discounts.php

L'intégralité des contenus de cet ouvrage est protégé par le droit d'auteur, par conséquent toute reproduction de l'un des éléments de ce livre est interdite, qu'il s'agisse de graphiques, de textes ou de photos, à moins d'une autorisation préalable par l'auteur. Lisez uniquement cet ouvrage si vous l'avez obtenu de façon légale. Les proportions de fructose, lactose, et des différents polyols dans les portions, ont été calculées algorithmiquement et sont basées sur la base de données suivante : la *University of Minnesota Nutrition Coordination Center 2014 Food and Nutrient Database*. Après de longues et intensives recherches, l'auteur a décidé d'en acquérir la jouissance, puisqu'il s'agit d'une base de données de qualité et de taille particulièrement grandes, sans laquelle la réalisation de l'ouvrage ici présent n'aurait pas été possible dans la même mesure. Les informations sur les fructanes et les galactanes sont issues de six sources différentes, qui sont citées dans les endroits respectifs. Même si toutes les indications publiées dans cet ouvrage reposent sur des données scientifiques très solides, l'auteur et la maison d'édition se dégagent de toute responsabilité pour le contenu de ces études et *ne garantissent pas* la réussite des traitements proposés qui en découlent. L'auteur, la maison d'édition, les chercheurs cités ou l'université du Minnesota ne peuvent être tenus pour responsables pour des dommages concernant des personnes ou des objets quelconques. Veuillez également noter que les quantités des substances sur lesquelles reposent les quantités de portion sont relatives et sont en partie le résultat de dérivations arithmétiques. Vous apprendrez les quantités *approximatives* qui peuvent seulement vous servir de point d'orientation. La taille de portion précise du produit respectif va nécessairement varier en fonction de la fabrication, des recettes spécifiques à un pays en particulier, du degré de mûrissement et du mode de culture.

REMERCIEMENTS

L'auteur a le plaisir de remercier M. Thor et l'équipe de recherche de l'université du Minnesota ; J. S. Barrett ; J. R. Biesiekierski ; P. R. Gibson ; K. Liels ; J. G. Muir ; S. J. Shepherd ; R. Rose et O. Rosella de la Monash University *; tous les autres scientifiques cités pour leurs recherches très utiles ; B. Hartmann du ministère fédéral d'alimentation et d'agriculture (Allemagne) ; G.-W. von Rymon Lpinski de la* Goethe Universität *à Francfort-sur-le-Main ; et H. Zorn de la* Justus Liebig-Universität *à Gießen ; les correcteurs d'épreuves F. Diard, L. Gomes Domingues, F. Lang, C. R. Mundy, L. Popielinski et M. Vastolo ; ma mère, ma sœur et mes ami(e)s, surtout C. Schlick ; ainsi que tous et toutes les autres contributeurs et contributrices qui ont rendu possible la réalisation de cet ouvrage.*

Pour ma fille, Paula Anna.

TABLE DES MATIERES

Preface XI

1. Informations 1
   1.1 Voilà pourquoi vous méritez ce livre 1
   1.2 La vengeance des monstres préhistoriques 4
   1.3 Diagnostic 7
   1.4 Les causes de la maladie 10
   1.5 Les différents blocs-glucide ; et comment votre ventre combat 11
      1.5.1 Bloc n° 1: Le lactose 13
      1.5.2 Bloc n° 2: Le fructose 17
      1.5.3 Bloc n° 3: Les fructanes 21
      1.5.4 Bloc n° 4: Les galactanes 23
      1.5.5 Bloc n° 5 : Sorbitol et autres – les glycols 25
      1.5.6 Troubles digestifs chez les enfants 27
   1.6 Récapitulatif de la première partie 28

2. La Stratégie 29
   2.1 Planification de votre mission 29
      2.1.1 Feuille de route 31
      2.1.2 Fiche pour noter vos symptômes 35
      2.1.3 Tableau de calcul des résultats 36
      2.1.4 Garder l'équilibre 39
   2.2 Votre stratégie individuelle 47
      2.2.1 C'est la quantité globale qui compte 50
      2.2.2 Les différentes formes d'intolérances 51
      2.2.3 Remplacement au test d'haleine 52
      2.2.4 Test(s) de niveaux 55
      2.2.5 Déroulement du test en fonction de vos symptômes 74
      2.2.6 Stratégies alternatives 79
   2.3 Conseils généraux sur votre régime alimentaire 81
      2.3.1 Les bonnes raisons de persévérer 81
      2.3.2 Heures des repas 85

2.3.3	Pourquoi utiliser les blocs ?	86
2.3.4	Manger hors de chez soi	86
2.3.5	Plats précuits	87
2.3.6	Médicaments et produits d'hygiène buccodentaire	88
2.3.7	Compléments alimentaires	89
2.3.8	Effets secondaires positifs du régime	90
2.3.9	Auto-diagnostic	90
2.3.10	Mélanges de protéines – aliments pour athlètes	90
2.3.11	Édulcorants	90
2.3.12	Poisson et viande	90
2.3.13	Une réussite durable	91

2.4 Les livrets dépliants 92
    2.4.1   Fructose et glycols 97
    2.4.2   Fructanes, galactanes et lactose 99
    2.4.3   La liste hors de chez moi 101

2.5 Pour les hôtes 103

2.6 La gestion du stress. Une stratégie de détente 104

2.7 Récapitulatif général 108

3. TABLEAUX D'ALIMENTS 113

3.1 Introduction aux tableaux de données 113
    3.1.1   Vos niveaux de tolerance individuels 114
    3.1.2   Légende des sigles 115
    3.1.3   Multiplicateurs de niveaux 122

TABLE DES MATIÈRES POUR LES TABLEAUX DE CATÉGORIE 123

3.2 Boissons 124
    3.2.1   Boissons alccolisées 124
    3.2.2   Boissons chaudes 129
    3.2.3   Jus 132
    3.2.4   Sodas 134

3.3 Fruits et légumes 137
    3.3.1   Fruits 137
    3.3.2   Légumes 141

3.4 Glaces 148

3.5 Ingrédients 151

3.6 Plats chauds 152
    3.6.1   Accompagnements 152
    3.6.2   Cachettes de lactose...154
    3.6.3   Épices et sauces 155
    3.6.4   Plats cuisinés...160
    3.6.5   Viande et poisson...165

3.7 Plats froids..168
    3.7.1   Céréales 168
    3.7.2   Charcuterie 171
    3.7.3   Lait et produits laitiers..174
    3.7.4   Pain 178
    3.7.5   Pâtisseries...180
    3.7.6   Snacks salés et noix...185
    3.7.7   Sucreries 188

3.8 Produits de sportifs..193

3.9 Restaurants rapides 195
    3.9.1   Burger King®..195
    3.9.2   KFC® 197
    3.9.3   McDonald's®...198
    3.9.4   Subway® 200

Suggestions 202

Tableaux A Mots-Repères 203

Glossaire..268

Sources 271

PREFACE

Cet ouvrage vous présentera des pistes pour réduire vos troubles digestifs dus à l'une des intolérances susmentionnées. A l'aide de ce livre, vous pourrez déterminer les substances qui vous provoquent les symptômes, pour déterminer ensuite quelles sont les quantités digestibles de chacune de ces substances: Pour une vie plus saine et plus agréable, et avec moins de soucis !

Le contenu de l'ouvrage repose sur les recherches intensives de l'auteur et sur des conversations avec des professeurs d'université. Les quantités indiquées dans les listes d'aliments et dans les tableaux sont basées sur des expériences en laboratoire. En tant qu'auteur, j'ai véritablement eu de la chance en achetant, aux Etats-Unis, une base de données, car c'est grâce à cela que je peux vous faire des indications précises sur les quantités de portion digestibles. De plus, ce petit ouvrage vous apprendra les causes ainsi que les conséquences de la maladie. À commencer par des dépliants fournissant les informations clé qui vous faciliteront les courses, en passant par des stratégies pour déterminer vos niveaux de tolérance individuels, jusqu'au sujet de la gestion du stress, on vous offre ici une palette extrêmement riche.

Toutes les indications dans ce livre sont pourtant données à titre indicatif ; seul votre médecin est habilité à vous donner des recommandations fermes. Même si notre taux de réussite est très élevé, nous ne sommes pas en mesure de vous garantir la guérison. Outre les causes traitées dans ce livre, il existe d'autres substances qui peuvent déclencher des troubles digestifs, voir chapitre 2.2.6. Voilà pourquoi nous recommandons que LAXIBA® ne soit pas le seul critère de vos décisions.

En cas de troubles, et avant d'entamer un régime alimentaire quelconque, veuillez consulter votre médecin ou pharmacien. L'utilisation des informations présentées dans cet ouvrage dépend de vous et de la manière dont vous choisissez d'interpréter les conseils de spécialistes et les données que contient ce livre ; vous êtes responsable de votre santé.

Ayant moi-même souffert de troubles digestifs pendant de longues années, j'ai tout à fait conscience du besoin de netteté et de conseils pratiques et clairs que l'on ressent. Dans la stratégie *ange gardien* ici présente, nous avons donc attaché le plus d'importance possible à la qualité et à la pertinence pour une utilisation quotidienne. Il me reste à vous souhaiter, de tout cœur, un avancement durable sur le sentier qui vous guidera vers plus de confort digestif !

Votre auteur,

Henry S. Grant

1

INFORMATIONS

1.1 Voilà pourquoi vous méritez ce livre

Vous avez du courage. Vous avez fait la démarche. En achetant ce livre, vous avez affiché votre volonté de combattre les troubles digestifs dont vous souffrez. Il y a énormément de gens qui en souffrent, mais assez peu qui prennent des mesures, et vous en faites partie ! Vous savez bien que vous-même et tout votre entourage profiterez encore plus de la vie si seulement vous parvenez à récupérer votre bien-être digestif. Ainsi je vous souhaite la bienvenue dans votre mission de développer des habitudes alimentaires réussies et durables.

Si ce n'est pas pour vous-même que vous avez acquis cet ouvrage, mais pour adapter votre cuisine à des invités, le chapitre 2.5 vous indiquera comment procéder. Compte tenu de l'attention que vous prêtez déjà aux besoins individuels de chacun et chacune, tout le monde aimerait sans doute être votre invité. Qui plus est, dans le chapitre 2.1.4 vous trouverez des astuces générales pour une alimentation saine, et dans le chapitre 2.6 vous apprendrez comment réduire votre stress quotidien et améliorer votre capacité à prendre des décisions.

Si c'est votre employeur, votre école ou université qui vous ont offert ce livre, ce cadeau est l'expression d'une grande estime mais aussi d'une confiance en votre bonne volonté pour agir. Le livre a été écrit dans l'intention d'améliorer le bien-être de votre ventre pour vous procurer une vie plus heureuse et plus libre. Il va vous aider à modifier votre alimentation d'une manière telle que vous ne perdrez plus d'énergie et de joie de vivre à cause des troubles digestifs. Avant que nous ne commencions, veuillez vous rendre compte de ce simple fait : Pour les nouveau-nés et les bébés déjà, la nourriture joue un rôle assez important ; ce sont alors les mères qui en prennent soin. Bien entendu, les bébés reçoivent des aliments pour bébés uniquement. Les sangliers, pour prendre un exemple contraire, sont *forcés* à être omnivores. Vous, par contre, en tant qu'adulte humain(e), avez vous-même le *choix* de votre alimentation. Est-il donc surprenant qu'une manière appropriée de se nourrir soit un facteur important de réussite ? Avec ce livre, vous bénéficiez de résultats scientifiques actuels qui sont présentés de façon intelligible, et de la liste d'aliments la plus conviviale sur le marché aujourd'hui.

Dans la première partie de l'ouvrage, vous apprendrez quelles sont les différentes procédures de diagnostic que vous devriez suivre avant de changer votre alimentation. En outre, nous allons nous occuper des causes et conséquences de la maladie. Ensuite vous allez faire la connaissance des substances alimentaires qui peuvent causer des troubles de ventre. Il s'agit ici de certains glucides qui sont facilement fermentables. Nous les appellerons sommairement *blocs*, puisqu'ils sont comme des blocs de bois qui pèsent lourdement sur l'estomac. Quelques-uns de ces blocs, comme le fructose ou le lactose, vous sont sans doute déjà familiers. D'autres sont plus méconnus, et c'est en partie la raison pour laquelle l'inconfort persiste en dépit d'un *régime anti-bloc*. Dans le cas du **syndrome de l'intestin irritable** (que l'on qualifie aussi de **colopathie fonctionnelle**, ce qui désigne la même maladie), et aussi dans le cas d'une intolérance alimentaire, il est fortement recommandé que vous vous familiarisiez avec ces substances, pour augmenter les chances de réussite d'un changement de régime. Après l'introduction à toutes ces substances et tous ces déclencheurs de troubles digestifs, vous allez dans la deuxième partie de ce livre vous familiariser avec la stratégie du navigateur alimentaire. Vous pouvez facilement découvrir quels sont les blocs que vous digérez sans problème, et quelles sont les quantités maximum de substances problématiques que vous tolérez. En outre, nous allons traiter des principes fondamentaux de l'alimentation saine. Enfin, vous allez recevoir des astuces utiles qui peuvent rendre plus facile le suivi du nouveau régime, une fois établi. On vous fournira également des pistes pour réduire votre niveau de stress au quotidien, car le stress aussi peut peser lourdement sur le ventre. L'objectif du navigateur est le suivant :

Vous allez augmenter votre qualité de vie en retrouvant un estomac serein, et en vous nourrissant d'une façon aussi saine que possible.

C'est dans ce but que l'on vous fournit, dans la troisième partie de l'ouvrage, des indications concrètes et précises sur les quantités de portion digestibles de différents repas et produits par rapport au fructose, au lactose, à certains polyols et à d'autres blocs inclus dans une vaste palette d'aliments : dans de la glace, dans des boissons, dans de différents plats froids ou chauds, dans des plats fast-food, dans les fruits et les légumes, les produits de sportifs, et toutes sortes d'ingrédients de cuisine. La liste d'aliments contient de nombreux produits de marque et vous permettra ainsi une alimentation beaucoup moins restrictive : Si vous connaissez bien les ingrédients des différents produits que vous aimez, pas besoin de vous en priver complètement, il faudra seulement déterminer la quantité que vous tolérez sans problème. D'où l'intérêt d'une liste aussi complète que possible.

Si votre médecin a établi son diagnostic sur la base de journaux d'alimentation, il est tout à fait possible qu'il va le réviser à nouveau quand il recevra les informations et les données publiées dans l'ouvrage présent. Par exemple, le contenu en polyols de certaines sortes de fruits et de légumes ne ressort que très insuffisamment dans les ouvrages scientifiques publiés jusqu'à présent, et il en est de même du contenu en fructose libre de certaines céréales. C'est pour cela qu'il est bien possible que l'on vous diagnostiquera une intolérance spécifique qui n'aurait pas pu être diagnostiquée auparavant.

Qui plus est, vous obtenez avec l'ouvrage présent deux petits livrets pratiques qui contiennent les quantités de portion les plus courantes et les plus importantes, pour vous faciliter désormais les courses.
C'est seulement si vous avez une connaissance exacte des blocs que vous tolérez, et des effets qu'ont les différentes quantités de portion, que vous serez capable de vous nourrir sur mesure – ce qui est indispensable pour perdre le moins de plaisir et de confort de vie possibles. Votre mission est très exigeante : Les blocs peuvent se cacher à peu près partout, même dans les produits d'hygiène buccodentaire et dans les médicaments. D'où l'importance que vous lisiez attentivement les recommandations suivantes ainsi que les listes d'ingrédients et les notices d'emballages des médicaments etc. Dans le sous-chapitre suivant, nous décrivons les symptômes que peut déclencher la négligence aux intolérances, et qui peuvent être assez graves. Une alimentation négligente peut vous causer des irritations dépressives entre autres. Les « dragons-bloc » présentés dans ce chapitre-là sont une image qui est censée symboliser les troubles éventuels d'une manière facilement compréhensible. Le bouclier présenté dans le même chapitre est également une image qui symbolise, elle, les processus métaboliques ayant lieu dans le corps. Les effets décrits, eux, sont pourtant réels.

1.2 La vengeance des monstres préhistoriques

… voilà comment les dragons-bloc vous font perdre de l'énergie et du plaisir. Les dragons sont supposés avoir été éradiqués au Moyen-Âge – mais il en existe toujours de très petits qui ont survécu et qui sont revenus pour se venger. Nous ne leur avons pourtant jamais fait du mal à ces petits dragons ! Quand on a pris des mesures sévères contre leurs parents éloignés, les grands dragons médiévaux, c'était quand même justifié, car ils étaient très agressifs à l'époque. Dans leur campagne de vengeance, les dragons-bloc se sont rendus invisibles et se sont installés dans le ventre des humains sans être aperçus. Ils n'épargnent ni les femmes ni les enfants ; tout le monde peut être la proie de leurs attaques. Leur nom – les *dragons-bloc* – provient du fait qu'ils ne nous font du mal que si nous mangeons des quantités trop élevées de certains blocs alimentaires. Ces blocs sont naturellement présents dans certains aliments, et notre corps les utilise normalement pour la fourniture d'énergie ; mais en pénétrant dans le ventre, les dragons endommagent notre moteur, ou plus précisément : notre bouclier anti-bloc. C'est pour cela qu'un nombre plus important de blocs arrivent dans la tanière du dragon, dans l'intestin. Il existe plusieurs sortes de blocs, et la capacité qu'a le bouclier de se défendre contre les uns et les autres ne peut être déterminée que par des tests individuels. Vous aurez plus d'informations sur ces tests par la suite.

Maintenant déjà, vous vous rendez sans doute compte que les dragons veulent se venger à tout prix – même s'ils sont eux-mêmes dans la me… D'ailleurs les tests d'intolérance se révèlent positifs auprès de certaines personnes, même si ceux-ci ne ressentent pas de troubles. Ils ont une intolérance sans symptômes d'intestin irritable, c'est-à-dire que leur bouclier est en quelque sorte endommagé pour d'autres raisons qu'un dragon-bloc.

Voici comment les dragons-bloc nous irritent

Certains dragons construisent des murs de blocs et cela nous cause des constipations. D'autres essaient de brûler des blocs. Le corps se voit forcé à éteindre le feu et cela provoque la diarrhée. D'autres encore mangent des blocs, et quand ils ont ramassé suffisamment d'énergie, ils gonflent le ventre avec leur souffle de dragon.

L'attaque des dragons-bloc! Les enjeux…

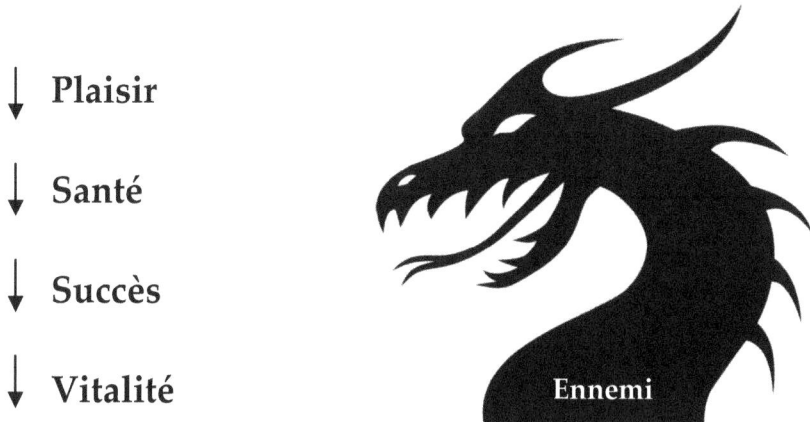

↓ Plaisir

↓ Santé

↓ Succès

↓ Vitalité

Ennemi

…sont considérables. Quand on a un dragon-bloc dans le ventre, cela cause d'importantes restrictions à la qualité de vie. Ceux qui en souffrent sont largement en dessous de la moyenne concernant la capacité de s'activer physiquement, les douleurs régulières, la capacité de concentration, la vitalité et la santé en général. Par conséquent, beaucoup d'entre eux ont plus de difficultés à adopter des rôles sociaux et à se comporter de façon sociable. Et comme si cela n'était pas suffisant, les patients souffrent plus souvent que la moyenne de dysfonctions sexuelles, telles que la réduction du plaisir. Il n'est donc guère surprenant que les symptômes se manifestent également dans les statistiques des jours de congé pris pour cause de maladie. Des études américaine et néerlandaise démontrent de façon assez convaincante que chez les personnes aux dragons-bloc non traités (le plus souvent ceux qui souffrent du syndrome de l'intestin irritable), le nombre de jours de congé pris pour cause de maladie est le double de celui de la moyenne de la population, ceci représentant une différence de plus de cinq jours par an.

Des troubles digestifs qui s'aggravent ont donc pour conséquence une réduction de l'efficacité du travail, de la performance physique générale, de la vitalité, de la capacité à assumer des rôles sociaux, de la vitalité ; et multiplient aussi les jours de congé pour cause de maladie.

Dans une certaine mesure, le corps est capable d'intercepter des blocs avant qu'ils n'arrivent chez le dragon. Les blocs interceptés, comme toute autre substance nutritionnelle, peuvent ainsi servir de source énergétique, ils peuvent être métabolisés. Tant qu'il s'agit d'une quantité inférieure à la valeur limite de ce que vous tolérez, les blocs ont même des effets positifs sur la flore intestinale et le bien-être général. Si par contre vous en mangez plus que ce que peut absorber ou assimiler votre corps, le dragon-bloc se réjouira, ce qui nuira à votre capacité de réussir au niveau professionnel et social, et à votre vie sexuelle. Heureusement vous pouvez vous défendre. D'extensives études démontrent à l'abondance que la vaste majorité des patients réussissent à atténuer nettement leurs symptômes en se nourrissant d'une façon plus consciente, en faisant attention aux blocs. Pour obtenir les meilleurs résultats, vous n'allez vous restreindre que par rapport aux blocs que vous ne tolérez pas ou que vous tolérez mal, ceux que votre bouclier n'arrive pas à parer. Et c'est ici qu'entre en action la stratégie proposée par l'ouvrage que vous tenez en main. Avant de formuler les stratégies, nous allons cependant procéder à l'établissement d'un diagnostic.

Récapitulatif

Les blocs sont tout naturellement présents dans certains aliments. Votre ventre dispose d'un bouclier qui vous protège ; à l'aide de ce bouclier, vous pouvez absorber une certaine quantité de chaque bloc, et la transformer en énergie. La quantité varie selon le bloc et selon vos capacités individuelles, et nous allons par la suite déterminer les quantités digestibles pour chacun des blocs. Si vous consommez plus de blocs que ce que votre bouclier ne peut parer, alors des troubles digestifs apparaitront – si vous avez un intestin irritable. C'est en vous nourrissant de manière consciente que vous pouvez faire en sorte de consommer **le** nombre de blocs que votre bouclier peut parer.

1.3 Diagnostic

Si vous avez régulièrement mal au ventre, si vous souffrez de ballonnements, de flatulences, de constipation ou de diarrhée, je vous invite à ne plus l'accepter ; soyez quelqu'un qui prend les devants. Soyez préparé à ce que le diagnostic global prenne six mois environ. Mais cela en vaut la peine. Après avoir déterminé vos intolérances éventuelles et vos niveaux de tolérances individuels, vous serez en mesure de maîtriser vos symptômes tout en limitant les restrictions alimentaires et culinaires à un minimum. La première démarche – avant même que le diagnostic au sens propre ne commence – consiste à demander à votre médecin de vous transférer à un(e) gastroentérologue pour prendre des précautions contre des erreurs de diagnostic ayant lieu plus tard. On va vous faire effectuer une analyse des selles, un examen aux ultrasons et une gastroscopie (un enregistrement vidéo de l'intérieur de votre estomac), pour exclure toute maladie autre que l'intestin irritable ou les intolérances alimentaires. Le gastroentérologue va examiner s'il n'existe un syndrome de surpopulation de bactéries dans l'intestin grêle. Dans le cas d'un tel syndrome, il est en effet possible qu'une intolérance à certains blocs soit diagnostiquée par erreur. On procède ensuite à un test qui examine l'intolérance à une certaine substance contenue dans le blé, le gluten, une intolérance qu'on appelle une maladie cœliaque. Dans le cas de personnes qui souffrent d'une **maladie cœliaque non traitée**, c'est l'intolérance au sorbitol qui est souvent diagnostiquée par erreur. Il est recommandé d'enchaîner un test génétique à la recherche d'une fructosémie, c'est-à-dire d'une intolérance héréditaire au fructose. Cette maladie héréditaire est très rare, mais le test d'haleine que vous allez parcourir plus tard peut causer des empoisonnements représentant un danger mortel pour tous ceux qui en sont porteurs.

Après avoir exclu d'autres maladies qui causeraient les troubles digestifs, vous allez enchaîner trois examens, chacun ayant rapport à un de blocs. Pour le test d'haleine on va vous administrer à plusieurs reprises une solution à dose forte contenant du fructose, du lactose ou du sorbitol respectivement. Si pendant ce test, des blocs (de fructose, de lactose, etc.) franchissent votre bouclier et arrivent chez le dragon-bloc, alors des gaz se formeront dans votre intestin. Ces derniers sont ensuite mesurés dans l'haleine. Même si le test d'haleine pour le fructose et le sorbitol individuellement, est négatif, je recommande que vous vous demandiez toujours un examen avec une solution combinée de sorbitol et de fructose. Veuillez d'ailleurs noter que le test n'est valide que si la quantité ajoutée de sorbitol est prélevée sur la quantité de fructose. Si par exemple on ajoute 5 grammes de sorbitol à une solution de fructose ayant auparavant comporté 25 grammes, alors il faut que ce ne soit maintenant plus que 20 grammes de fructose. À partir d'une certaine quantité de gaz dans votre haleine, le diagnostic établi sera alors celui d'une intolérance. Cela veut dire que la capacité défensive de votre bouclier est réduite en ce moment, et que les blocs peuvent facilement entrer dans la tanière du dragon, qui va ensuite s'en nourrir. La valeur limite pour une diagnose d'intolérance au fructose, pour citer un exemple, est de 20 ppm (parties par million). La même valeur limite s'applique aux intolérances au lactose et au sorbitol.

Or, le test d'haleine est fortement recommandé mais malheureusement n'est pas disponible partout. Voilà pourquoi, dans le chapitre 2.2.3, je vous montrerai une alternative au test d'haleine. Généralement il ne faut pas que vous acceptiez un diagnostic sans test, que ce soit le test d'haleine ou son remplacement.

Or, même si aucun des tests ne conduit à un résultat pertinent ; même si vous n'obtenez que des résultats équivoques, il se peut toujours que vous avez le syndrome de l'intestin irritable ; pour le moment, on va donc parler du syndrome de l'intestin irritable non défini. Par contre, il existe certaines personnes dont le test d'haleine révèle une intolérance à l'une des substances au moins, mais qui ne ressentent pas de symptômes. La diagnose générale pour les personnes qui souffrent des symptômes décrits auparavant, est un **dysfonctionnement du système gastro-intestinal**. Le syndrome de l'intestin irritable fait également partie de cette catégorie. « Irritable », cela désigne le fait que le ventre réagit de façon sensible à toute irritation, dont l'air dans le ventre, etc. – Consultez le chapitre suivant pour en savoir plus. L'intestin est la dernière partie de l'appareil digestif, et le refuge des dragons. Dans une autre étude relative aux troubles digestifs, on a trouvé que par rapport aux symptômes ressentis, il n'existe aucune différence entre les personnes avec la diagnose «dysfonctionnement du système gastro-intestinal causé par une intolérance» et celles ayant eu la diagnose du syndrome de l'intestin irritable. Ce que vous pouvez donc retenir en récapitulatif, c'est que les personnes souffrant des symptômes décrits sont sujets à **l'intestin irritable**.

Une distinction qu'il est raisonnable de faire, est pourtant celle entre le syndrome de l'intestin irritable *défini*, où l'on sait nettement en quoi consiste l'intolérance ; et de l'autre côté, le syndrome non défini, où soit il n'existe pas d'intolérance à l'égard des trois substances testées dans le test d'haleine, soit le test n'a pas encore eu lieu. Une intolérance sans symptômes ressentis est donc une intolérance sans intestin irritable. Votre médecin va vous faire savoir que vous avez soit une intolérance (au cas où l'une des trois substances est testée positivement), soit le syndrome de l'intestin irritable, dans ce cas-là, un syndrome indéfini.

Les symptômes seront en tout cas à peu près les mêmes, que votre syndrome de l'intestin irritable soit défini ou qu'il ne le soit pas. C'est parce que la plupart des effets causés par les blocs, c'est-à-dire en raison de leur utilisation bactérienne, sont indépendants du type de blocs dont il s'agit. Les blocs qui franchissent le bouclier, c'est-à-dire qui ne sont pas absorbés et métabolisés, conduiront à une accumulation d'eau ainsi qu'à une fermentation. Pourtant, les substances testées dans le lest d'haleine sont celles qui déclenchent le plus rapidement les troubles digestifs liés au syndrome de l'intestin irritable. Si vous avez l'intestin irritable, celui-ci peut dans 90 % des cas être défini par rapport d'une intolérance à une des trois substances.

Si vous souffrez de troubles d'intestin irritable, vous n'êtes pas seul. En effet, 20-30 % de la population européenne souffrent d'une intolérance, c'est-à-dire que leur bouclier est trop faible pour au moins un des trois blocs figurant dans le test d'haleine. Dans le monde entier, entre 10 et 15 % des personnes souffrent d'un intestin irritable indéfini. Plus de 20 % des Américains, 22 % des Anglais, 25 % des Japonais, 9 % des Néerlandais, et 44 % des habitants de l'Afrique de l'Ouest en sont concernés.

Récapitulatif

Si vous souffrez de troubles digestifs réguliers, veuillez consulter un spécialiste. Le processus de diagnostic peut durer six mois au total. Il y a des millions de personnes dans le monde entier qui partagent votre sort. Ne désespérez pas, vous tenez déjà en main la clé qui vous conduira à la lutte réussie contre les symptômes de l'intestin irritable.

1.4 Les causes de la maladie

Le syndrome de l'intestin irritable, ou plus généralement parlant un intestin sensible, est une maladie assez répandue. D'habitude les symptômes peuvent très nettement être distingués des symptômes dus à une réaction allergique ; la procédure de diagnostic du test d'haleine est une méthode qui a fait ses preuves. Les symptômes liés à l'intestin irritable sont causés par une hyper-sensibilité. Une sensibilité, pourtant, qui n'a rien à voir avec une force ou faiblesse de caractère, mais qui concerne le système gastro-intestinal uniquement. On ne sait toujours pas pourquoi certaines personnes en sont affectées et pas d'autres. Dans un certain nombre de cas, on peut attribuer une influence aux infections ou aux émotions. Le rôle des émotions tient au fait que le ventre (la digestion) et le cerveau (la psyché) sont très étroitement liés l'un à l'autre. Cela veut dire que d'un côté, la mauvaise humeur peut irriter le ventre ; et un ventre irrité, de l'autre côté, peut faire empirer votre humeur. Voilà une jonction à retenir puisque, en nous indiquant les aliments que nous tolérons mal, elle peut nous aider à gérer certains dangers en matière d'alimentation. Elle se situe également dans le contexte de la gestion du stress, cf. le chapitre 2.6. Vous pouvez donc vous représenter l'intestin irritable comme une sorte de communication perturbée entre la tête et le ventre. La mauvaise nouvelle, c'est que dans 70 % des cas la sensibilité dure toute la vie ; la bonne nouvelle étant qu'elle ne provoque pas le cancer, et qu'avec un régime approprié, les symptômes peuvent dans la plupart des cas être considérablement atténués, sinon éliminés. Sur le long-terme, un régime est absolument préférable aux médicaments. Chaque médicament a ses effets secondaires, et un régime est souvent moins cher.

Récapitulatif

L'intestin irritable vous accompagne pendant très longtemps. Il s'agit ici d'une hyper-sensibilité du ventre. Veuillez surtout noter le rapport qui existe entre l'inquiétude générale et les irritations au ventre. L'intestin irritable ne provoque pourtant pas le cancer. Grâce à une alimentation adaptée et appropriée, la plupart des patients réussissent à maîtriser leurs symptômes. Un tel régime est largement préférable à un traitement médicamenteux.

L'intestin irritable n'est pas le signe d'une faiblesse de caractère. Mais cela pourrait être interprété de cette manière si vous n'étiez pas capable d'adapter votre style de vie en conséquence.

1.5 Les différents blocs-glucide ; et comment votre ventre combat

Les blocs auxquels nous avons fait référence sont des glucides qui sont, soit absorbés par votre corps et ensuite transformés en énergie ; soit, s'ils franchissent votre bouclier et que vous avez un dragon-bloc derrière, y aboutissent à plus ou moins long terme pour vous causer des troubles digestifs. Vous pouvez imaginer que votre corps a développé un bouclier qui intercepte les blocs. Ce bouclier fonctionne comme le jeu d'enfants où l'on fait entrer des petits blocs de bois de formes différentes dans des ouvertures qui y correspondent. Si le bloc respectif entre dans une ouverture, il est intercepté et absorbé, puis métabolisé par votre corps. Le point essentiel, c'est que chaque personne tolère de manière différente la quantité des différents blocs ; nous avons tous des boucliers différents. Il existe aussi des blocs qui ne peuvent être efficacement interceptés par aucun bouclier, mais pour les personnes sans dragon, ceci ne fait aucune différence. Dans l'image suivante, vous voyez un symbole signalant une « défense d'entrer ». C'est là que le bouclier ne fonctionne pas, les substances respectives ne peuvent pas être absorbées et vont aboutir au dragon.

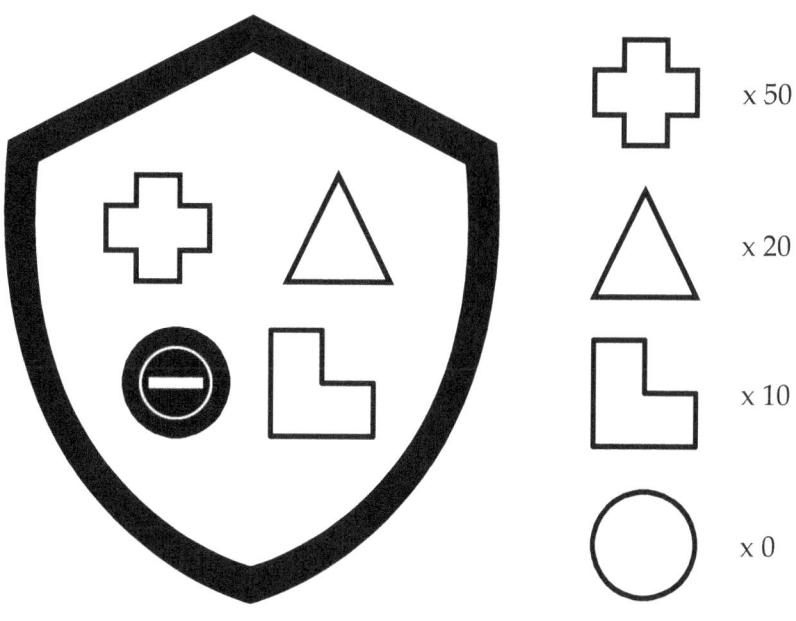

Dans notre exemple, le bouclier intestinal peut très bien absorber les blocs en croix avec une capacité de plus de 50 pièces. Malheureusement, par contre, il ne peut rien faire contre les blocs circulaires. Quand la personne affectée a affaire à un bloc circulaire, celui-ci va arriver directement au dragon, qui gonflera le ventre, par exemple. Le dragon pourrait également essayer de cracher du feu. Dans ce cas, le ventre va donc réagir comme une éponge sèche que vous avez mise dans l'eau ; il va se gorger d'eau et s'étendre. L'eau d'extinction va s'accumuler dans votre ventre. L'air et / ou l'eau vont causer des sensations pénibles. Bref, si les blocs non absorbés arrivent dans l'intestin, cela signifie :

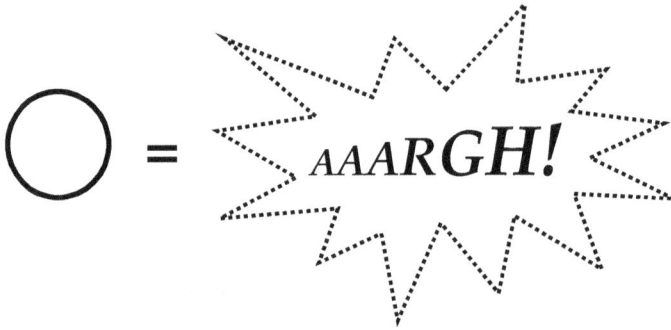

Tout dépend de votre bouclier

Votre test d'haleine a prouvé la bonne capacité défensive de votre bouclier face au fructose, au lactose et au sorbitol ? Premier point en votre faveur et contre le dragon ! Vous pouvez continuer à manger les produits qui contiennent seulement des blocs que votre bouclier intercepte efficacement, c'est-à-dire que vous tolérez, sans même vous en préoccuper. Vous devez éviter les autres, plus ou moins. Mais – sans doute vous l'êtes-vous déjà demandé – quels sont ces blocs mystérieux dont nous parlons sans cesse ? Vous trouverez ci-après les fiches signalétiques des différents blocs.

1.5.1 Bloc n° 1: Le lactose

Portrait en bref

Le lactose (étymologiquement *sucre de lait*) est un glucide présent dans le lait et les produits laitiers. Les tout-petits ont besoin de lactose et le tolèrent ; l'intolérance au lactose ne se développe qu'à partir de l'âge de cinq ans au plus tôt. Entre 5 et 17 % des personnes à la peau claire et 50 jusqu'à 100 % du reste de la population mondiale possèdent une intolérance au lactose. Pourtant, ils n'ont pas tous l'intestin irritable. De plus, même en cas d'intolérance, de petites quantités de lactose peuvent le plus souvent être absorbées.

Niveau de tolérance de base (NTB): 1,5 g par repas (cf. *glossaire*)

Il existe quatre niveaux de tolérance (NT), allant de zéro à trois. Ces niveaux vont vous servir à déterminer les quantités digestibles (*la taille des portions acceptables*) dans la troisième partie de cet ouvrage. À l'aide du niveau de tolérance de base (NTB ou NT 0) vous allez pouvoir calculer les tailles des portions qui vous permettront d'éviter les troubles digestifs. Ces valeurs sont indépendantes de la capacité défensive de votre bouclier ; vous pouvez donc les utiliser sans procéder à un diagnostic individuel. En revanche, il s'agit des portions les plus petites, ce qui correspond aux renonciations les plus grandes. Pour savoir comment déterminer votre niveau de tolérance individuel dans le cas d'une intolérance à un bloc quelconque, veuillez consulter les tests de niveaux dans la deuxième partie de cet ouvrage, dans le chapitre 2.2.4. Le NTB vaut également pendant le régime d'introduction, tant que vous n'avez pas obtenu les résultats du test d'haleine. Quant aux tableaux d'aliments, vous les trouvez dans le chapitre 3.

Il existe un autre glucide qui est présent dans le lait et les produits laitiers : les galactanes ; et certains effets négatifs sur la digestion peuvent être attribués aux galactanes, pas au lactose. Du fait que 100 ml de lait contiennent 5 g de lactose et 0,137 g de galactanes, on a assumé pour le calcul des quantités de portion 0,03 g de galactanes par gramme de lactose. Il ne se produira de dépassement aux NTB de galactanes qu'à partir de 350 ml de lait.[1] Pourtant, cela peut jouer

---

[1] Les bactéries lactiques, qui sont utilisées pour fabriquer le fromage, sont capables de décomposer ces galactanes. Pour cette raison, leur part dans le fromage est peut-être inférieur. Cependant, des données plus spécifiques ne sont pas encore disponibles.

plus tôt dans le cas des céréales qui contiennent elles-mêmes des galactanes. Le NTB de lactose pur est de 10 g par jour dans le cas d'une intolérance, ce qui est équivalent à 3,3 g par repas environ. Vous devriez normalement tolérer le lactose présent dans les médicaments que vous consommez par voie orale, pourvu que vous évitiez pendant les journées de traitement d'autres produits riches en lactose. Le NTB a été fixé à la moitié environ des 10 g qui constituent la limite en matière de lactose. La raison en est que souvent, les personnes affectées par une intolérance au lactose décident de s'en passer complètement car ils estiment en tolérer moins que les 10 g indiqués.

L'impact des fructanes

Si vous réduisez uniquement votre consommation de lactose, il se peut que les symptômes ne disparaissent que partiellement, comme c'est le cas pour la plupart des personnes souffrant d'un intestin irritable et d'une intolérance au lactose. Ceci indique que des intolérances à d'autres blocs peuvent encore s'ajouter à l'intolérance au lactose, ce qui devrait être pris en compte au moment où vous établissez votre plan alimentaire. Par exemple, certaines personnes affectées par une intolérance au lactose manifestent des réactions encore plus fortes aux fructanes (cf. le chapitre 1.5.3).

Calcium

Si vous décidez de réduire votre consommation de produits laitiers, il sera nécessaire de maintenir quand même un niveau suffisant de calcium, c'est-à-dire qu'il vous faudra consommer du calcium par d'autres voies. Les adultes (les adolescents) devraient normalement en consommer 1 000 mg (1 300 mg) par jour ; et la quantité augmente à 1 200 mg pour les femmes âgées de plus de 60 ans, ou pour les hommes âgés de plus de 50 ans. Vous pourrez consommer du calcium soit avec des produits laitiers sans lactose, soit avec les produits de remplacement respectifs, avec certaines protéines en poudre (1 200 mg/100 g), le fromage de Cheddar (721 mg/100 g), les amandes (236 mg/100 g), le saumon et les sardines (240 mg/100 g), les épinards (210 mg/100 g) et les figues (162 mg/100 g). Il existe aussi des comprimés de calcium. Quand vous faites votre choix de comprimés, veuillez vous assurer qu'ils sont toujours en-dessous des quantités critiques de tolérance aux autres blocs.

Dépression

Dans une étude scientifique sur des personnes choisies au hasard souffrant d'humeurs dépressives, le test d'haleine a révélé que plus de 70 % des personnes testées possédaient une intolérance à un des blocs-glucide traités dans l'ouvrage présent. Cependant, le pourcentage n'a été que de 15 % parmi les habitants sains de la même région. Ceci ne veut pas dire que les personnes souffrant d'une intolérance sont dépressives ; mais que les personnes dépressives manifestent plus souvent que la moyenne des intolérances alimentaires. Par conséquent, d'autres tests ont été effectués pour déterminer le nombre de personnes choisies au hasard possédant une intolérance qui montraient des signes de dépression. Pour 28,5 % du groupe de test, ce qui est largement en dessus de la moyenne de la population, les résultats ont révélé une dépression.

La sérotonine est un neurotransmetteur qui joue un rôle important pour la bonne humeur. Elle est formée grâce à l'assimilation de certaines substances présentes dans la nourriture. Cependant, on suppose que certains blocs-glucide, ayant franchi le bouclier, forment un composé avec un acide aminé dénommé tryptophane. En raison de la réduction de la quantité du tryptophane disponible dans le corps, ce dernier va produire, pendant des périodes plus ou moins longues, moins de sérotonine que d'habitude. Ce sont donc les blocs-glucide arrivant dans la tanière du dragon qui, au final, empêchent le corps de produire des sensations positives et de bonheur. Dans une étude où les participants ont réduit leur consommation de fructose et de sorbitol, les degrés de dépression se sont rapprochés de la moyenne dans un grand nombre de cas. Ce qui veut dire qu'en respectant les niveaux de tolérance respectifs, on peut souvent améliorer non seulement le fonctionnement de son système digestif mais, à travers le niveau de sérotonine, son humeur générale aussi. La raison en est que les blocs-glucide sont moins nombreux à arriver jusqu'à la tanière du dragon.

Il faut cependant tenir compte du fait que dans le cas d'une humeur dépressive, le respect de la taille des portions exige une discipline encore plus stricte que d'habitude. Car un manque de bonne humeur (de sérotonine) peut augmenter l'envie de sucreries qui, elles, contiennent souvent des blocs-glucide. La consommation des blocs-glucide présent dans les sucreries fait de nouveau baisser l'humeur, et ainsi de suite – c'est un cercle vicieux. Pour voir le contenu en matière de blocs-glucide des différentes sucreries, veuillez consulter les listes dans la partie III. Même si vous n'êtes pas dépressif, veuillez garder à l'esprit qu'une dépression (quand elle résulte d'un dysfonctionnement métabolique) est le plus souvent déclenchée par un dysfonctionnement du métabolisme nutritionnel et ne peut pas être contrôlée volontairement.

Capsules d'enzymes

Si vous supposez que votre corps est capable de métaboliser 3 g de lactose par lui-même, alors la prise de capsules d'enzymes ne porte ses fruits que si vous dépassez ce niveau de tolérance. Quand vous choisissez vos comprimés, veuillez faire en sorte qu'ils soient, eux aussi, en-dessous des quantités critiques quant aux autres blocs-glucide, car il en existe qui contiennent du sorbitol ou du mannitol, par exemple. Pour assurer le bon fonctionnement des capsules, il est important que la lactase arrive à l'intestin grêle en même temps que le lactose, et qu'elle ne soit pas dissoute par de l'acide avant cette arrivée. C'est pour cela que seules les capsules résistantes à l'acide gastrique sont appropriées. Dans un examen effectué à ce propos, même la capsule la plus efficace n'a pu décomposer que 2,7 g de lactose. Pour décomposer l'équivalent d'un verre de 250 ml de lait, c'est-à-dire 12,5 g de lactose, il vous faudra donc quatre capsules, tout en tenant compte du fait que 2 g de lactose seront décomposés de toute façon. On vous indique le nombre de capsules nécessaires pour chaque aliment dans la colonne K du tableau d'aliments, dans la troisième partie du livre.

Quels aliments contiennent le bloc ?

Le lactose est présent dans tous les produits laitiers, et malheureusement aussi dans un grand nombre de produits industriels ou manufacturés tels que le cervelas, de différentes panures et sauces, et également certains médicaments (même si, dans les médicaments il s'agit le plus souvent de quantités assez faibles, qui sont bien digestibles à moins que d'autres produits contenant du lactose soient consommés en même temps). C'est le lait cru qui a le pourcentage le plus élevé de lactose, tandis que certains fromages secs, comme le Cheddar, n'en contiennent quasiment pas. Heureusement, vous êtes capable d'intercepter, c'est-à-dire métaboliser, au moins une quantité limitée de lactose et il existe aussi des capsules d'enzymes ainsi qu'une grande variété de produits laitiers de remplacement ou qui ne contiennent pas de lactose (tels que le lait de riz ou le lait sans lactose). Mais soyez prudent : le lait de soja contient deux autres blocs-glucide, des fructanes et des galactanes. Le lait de riz n'en contient pas.

1.5.2 Bloc n° 2: Le fructose

Portrait en bref

Le fructose (étymologiquement *sucre de fruit*) est naturellement présent dans les fruits. Parmi les personnes souffrant de troubles digestifs d'origine inexpliquée, 39 % ont des problèmes à partir d'une dose de 15 g de fructose ; chez 70 % d'entre eux, les troubles commencent à partir de 30 g de fructose. À l'échelle mondiale, entre 11 et 54 g de fructose sont consommés par jour (par personne), soit 4 à 18 g par repas. Compte tenu d'une consommation si forte et si répandue, il est peu surprenant que le fructose cause des symptômes auprès d'un très grand nombre de personnes à l'intestin irritable. Comme dans le cas des autres blocs, la quantité tolérée va varier selon la personne. Si vous n'avez pas d'intolérance au fructose, vous n'aurez pas besoin de le prendre en considération en choisissant vos repas. Les NT au fructose ne valent que dans le cas d'une intolérance ou d'un syndrome de l'intestin irritable non défini pour l'instant.

> **NTB:** (Fructose contrebalancé[2] au glucose : 5 g pro 100 g)
> **Fructose sans glucose : 0,5 g par repas.**

Si votre capacité à absorber le fructose est réduite, veuillez donc vous familiariser avec les particularités suivantes, qui ont une influence sur l'assimilation du fructose par votre corps :

L'impact du glucose

Imaginez que votre bouclier, cf. le chapitre 1.5, est porté par un gardien gigantesque. Quand un bloc de fructose arrive, dont les caractéristiques sont comme celles d'une mouche, il va être très difficile de l'attraper, surtout si plusieurs éléments de fructose apparaissent en même temps. L'affaire est tout à fait différente quand on est en présence de glucose, une goutte de liquide sucré qui possède le temps de réaction d'un escargot. Comme une mouche, le fructose aime bien s'installer sur le glucose, et c'est facile pour le gardien. Quand par contre on est en présence de sorbitol, qui est un bloc semblable à un moustique bour-

---

[2] Le fructose et le glucose y sont présents à parts égales, ce qui fait que le fructose se tolère mieux.

donnant particulièrement difficile à attraper, celui-ci va distraire le gardien du fructose. Donc, quand il y a du sorbitol, le fructose arrive jusqu'au dragon.

Quand il y a dans un aliment quelconque du glucose et du fructose à parts égales ; voire quand il y a plus de glucose que de fructose, l'absorption de fructose va être nettement facilitée. C'est pour cela que nous allons distinguer par la suite le fructose contrebalancé au glucose du fructose libre (sans glucose). Vous pouvez digérer nettement plus de fructose quand il y a équilibre entre le glucose et le fructose. Jugé d'après le pourcentage de gaz dans l'haleine, notre capacité à absorber le fructose contrebalancé au glucose est supérieure de dix fois à la capacité à absorber le fructose libre.

Quand il s'agit d'aliments dans lesquels la relation entre le fructose et le glucose est défavorable, vous pouvez facilement rétablir l'équilibre en consommant des aliments qui contiennent du glucose en excédent. *Indication sur le NT du fructose contrebalancé au glucose* : De différentes expériences ont démontré que des personnes avec une intolérance au fructose peuvent toujours tolérer 50 g de fructose si seulement une quantité suffisante de glucose est présente en même temps. La restriction alimentaire quant au fructose contrebalancé est seulement mentionnée à cause d'un résultat de recherche équivoque : Sur une dose de 17 g de fructose balancé, 0,4 g sont arrivés non digérés dans le rectum ; et ce malgré le fait que la capacité du corps humain à absorber du fructose balancé est apparemment illimitée, si le niveau de glucose est équivalent. Quand on a administré 98 g de fructose contrebalancé, la quantité non digérée a été de 0,56 g seulement, mais il est possible qu'une décomposition bactérienne après coup ait altéré le résultat. Étant donné l'état douteux de ces recherches, le fructose contrebalancé au glucose n'est pas pris en compte dans la liste d'aliments à la fin de l'ouvrage présent. Si vous le souhaitez bien, vous pouvez, dans le cas des sucreries, par exemple, vous orienter selon le contenu en sucre par 100 g. Ceci tient au fait que le sucre est composé d'une partie de glucose et d'une partie de fructose. (Vous pourrez prélever les quantités de portion digestes dans les tableaux d'aliments dans la troisième partie de cet ouvrage). Si vous souhaitez limiter votre consommation de sucre et que vous avez affaire à une boisson qui en contient trop, vous pourrez toujours la diluer avec de l'eau. Il est en général recommandé de réduire sa consommation de sucre, cf. le chapitre 2.1.4.

L'impact du sorbitol

Dans le cas d'une intolérance au fructose, il est recommandé que vous renonciez complètement au sorbitol. Le sorbitol entrave l'absorption de fructose, et il est souvent mal absorbé lui-même, c'est pour cela qu'il est le meilleur ami du dragon. Malheureusement nous n'avons pas pu trouver d'indice pour indiquer un NT solide. Mais de toute façon cet ouvrage vous permettra de déterminer vous-même votre NT individuel, une fois les trois semaines de régime d'introduction passées, cf. le chapitre 2.2.4.

La fructosémie (intolérance héréditaire au fructose)

Si l'on vous a diagnostiqué une *fructosémie* – une intolérance héréditaire au fructose qui est très rare et qui, malheureusement, n'est pas guérissable jusqu'à présent –, alors la consommation de fructose peut avoir des conséquences mortelles. Consultez absolument un spécialiste ! Vous pouvez toutefois utiliser la liste d'aliments dans la dernière partie de ce livre pour trouver des produits sans fructose.

Manque d'acide folique

Une intolérance au fructose a souvent des effets négatifs sur l'absorption de l'acide folique. Comme un manque d'acide folique favorise les maladies cardiovasculaires, il est recommandé de prendre des compléments alimentaires appropriés. Sinon, l'acide folique est présent dans les corn-flakes de Kellogg's® (323 µg/100 g), dans certaines protéines en poudre (280 µg/100 g) et dans le riz à grain rond (225 µg/100 g). La dose journalière recommandée est de 300 µg pour les hommes, de 250 µg pour les femmes et de 400 µg pour les femmes enceintes.

Dépression

Cf. la page 15.

Capsules d'enzymes

Des capsules à base de xylose isomérase sont disponibles sur le marché. L'auteur n'a connaissance que d'une seule étude qui essaie de démontrer l'efficacité de cet enzyme. Dans cette étude, le taux d'amélioration des symptômes a été de 41 % en moyenne. C'est à vous de décider si cela justifie le prix pour l'instant assez élevé.

Aliments avec un excédent de glucose

Il existe certains aliments qui ont du glucose en excédent et ne contiennent pas d'autres blocs-glucide. Quand vous consommez un (ou plusieurs …) des produits suivants en même temps que vous consommez des produits contenant du fructose libre, vous pouvez augmenter le NT de fructose (0,5 g) ou multiplier la quantité de portion d'un repas qui normalement est restreint par du fructose libre – si cela vous intéresse, il suffit de l'essayer pour vous-même : Tout ce qu'il faut, c'est multiplier la quantité de portion respective par le multiplicateur qui correspond à votre NT, tel qu'indiqué dans le tableau suivant (les quatre dernières colonnes).

Produit	Poids d'une portion	Glucose libre	NTB ×	NT n° 1 ×	NT n° 2 ×	NT n° 3 ×
Sirop d'érable	30 g	0,32 g	1,5	1,25	1	1
Avocado de Floride	37,5 g	0,72 g	2,25	1,5	1,25	1,25
1 tranche d'ananas	56,3 g	0,68 g	2,25	1,5	1,5	1,25
Mozzarella	28 g	0,16 g	1,25	1	1	1
Maïs doux	82 g	1,22 g	3,25	2	1,75	1,5

Vous pouvez également acheter du glucose pur sur Internet. Veuillez toutefois noter qu'une grande consommation de sucre devrait généralement être évitée, cf. le chapitre 2.1.4.

Quels aliments contiennent le bloc ?

Le bloc dénommé fructose est aujourd'hui responsable du goût sucré d'un assez grand nombre d'aliments ; on y ajoute du fructose sous forme de miel, de sucre gélifiant ou de sirop de maïs. Tant qu'il n'existe pas d'intolérance, le fructose peut être absorbé sans problème quelconque. Les produits dans lesquels vous consommez le plus de fructose varient en fonction de vos habitudes alimentaires. Aux États-Unis, deux tiers en moyenne sont consommés par des boissons rafraîchissantes, et un tiers par des fruits. En Finlande par contre, la relation en est à peu près l'inverse.

1.5.3 Bloc n° 3: Les fructanes

Portrait en bref

Durant la décomposition des fructanes il se produit du fructose, d'où la ressemblance des termes. Il a été démontré que l'utilisation (plus spécifiquement, la fermentation) de fructanes **à chaîne courte** par les dragons-bloc (des bactéries) dégage des gaz. Ce n'est pas tout : notre corps n'utilise presque pas les fructanes. Jusqu'à 89 % des fructanes sont servis aux bactéries dans le rectum, ce qui constitue une quantité supérieure à tout autre bloc-glucide. De plus, la présence des fructanes fait empirer la capacité à absorber les autres blocs, comme le fructose, par exemple. Chez certaines personnes affectées par une intolérance au lactose, les fructanes causent des troubles digestifs qui sont plus importants et plus désagréables que ceux causés par le lactose même. Comme dans le cas des autres blocs-glucides, il en est de même ici : les fructanes ne se font guère remarquer que dans le cas d'un intestin irritable. Si pourtant vous souffrez de symptômes indiquant un intestin irritable, et si après avoir réduit votre consommation de fructose, de lactose et de sorbitol respectivement (selon vos NT), vos symptômes ne se sont toujours pas corrigés de façon satisfaisante ; vous devriez envisager une réduction de la consommation de fructanes et de galactanes (cf. le sous-chapitre suivant).

NTB du total de fructanes et de galactanes combinés : 0,5 g par repas.

Quels aliments contiennent le bloc ?

Nous consommons principalement des fructanes en mangeant – les valeurs acceptables pour le NTB sont entre parenthèses – de l'ail (une gousse), des oignons (15 g), des artichauts (17 g), des céréales (21-45 g) et des pâtes (147 g) ainsi que des produits de boulangerie tels que le pain, les gâteaux, les biscuits et les pizzas, entre autres. Parmi les produits que nous venons d'énumérer, le contenu en fructanes des légumes est nettement plus élevé que celui des produits céréaliers. Mais du fait que ces derniers constituent en général une très grande partie de notre alimentation, c'est en consommant ces produits-là que nous absorbons le plus de fructanes. Les oignons sont en deuxième position. Il n'existe aucune relation entre les fructanes et le gluten. Le pain sans gluten contient le plus souvent des fructanes, même si la quantité de fructanes y est moins élevée d'un tiers si l'on compare aux pains normaux. N'est complètement sans fructanes que le pain de riz, car contrairement au pain de patates ou de maïs on n'y ajoute généralement pas de blé. Il y a le pain d'épeautre aussi qui est particulièrement bien digestible (250 g par repas, comparé à une seule tranche de pain de seigle ou de blé). Les fructanes sont également présents dans certains fruits. Essayez donc de vous limiter aux ¾ d'une banane, à la moitié d'une nectarine et à deux tranches d'ananas. En raison de la teneur en fructanes assez élevée des artichauts, de la chicorée et du topinambour, il est recommandé d'y renoncer complètement.

Tant qu'ils sont consommés en quantités digestibles, les fructanes ont généralement des effets positifs ; c'est pour cela qu'on les ajoute souvent, sous forme d'inuline, à certains aliments, comme par exemple certaines sortes de beurre, certaines céréales, des glaces, des boissons, des yaourts, des chocolats et autres sucreries. Les quantités d'inuline ajoutées sont discutables, à l'exception des valeurs données dans les tableaux d'aliments dans l'ouvrage présent. Par mesure de précaution, vous pouvez soit éviter tous les produits où l'inuline est indiquée comme ingrédient, indépendamment de la quantité, ou bien prendre des produits listés dans le tableau d'aliments en tant que point de repère, ou bien encore faire un test pour découvrir quelle est la quantité d'un produit quelconque que vous tolérez, cf. le chapitre 2.2.6. Faites attention car il existe des personnes qui sont aussi allergiques à l'inuline.

Vous allez sans doute vous rendre compte que vous pouvez respecter le NTB (0,5 g de fructanes par repas) grâce à une simple adaptation dans vos habitudes alimentaires. Les produits contenant des fructanes sont souvent consommés en combinaison avec d'autres aliments. Quand vous utilisez les indications de portions de la troisième partie de cet ouvrage, dans le cas d'une combinaison de plusieurs aliments aux fructanes, prenez soin de réduire les portions de *chacun* des produits. Pour combiner deux produits aux fructanes, il est nécessaire, par exemple, de diviser par deux les quantités de chacun.

Impact sur la prise de substance nutritive

Quand vous réduisez votre consommation de fructanes, il peut être nécessaire d'organiser de manière différente votre approvisionnement en protéines, en acides gras à chaîne courte et en fibres alimentaires. Vous trouverez des stratégies de compensation dans la partie stratégique à partir du chapitre 2.1.

1.5.4   Bloc n° 4: Les galactanes

Portrait en bref

Les galactanes à **chaîne courte** ne sont pas absorbés ni décomposés dans le corps, et la plupart d'entre eux aboutissent dans le rectum. Vu que les fructanes et les galactanes sont des oligo-saccharides similaires, ils partagent un NTB commun de 0,5 g pour l'ensemble.

NTB du total de fructanes et de galactanes : 0,5 g par repas (pour l'ensemble des deux substances).

Vaut-il le coup d'acheter des prébiotiques ?

L'autorité européenne de sécurité des aliments (AESA) a régulièrement négligé l'efficacité prétendue des prébiotiques et des probiotiques sur la digestion en l'absence de preuve solide. Elle les définit au mieux comme *potentiellement* utiles. Les fabricants de prébiotiques parlent d'effets positifs des galactanes artificiels sur la flore intestinale. Une étude effectuée avec un employé d'une entreprise productrice de prébiotiques a « montré » que 3,5 g d'une certaine forme de galactanes artificiels amélioreraient la flore intestinale quand ils arrivent dans le rectum, ce qui pourrait contribuer à atténuer de 37 % les symptômes comme les maux de ventre, les ballonnements, la diarrhée ou la constipation. L'étude indique également que dans la digestion de certains galactanes artificiels, le corps va produire moins de gaz que dans le cas des galactanes naturels. En plus, et ceci est généralement admis, le processus va dégager des acides gras assez utiles. Mais, comme dit plus haut, l'AESA conteste généralement l'efficacité des prébiotiques.

Par contre, plus de 80 % des participants qui, dans une autre étude, ont suivi l'approche de l'ouvrage présent et qui ont respecté de manière conséquente les NTB de fructose et de fructanes, ont réussi à atténuer considérablement leurs symptômes ; la réduction des symptômes a été de 70 % en moyenne. De plus, la réduction générale des blocs-glucide arrivant dans l'intestin a un effet positif sur votre bonne humeur, cf. la page 15, ce qui constitue un atout supplémentaire du régime que nous proposons ici.

Comprimés d'enzymes

Il existe des comprimés spéciaux qui sont censés contribuer à une réduction des symptômes causés par la consommation de galactanes. Ils contiennent une enzyme dénommée alpha-galactosidase ; l'efficacité est controversée. Tant que les comprimés sont produit à base du champignon filamenteux (la moisissure) *Aspergillus Niger* (l'aspergille noir) – l'indication est souvent absente sur les emballages –, ils contiennent un bloc-glucide dénommé mannitol, un glycol qui est présent dans tous les champignons. Dans ce cas, les comprimés peuvent déclencher des allergies. De plus, vous devriez être prudent avec ces comprimés d'enzymes si vous avez une intolérance au fructose, car les galactanes sont métabolisés en fructose par les enzymes. A moins que votre corps n'intercepte immédiatement le fructose, celui-ci aboutit dans l'intestin, où il va être joyeusement accueilli par les bactéries produisant du gaz. Donc cela ne vous est pas bénéfique. Ces comprimés d'enzymes ne peuvent vous servir que si vous tolérez bien le fructose et le sorbitol et si vous n'avez pas d'allergie à l'aspergille noir.

Quels aliments contiennent le bloc ?

Des quantités critiques de galactanes, en combinaison avec des fructanes, sont présentes dans les aliments suivants (NTB entre parenthèses) : les haricots (une cuillère à soupe), les petits pois (une cuillère à soupe), les pois chiche (9 cuillères à soupe) et les germes de soja (3 cuillères à soupe). Si vous êtes végétarien, vous devriez y faire attention. On en trouve également une quantité considérable dans les flocons d'avoine (5 cuillères à soupe), les lentilles (5 cuillères à soupe), les pains de blé et de seigle (une tranche) et les biscottes (une biscotte). En outre, des galactanes à chaîne courte sont présents dans le lait aussi. S'il est vrai que l'agar-agar et le carraghénane contiennent également des galactanes, ceux-ci sont plus longs et sont à peine décomposés par les bactéries intestinales. Parfois les personnes souffrant d'un intestin irritable s'en méfient. Faute de raisons pertinentes, nous n'allons pas ici entrer dans les détails de cette problématique. Dans le doute, vous pouvez toujours tester vous-même les effets de ces produits sur votre digestion dans le cadre du régime alternatif proposé dans le chapitre 2.2.6.

1.5.5 Bloc nº 5 : Sorbitol et autres – les glycols

Les glycols comme le sorbitol sont naturellement présents dans certains fruits et légumes. De plus, ils sont souvent utilisés comme édulcorants ou comme substance porteuse dans certains médicaments. Souvent, les glycols ne sont indiqués sur les emballages que par des sigles. Vous trouverez une liste des sigles pertinents dans le chapitre 2.4.

NTB pour l'ensemble des neuf glycols considérés ici : 0 g

Les aliments contenant du sorbitol déclenchent *très souvent* des troubles digestifs. Le sorbitol n'est pas problématique pour vous seulement si, selon le test d'haleine, vous n'êtes intolérant ni au fructose ni au sorbitol ; si le sorbitol ne vous cause pas de troubles de ventre quelconques. Si vous êtes intolérant au fructose mais pas au sorbitol, il suffira de respecter les quantités de portion par rapport au fructose *corrigées au sorbitol*, qui sont indiquées dans la troisième partie de ce livre. Si par contre vous manifestez une intolérance au sorbitol, il est évidemment raisonnable – surtout en vue du NTB radical que nous venons d'indiquer – de déterminer votre NT individuel au sorbitol, cf. le chapitre 2.2.4. Le NTB de zéro est pourtant bien justifié ; les raisons en sont les suivantes :

1. Le test d'haleine donne un résultat positif (d'intolérance) chez 58 % des personnes à l'intestin irritable et chez 53 % des personnes saines, et ceci avec une quantité administrée de 5 g seulement (fort de plusieurs études concernant 564 participants au total).
2. Quand une personne à intolérance au fructose consomme du sorbitol, l'intolérance va empirer, car si le sorbitol est décomposé du tout, il va se décomposer en fructose libre (non contrebalancé au glucose), ce qui va freiner voire bloquer la décomposition du reste de fructose présent dans le système en ce moment (car le fructose et le sorbitol partagent les mêmes voies de transport, et c'est toujours le sorbitol qui est traité en premier).
3. Chez beaucoup de personnes, les glycols ne sont décomposés qu'incomplètement, ce qui conduit à une accumulation d'eau dans l'intestin grêle et va donc réduire la capacité de ce dernier à absorber d'autres substances. 25 à 40 % des glycols, en moyenne, aboutissent au côlon. Même de petites quantités de sorbitol peuvent causer des troubles dans le système intestinal.

4. Si vous avez une intolérance au fructose et que vous consommez du sorbitol, vos symptômes vont empirer. Car si le sorbitol est décomposé, le processus fait apparaître du fructose. De plus, au même moment, le sorbitol gêne l'interception du fructose déjà présent dans le système (voir 2.).

Impact sur les symptômes

Dans une étude effectuée en 1993 aux Pays-Bas, on a ajouté une certaine quantité de glucose à du jus de pomme. Ainsi les troubles causés par le jus de pomme ont été réduits de 80 %. Il faut cependant prendre en compte le fait que le glucose ajouté a éventuellement servi également à fixer le fructose libre qui venait d'être dégagé dans la décomposition du sorbitol. À supposer qu'un tiers des troubles soit causé par du sorbitol non décomposé ; un deuxième tiers par le fructose dégagé dans le processus de la décomposition du sorbitol ; et le troisième par le fructose restant, dont le traitement est bloqué par le sorbitol, le sorbitol serait donc responsable de 30 % environ des troubles déclenchés par le jus de pomme. Considérant la teneur moyenne en sorbitol d'une pomme (0,56 g environ, avec 4 g de fructose libre), la combinaison de sorbitol (1 g) et de fructose libre donne lieu à trois fois plus de troubles digestifs que si l'on avait affaire à 1 g de fructose seul. Par rapport à 1 g de fructose libre, 1 g de sorbitol seul double les symptômes.

Quels aliments contiennent le bloc ?

Les glycols sont naturellement présents dans différents fruits et légumes, qu'ils soient frais ou séchés. De plus, ils sont souvent ajoutés à divers aliments en remplacement du sucre. On en trouve dans les boissons, les bonbons, les plats cuisinés, les produits pour diabétiques comme la confiture (jusqu'à 57 g / 100 g) et le chocolat (jusqu'à 40 g / 100 g), la glace ; le poisson et la viande panés, les chewing-gums sans sucre (jusqu'à 2,5 g par pièce), les médicaments, les pastilles à la menthe sans sucre (jusqu'à 2 g par pastille), les produits d'hygiène bucco-dentaire, les jus. On utilise même le sorbitol dans la charcuterie. Comme vous pouvez le voir, certains produits pour diabétiques contiennent plus de 20 g de sorbitol pour 100 g d'aliment. Pourtant un test sur 39 humains en bonne santé a montré que 84 % d'entre eux n'absorbent pas correctement le sorbitol si la dose est de 20 g. Aussi l'adoption de ces produits est-elle dangereuse.

1.5.6 Troubles digestifs chez les enfants

Dans une autre étude, on a administré 250 ml de jus de pomme à des enfants âgés de 14 à 58 mois. Par la suite, on a pu diagnostiquer une intolérance alimentaire chez tous les enfants souffrant de diarrhée chronique, mais aussi chez 65,5% des enfants complètement sains se trouvant parmi les participants. La suppression du jus de pomme a conduit à la guérison de **tous** les enfants.

Le résultat correspond à celui d'une recherche démontrant que beaucoup d'enfants souffrent de diarrhée et de maux de ventre quand ils boivent trop de jus de fruits. Les jus à haute teneur en sorbitol sont souvent identifiés comme déclencheurs. Vous ne devez généralement pas donner à votre enfant plus de 10 ml de jus par kilogramme de poids. Veuillez surtout éviter les boissons fruitées qui contiennent du sorbitol ou des quantités importantes de fructose libre, comme le jus de pomme ou le jus de pêche, par exemple.

1.6 Récapitulatif de la première partie

Votre ventre est capable d'intercepter certains blocs, pour les décomposer et les transformer en énergie. Cette capacité est cependant différente en fonction de la personne concernée. Le lactose est surtout présent dans les produits laitiers. Même dans le cas d'une intolérance, de petites quantités de lactose restent digestibles. Si vous réduisez votre consommation de produits laitiers, il est important que vous mainteniez un approvisionnement suffisant en calcium. Le fructose est surtout présent dans les fruits, les boissons rafraîchissantes et les céréales. Il se digère plus difficilement en présence de sorbitol, et plus facilement en présence de glucose. Les fructanes sont principalement présents dans les produits à base de blé comme le pain, les céréales et les pâtes, ainsi que dans l'ail et dans les oignons. Le corps humain n'arrive guère, ou n'arrive pas, à les décomposer. Les galactanes, eux, sont également très difficiles à décomposer ; ils sont présents dans les haricots, les lentilles et le blé. Le NTB le plus stricte s'applique cependant au sorbitol, que vous devriez donc absolument éviter dans la mesure du possible. Il est présent dans un grand nombre de produits pour diabétiques et de produits *light*, ainsi que dans certains fruits et légumes et dans certaines sauces et certains aliments panés.

Niveaux de tolérance de base (NTB)

Voici un tableau donnant une vue d'ensemble de tous les NTB que nous venons de désigner. Il est recommandable d'utiliser ces valeurs du moins pendant les trois semaines du régime d'introduction et pendant les périodes de tests. En respectant les NTB vous concernant, vous êtes sûr d'éviter tous les blocs-glucide qui pourraient vous causer des troubles digestifs. Vous pouvez également les utiliser pour toute occasion où il est absolument nécessaire que tout se passe bien et sans encombre – que ce soit pour un mariage, une présentation de projet au travail ou une excursion en bateau. En respectant les NTB pour toutes les substances présentant le moindre risque d'intolérance, vous aurez toujours un sentiment de sécurité absolue. Les NTB sont les suivants :

Fructose libre	0,5 g / repas
Fructose contrebalancé	5 g / 100 g
Lactose	1,5 g / repas
Sorbitol et autres glycols	0 g / repas
Total de fructanes et de galactanes	0,5 g / repas

2

LA STRATEGIE

2.1 Planification de votre mission

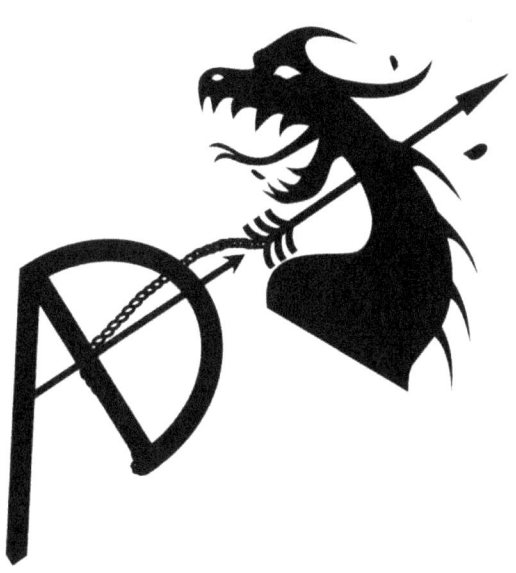

Cessez de vous faire attaquer et torturer par les dragons-bloc ! Préparez-vous pour la chasse aux dragons ! Avec bonne humeur et discipline, nous avons toutes les chances d'enchaîner votre dragon. Du fait que le dragon est invisible, la stratégie la plus efficace consiste à laisser y aboutir le moins de blocs-glucide possible. Si en même temps vous entraînez votre gardien-bloc, votre bouclier, en suivant un régime qui respecte les NTB mais n'est jamais trop loin en-dessous non plus, les dragons vont passer un moment difficile ! Vous pouvez donc réduire la consommation des blocs mal tolérés à une quantité digeste. Pour que vous n'ayez pas à vous limiter si ce n'est pas nécessaire, pour que vous ne renonciez pas à des aliments que vous aimez, vous pouvez **déterminer vos seuils de tolérance personnels aux blocs grâce à un test de niveaux**, cf. le chapitre 2.2.4. Veuillez noter que par mesure de précaution, un médecin qualifié devrait autoriser cette procédure, surtout dans le cas des enfants.

2.1.1 Feuille de route

Dans le tableau suivant, vous trouvez une vue d'ensemble des cinq principales démarches stratégiques avec leurs niveaux de nécessité (obligatoire ou facultatif), leur durée respective, et leurs buts.

1) Obligatoire	**Notez vos symptômes (sur la fiche prévue)** Durée: 4 jours	Détermine la situation initiale: Quels sont les symptômes que vous avez, et en quelle intensité ?
2) Facultatif: à remplacer par 4)	**Test d'haleine chez un spécialiste** Durée: 6 jours	Détermine les blocs qui provoquent une intolérance. A pour but aussi de réduire l'effort nécessaire dans la démarche numéro 3).
Option de **sortie rapide** après un test d'haleine positif	Respectez les NTB des substances pour lesquelles une intolérance vous a été diagnostiquée. Au bout de deux semaines, remplissez à nouveau la fiche prévue pour noter les symptômes, et évaluez ainsi la réussite (ou non) de ce premier régime. Durée: 3 semaines au minimum, en fonction de votre niveau de satisfaction, cf. la colonne droite.	A) Vous êtes généralement satisfait(e). Si vous souhaitez minimiser vos restrictions alimentaires dans la mesure du possible, veuillez faire le test de niveaux, démarche numéro 5). B) Vous n'êtes pas satisfait(e). Effectuez la démarche numéro 3) et ensuite faites du moins le test complémentaire pour les fructanes et les galactanes. Si dans un deuxième temps, il ne se manifeste toujours pas d'amélioration, veuillez tester les alternatives proposées dans le chapitre 2.2.6.
3) Obligatoire	**Régime d'introduction et test des symptômes (fiche), durant les quatre derniers jours.** Durée: 3 semaines	Est-ce que le régime respectant les NTB a conduit à la réduction prévue des symptômes ? Si non, veuillez consulter le chapitre 2.2.6.
4) Facultatif : au lieu de 2)	**Test de remplacement au test d'haleine** Durée: 5 semaines pour tous les blocs	Détermine les substances non tolérées pour lesquelles aucun test d'haleine n'existe. De plus: réduction de l'effort nécessaire dans la démarche numéro 5).
5) Facultif	**Test de niveaux, durée**: 1 bloc ~2 semaines 2 bloc ~6 semaines 3 blocs ~10 semaines 4 blocs ~5 mois	Vous permettra une alimentation aussi libre que possible dans le cadre de votre intolérance / vos intolérances alimentaire(s), en vous aidant à déterminer vos **NTB individuels**.

La stratégie complète consiste donc à déterminer de façon individuelle les capacités défensives de votre bouclier. La première démarche est l'examen de votre état actuel. Dans ce but, notez pendant quatre jours tous vos symptômes dans la fiche suivante, et conservez-la. Il est important de choisir, dans la mesure du possible, des journées normales, où les résultats ne sont altérés ni par du stress, ni par des maladies quelconques, ni par des drogues. Dans le doute, barrez une journée dans la fiche et remplissez-la pour la journée suivante. Indication importante : **Ceci vaut pour tous les tests qui suivent.** Si vous doutez du fait qu'il s'agisse d'une journée tout à fait normale, moyenne, n'hésitez pas à répéter tout simplement le test, pour arriver à un résultat qui soit le plus fiable possible. Pendant les jours où vous notez vos symptômes, veuillez toujours avoir la fiche sur vous. Dans l'idéal, vous la remplissez directement après chaque repas que vous prenez, c'est-à-dire à 7 heures du matin, à 13 heures, et à 19 heures, par exemple. Après les quatre jours du test de votre état actuel, vous êtes aussi capable de classifier le type de selles que vous avez d'habitude. Suivant que vous ayez plutôt la diarrhée, que vous soyez constipé, ou un mélange des deux, on pourra vous classifier dans l'une des catégories suivantes : le type d'intestin irritable (II)-D, d'II-C ou d'II-M. Si vous ne manifestez ni de constipation ni de diarrhée, votre type d'intestin irritable est non classifié. Avec tout ce savoir en tête, vous êtes parfaitement préparé à la visite chez votre médecin ; car c'est après avoir tenu compte de vos symptômes pendant quatre jours qu'il est recommandé d'effectuer le test d'haleine pour déterminer vos intolérances éventuelles. Veuillez demander à votre médecin de famille de vous transférer à un gastro-entérologue, c'est lui qui va effectuer le test d'haleine. Si ce test n'est pas disponible dans votre région, vous pouvez vous-même effectuer un remplacement au test d'haleine une fois le régime d'introduction passé, cf. le chapitre 2.2.3. Si vous souhaitez faire le régime d'introduction, veuillez continuer à lire jusqu'au chapitre 2.2.2 (inclus). C'est aussi valable si vous optez pour une solution rapide, sans déterminer vos NTB individuels. Quant aux blocs-glucide pour lesquels le test d'haleine (ou bien son remplacement) ne donne pas d'intolérance, vous n'avez plus besoin d'y prêter attention. **Même si une intolérance est diagnostiquée, il est pourtant absolument possible que vous tolériez plus que le NTB de la substance en question.** C'est dans les différents tests de niveaux (cf. le chapitre 2.2.4) que vous pourrez donc déterminer vos NTB individuels, pourvu que le régime d'introduction ait fonctionné et vous ait inspiré confiance dans les méthodes proposées dans l'ouvrage présent. Il est pertinent d'effectuer ces tests (un test pour chacune des substances) pour éviter de renoncer gratuitement aux repas que vous aimez. Si par exemple vous avez une intolérance au lactose mais que vous aimez le fromage, vous pourrez déterminer quelle est la plus grande quantité de fromage que vous tolérez par repas, au lieu de respecter immédiatement un NTB général qui sera éventuellement en-dessous de votre limite individuelle. Soyez conscient du fait que le test de niveaux prend deux semaines au minimum (cf. la page 29). Après l'avoir effectué, vous pourrez être sûr de manger ni trop, ni justement trop peu d'une certaine substance. **Il n'y a que le test de niveaux qui conduira à ce résultat.**

Dans l'option rapide, vous allez sauter le régime d'introduction ; vous allez voir si ou non le respect des NTB (de tous les blocs pour lesquels vous manifestez des intolérances) conduirait déjà à une réduction de vos symptômes suffisamment satisfaisante pour que vous en restiez là. Si tel n'est pas le cas, veuillez ensuite effectuer le régime d'introduction puis au moins le remplacement au test d'haleine pour les fructanes et les galactanes. Si à ce moment-là vous n'avez toujours eu d'amélioration satisfaisante, veuillez alors continuer par le chap. 2.2.6.

Pendant le régime d'introduction, respectez tous les NTB pertinents, cf. le chapitre 2.2 [*Exception*: Si le test d'haleine a été négatif pour le lactose, le fructose et le sorbitol, les NTB valent pour l'ensemble de tous les blocs, tout au long du régime d'introduction. Si les symptômes s'améliorent considérablement pendant le régime, veuillez ensuite effectuer le test d'haleine pour les fructanes et les galactanes. Pour en être sûr à 100 %, vous pouvez faire le test d'haleine pour les autres blocs également, pour que vous puissiez exclure comme causes éventuelles les effets négatifs cumulés qu'auraient des combinaisons de différents blocs, comme celle du sorbitol et du fructose, qui est notamment présente dans le jus de pomme. Au demeurant, vous trouverez des stratégies alternatives dans le chapitre 2.2.6.] Tant que vous n'avez pas fait le test d'haleine ni son remplacement, tous les NTB sont valables.

Après deux semaines d'option rapide, ou bien après le régime d'introduction, veuillez dans tous les cas faire une vérification de l'efficacité : Dans ce but, vous remplissez à nouveau pendant quatre jours la fiche sur laquelle vous aviez noté vos symptômes au départ. Pour déterminer l'efficacité, veuillez tout simplement comparer les deux fiches. Si vous ressentez moins de symptômes vers la fin du régime, à savoir si les évaluations ont considérablement chuté dans la vérification d'efficacité par rapport au test de l'état actuel, alors le régime a réussi pour l'instant. Consultez le chapitre 2.1.3 si vous souhaitez déterminer de façon arithmétique le résultat / le changement. D'ailleurs, veuillez conserver les fiches de symptômes dans un classeur : surtout la fiche remplie à la fin du régime d'introduction (la vérification d'efficacité), car celle-ci pourra vous servir de point de repère pour tous les tests qui suivent.

Types de selles selon Bristol

	Des billes détachées qui sont difficiles à excréter	**Type** A: Constipation **Valeur** : 4
	En forme de saucisse, grumeleuses	**Type** B: Constipation **Valeur** : 2
	En forme de saucisse, à la surface fissurée	**Type** C: normal **Valeur** : 1
	En forme de saucisse, à la surface lisse	**Type** D: normal **Valeur** : 1
	Des grumeaux détachés et mous, aux bordures lisses, qui sont faciles à excréter	**Type** E: Diarrhée **Valeur** : 2
	Des grumeaux détachés et mous, aux bordures irrégulières	**Type** F: Diarrhée **Valeur** : 4
	Complètement liquides, sans élément solide	**Type** G: Diarrhée **Valeur** : 5

Seuls les types C et D sont normaux ; plus un des autres type est éloigné de ces types-là, plus les troubles sont graves.

2.1.2 Fiche pour noter vos symptômes

Test : _____ Date de fin : _____
Pour chaque test, vous aurez besoin de deux copies de cette page !

	Type / valeur	Nombre de défécations	Degré selles	Degré flatulences	Degré douleur	
Jour-4 avant	🐓	x	=			**JOURNÉE DU TEST (J)**
	☀	x	=			
	☾	x	=			
	Total					
Jour-3 avant	🐓	x	=			**Jour-1 après**
	☀	x	=			
	☾	x	=			
	Total					
Jour-2 avant	🐓	x	=			**Jour-2 après**
	☀	x	=			
	☾	x	=			
	Total					
Jour-1 avant	🐓	x	=			**Jour-3 après**
	☀	x	=			
	☾	x	=			
	Total					

Veuillez remplir tous les matins 🐓, tous les midis ☀ et tous les soirs ☾ votre type de selles, avec à côté le type et la valeur des selles (en chiffres, p. ex. G5)), cf. la page 35, et le nombre de vos défécations ; puis multipliez les deux chiffres (valeur des selles * nombre des défécations) pour obtenir le *degré* des selles. Ensuite veuillez évaluer le degré des flatulences et de la douleur, en utilisant l'échelle suivante :

1   Pas de troubles, comme les personnes sans symptômes
2   Très peu de troubles par rapport aux personnes sans symptômes
3   Troubles moyens par rapport aux personnes sans symptômes
4   Troubles aigus par rapport aux personnes sans troubles
5   Troubles très aigus par rapport aux personnes sans symptômes

2.1.3 Tableau de calcul des résultats

Vous pouvez normalement faire confiance à votre intuition, à ce que vous disent vos tripes ; mais si vous préférez les chiffres, veuillez tout simplement utiliser l'une des deux procédures suivantes.[3] Munissez-vous donc des deux fiches que vous avez remplies jusqu'ici : celle remplie lors du test d'état actuel[4] et celle remplie lors du test d'efficacité.[5] Vous avez deux manières différentes de faire le calcul (veuillez photocopier le tableau suivant, ou bien écrire au crayon), dont la première (possibilité A) est plus facile. En prenant la possibilité B, par contre, vous allez économiser sur l'effort nécessaire dans les tests ultérieurs, et obtenir une première indication de votre niveau de tolérance.

---

[3] Cependant, l'enquête atteint à peine le seuil de représentativité.
[4] Symptômes notés avant le régime d'introduction.
[5] Symptômes notés à la fin du régime d'introduction.

A) Vous utilisez le tableau suivant et calculez les résultats pour toutes les journées jusqu'à la ligne B. A1-A4 désignent les journées du test d'efficacité, A5-A8 les journées du test d'état actuel. [Pour le remplacement au test d'haleine et les tests de niveaux, vous allez prendre plus tard le même tableau, sauf que là les champs A5-A8 désigneront la journée du test et les trois journées suivantes.]

Calcul des degrés A : A1 = somme des degrés des selles (degré matin + degré midi + degré soir) pour la première journée. Saisissez le résultat dans le champ marqué « A1 » et procédez de la même manière pour les autres champs A.

Ensuite déterminez les **degrés B** : B1 = A1 + somme des degrés de flatulences de la journée + somme des degrés de douleur de la journée. Procédez de la même manière pour les autres champs B.

La démarche suivante consiste à calculer C2 puis D2, à savoir la moyenne sur toutes les journées dans le test d'état actuel. Pour le remplacement au test d'haleine et pour les tests de niveaux, vous allez calculer la moyenne sur la journée du test et les trois journées suivantes. Pour évaluer les tests, veuillez maintenant comparer D2 au degré le plus élevé parmi les journées du test d'efficacité (le degré le plus élevé de B1-B4). Plus la différence entre D2 et le degré journalier le plus élevé du groupe B1-B4 est grande, plus l'efficacité du régime d'introduction (ou bien, respectivement, l'existence d'une intolérance, dans le cas des autres tests) est probable.

B) Vous calculez d'abord A1-A8 ainsi que B1-B8 selon la possibilité A). Ensuite vous calculez C1 et D1 puis continuez jusqu'à la démarche L. Pour déterminer l'efficacité du régime d'introduction, vous calculez également C2 et D2. Dans l'évaluation du régime d'introduction, vous comparez le degré D2 au degré K (à savoir le degré du seuil de K.O.[6]) ; si D2 ≥ K, c'est bien parti pour le régime d'introduction. Dans le test de niveaux et dans le remplacement au test d'haleine, ce n'est pas le degré D2, mais le degré L[7] que vous comparez au degré K.

Vous préférez l'approche mathématique ? Epargnez-vous l'effort du calcul en acquérant la version Excel, adaptée à l'impression, sur www.Laxiba.fr/tcr.

---

[6] K = si le degré L arrive à ce seuil de K.O., on va parler d'intolérance.
[7] L = le degré de la journée aux symptômes les plus aigus pendant le test

	Vérification d'efficacité : Journée				*Test d'état actuel - Journée du test +x*			
	1:	**2:**	**3:**	**4:**	*1:* **journée du test:**	*2:* / **1:**	*3:* / **2:**	*4:* / **3:**
A	A1	A3	A3	A4	A5		A6	A7	A8
B	B1	B2	B3	B4	B5		B6	B7	B8
C	C1				C1 = B1 + B2 + B3 + B4 Additionnez les résultats des champs B1 à B4. C2 = B5 + B6 + B7 + B8 Additionnez les résultats des champs B5 à B8.		C2		
D	D1				D1 = C1 ÷ 4 Divisez par 4 le résultat obtenu dans le champ C1. D2 = C2 ÷ 4 Divisez par 4 le résultat obtenu dans le champ C2.		D2		
E	E1	E2	E3	E4	E1 = B1 - D1, E2 = B2 - D1 etc. Pour obtenir E1, soustrayez D1 de B1. Les résultats négatifs sont possibles.				
F	F1	F2	F3	F4	F1 = E1 * E1, F2 = E2 * E2 etc. Pour obtenir F1, vous élevez E1 au carré. (Tous les résultats sont positifs.)				
G	G				G = F1 + F2 + F3 + F4 Additionnez les résultats des champs F1 à F4.				
H	H				H = G ÷ 4 Divisez G par 4.				
I	I				I = Racine carrée de H Extrayez la racine carrée (√) du résultat obtenu dans H.				
J	J				J = I x 2 Multipliez I par 2.				
K	K				K = J + C1 Additionnez J et C1. Le degré **K** est dénommé « niveau seuil **K**.O. » parce que si D2 ≥ K ou bien L ≥ K, ceci indique une intolérance.				
L	L				L = Le plus haut des degrés [B5, B6, B7, B8]. En fonction du test que vous êtes en train d'effectuer, ce groupe comporte tous les résultats journaliers de l'évaluation de l'état actuel (ici, remplacez L par D2) ou bien les résultats de la journée du test (B5) et des trois journées suivantes (B6, B7, B8). Évaluation : L > K indique une intolérance ; L < K une tolérance.				

2.1.4 Garder l'équilibre

Recommandations générales

1	Veuillez vous alimenter d'une manière variée et diversifiée, c'est-à-dire manger chaque jour et à chaque repas quelque chose de différent et beaucoup d'ingrédients naturels. Mangez en étant décontracté.	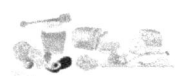
2	Faites attention à votre apport en fibres, p. ex. en consommant des patates, des graines de lin, des lentilles et des noix.	
3	Consommez cinq portions de légumes (verts foncé, rouges ou oranges, si possible) et de fruits par jour.	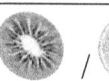 / 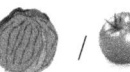 5/jour
4	Mangez quotidiennement des produits laitiers *light* ou écrémés, comme le lait, le yaourt ou le fromage à teneur réduite en gras.	,
5	Veuillez manger du poisson et des œufs une à deux fois par semaine. En plus, 300-600 g de viande à teneur faible en gras – la volaille est idéale.	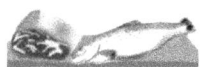
6	Utilisez dans la mesure du possible des huiles et des graisses végétales, telles que l'huile de colza.	
7	Réduisez votre consommation de sel et de sucre.	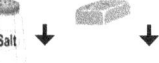
8	Buvez au moins 1,5 litres par jour : des boissons non sucrées et de l'eau plate de préférence. Refrénez-vous sur l'alcool.	
9	Cuisinez à basse température et avec des ingrédients frais seulement, pour maintenir les micro-éléments dans les aliments.	
+	Restez en forme : faites régulièrement de l'exercice.	

Cette page a délibérément été laissée vide.

(2.1.4 Garder l'équilibre)

Besoins de compensation en raison de votre nouveau régime

Si vous réduisez la part de fructanes et de galactanes dans vos repas, vous aurez éventuellement besoin de compenser une perte en protéines, en acides gras à chaîne courte et en fibres alimentaires. Les trois substances font impérativement partie d'une alimentation équilibrée. Elles sont apportées en grande partie par des produits à base de blé tels que le pain, les céréales et les pâtes, dont vous allez désormais réduire votre consommation parce qu'ils sont riches en fructanes. D'ailleurs les fibres alimentaires, dans le cas d'une consommation régulière de 20 à 38 g par jour, peuvent contribuer à une réduction des constipations, à condition d'un exercice physique régulier.

Vous trouvez le besoin journalier en ces substances dans les casseroles ci-dessous.

Protéines
0,66 g/kg de

Le besoin journalier en protéines s'élève à 0,66 g par kg de poids. Vous pouvez assurer votre approvisionnement en protéines en consommant les produits suivants (teneur en protéines par portion entre parenthèses) : 85 g de viande (28 g) ; 85 g de poisson (26 g) ; 150 ml de café instantané sans ou avec caféine (18 g) ; tasse d'expresso (0,3 g) ; 200 ml de lait entier au supplément vitamine D (15 g) ; 200 ml de lait entier ou de lait écrémé sans suppléments (6 g) ; 85 g de maïs ou de riz sauvage (12 g) ; 90 g de haricots (18 g) ; 140 g de pâtes (15 g) ; 90 g de graines de soja (14 g) ; un œuf de poule de taille moyenne (7,5 g) ; 90 g de lentilles (8 g) ; 110 g de patates (4 g) ; 25 g de noix, surtout les cacahuètes et les amandes (5 g) ; une tranche de pain de blé complet (5 g) ; 25 g de fromage (4 g) ; une tranche de pain de riz (3,5 g) ; 30 g de céréales (3 g) ; 24 g de son de riz (3 g) ; 25 g de chocolat noir (2 g) ; et 50 g de couscous (1,5 g). Vous vous rendez sans doute déjà compte qu'il est assez facile d'assurer un approvisionnement suffisant en protéines. Les végétaliens devront toutefois planifier avec soin leur apport en protéines.

Acides gras
1,2/1,3 g/jour

Dans la décomposition de blocs-glucide (tout spécialement des fructanes) par des bactéries, des acides gras à chaîne courte apparaissent. Ces acides gras sont d'importantes sources d'énergie, et c'est pour cela qu'ils sont en partie absorbés dans l'intestin. [Les acides gras à chaîne courte sont ceux qui comptent jusqu'à six atomes de carbone en longueur ; ce qui donne la base de la liste suivante.] Voilà donc une petite liste d'aliments particulièrement riches en acide gras à chaîne courte (teneur en acides gras par portion, sans compter les triglycérides) : 10 g de beurre (0,5 g) ; 25 g de fromage de chèvre (0,5 g) ; 25 g de gouda, de fromage suisse, de cheddar ou de roquefort (0,4 g) ; 50 g de mozzarella (0,3 g) ; 47 g de M&M's® (0,3 g) ; 25 g d'autres fromages à pâte persillée (0,25 g) ; 20 ml d'huile de coco (0,2 g) ; 50 g de chair de coco (0,18 g) ; 150 g de pommes frites (0,13 g) ; et 20 ml d'huile de palme (0,08 g). Même si votre nouveau régime n'a pas nécessairement pour conséquence un manque d'acides gras à chaîne courte, la consommation journalière de produits laitiers est recommandée. Du fait que les acides gras à chaîne courte constituent plus d'un $60^{\text{ème}}$ de l'apport journalier recommandé en gras, qui est de 70 g pour les femmes et 80 g pour les hommes, l'apport journalier est de 1,2 g par jour pour les femmes et 1,3 g par jour pour les hommes. Même dans le cas d'une intolérance au lactose, vous allez quand même tolérer de petites quantités de lactose, ce qui vous permettra d'atteindre cette valeur, rien qu'avec trois tranches de Cheddar par exemple. Si vous êtes végan, atteindre cette valeur est un défi.

Acides gras oméga-3

Les acides gras oméga-3 à chaîne courte constituent également un élément important de votre alimentation, même si, ici, il s'agit d'un élément dont l'apport est peu entravé par votre nouveau régime. Vous devez normalement en consommer un minimum de 6,1 g par jour pour les femmes, soit de 7 g pour les hommes. Les acides alpha-linoléniques (ALA ; qui constituent l'acide gras oméga-3 le plus important) ont un effet positif sur votre système cardio-vasculaire. Voilà une liste des aliments qui contiennent d'importantes quantités d'ALA (teneur par portion entre parenthèses) : 200 g de poisson (4 g) ; 20 ml d'huile de lin (10,5 g) ;[8] 20 ml d'huile de colza (1,8 g) ; 20 de mayonnaise (1 g) ; 20 ml d'huile

---

[8] Les graines de lin elles-mêmes comportent 25 % d'huile, ce qui fait que 24 g de ces graines donnent toujours 3 g d'ALA (cf. le chapitre 2.1.4.1). Tant les graines que l'huile de lin sont pourtant déconseillées aux femmes enceintes.

de soja (0,8 g) ; 100 g de crackers de blé (0,8 g) ; 70 g de frites (0,3 g) ; 16 g de beurre de cacahuète oméga-3 (0,5 g) ; 25 de noix (0,5 g) ; 10 g de beurre (0,3 g) ; et 10 g de margarine (0,3 g).

Ces chiffres font apparaître sous un jour favorable la *stratégie A* de fibres alimentaires que nous allons décrire par la suite. Si vous consommez une cuillerée à soupe d'huile de lin par jour, vous avez déjà atteint la quantité requise d'acides oméga-3. Vous atteignez alternativement les 6 g en consommant trois portions de salade verte (si chacune contient 20 ml d'huile de colza) ainsi qu'une tranche de pain avec du beurre de cacahuètes oméga-3.
Outre les ALA, il existe deux autres acides gras oméga-3 qui jouent un rôle dans votre alimentation : les EPA[9] et les DHA[10]. Vous devez consommer 250 mg d'EPA et 500 mg de DHA par jour. Si, par contre, vous mangez du poisson une fois par semaine, cela vous donne l'apport suffisant des deux substances pour toute une semaine. Les gélules de krill ou d'huile de poisson constituent une alternative.

Les produits suivants sont particulièrement riches en fibres alimentaires (teneur en fibres entre parenthèses) :
90 g de lentilles (27,9 g), 90 g de haricots (22,5 g), 25 g d'amandes (12 g), 110 g de patates (8,7 g), 30 g de céréales de son (jusqu'à 8,7 g dans les All-Bran® de Kellogg's®), 24 g de graines de lin (6,5 g), 100 g de riz sauvage (6,2 g), 24 g de son de riz (5 g), une tranche, soit 42 g, de pain de seigle (5 g), 30 g de céréales de blé (3,3 g), 25 g de noisettes ou de pignons (2,7 g), 25 g de chocolat noir (2,7 g), 25 g de pistaches ou de noix de pécan (2,5 g), 60 g de pois (2,4 g), 25 g de noix (1,7 g), 25 g de marrons ou de noix de beurre (1 g), 25 g de cacahuètes, de noix de coco ou de macadamia (0,4 g). En règle générale, les légumes et les fruits en contiennent entre 1 et 5 g par portion, p. ex. les avocats (1,7 g), les bananes (3 g), les mûres (4,4 g), le chou de fleur (1,2 g), la salade verte (0,8 g), les olives (1,2 g), les oranges (2,4 g), les épinards (7 g), les tomates (1,4 g). Etant donné que l'apport suffisant en fibres alimentaires peut être difficile à atteindre, nous allons ensuite présenter deux stratégies de compensation.

Fibres
20-38 g / jour

---

[9] Acides eicosapentaénoïques
[10] Acides docosahexaénoïques

Stratégie A : Graines de lin

Les graines de lin sont riches en fibres alimentaires ainsi qu'en acides gras oméga-3. Elles aident à atténuer aussi bien les constipations que les flatulences et les douleurs causées par la digestion. Pourtant, malgré tous les bienfaits des graines de lin, elles comportent aussi des fructanes et des galactanes. Ceci veut dire que si vous adoptez la stratégie « graines de lin », les quantités de portion respectives se réduiront à 28 % (NTB), 64 % (NT 1) ou 86 % (NT 2) de la quantité indiquée. Du fait que vous allez consommer des graines de lin à trois moments différents de la journée, le maximum toléré sera de 8 g par repas, ce qui revient à un apport en fibres alimentaires de 6,5 g. Pour que votre corps puisse s'adapter à la nouvelle stratégie, vous devez n'absorber qu'une cuillerée à café de graines de lin dans la matinée, avec un minimum de 75 ml d'eau. Par la suite, vous pourrez doubler votre consommation en graines de lin en vous basant sur le tableau suivant. La quantité imprimée en caractères normaux concerne les graines de lin, celle en italiques indique le minimum d'eau à boire avec ces graines :

Semaine	3-4	5-6	7-8	9-10	11-12	13-14	15-16	17f
Petit déjeuner	1cc *75 ml*	1cc *75 ml*	1cs *150 ml*	1cs *150 ml*	1cs *150 ml*	1cs 1cc *225 ml*	1cs 1cc *225 ml*	1cs 1cc *225 ml*
Déjeuner	1cc *75 ml*	1cc *75 ml*	1cc *75 ml*	1cs *150 ml*	1cs *150 ml*	1cs *150 ml*	1cs 1cc *225 ml*	1cs 1cc *225 ml*
Dîner	x	1cc *75 ml*	1cc *75 ml*	1cc *75 ml*	1cs *150 ml*	1cs *150 ml*	1cs *150 ml*	1cs 1cc *150 ml*

(Blumenthal, 1998; McKenzie et al., 2012)

Vous pouvez également mélanger les graines de lin à vos repas. Que les graines soient entières ou concassées, cela n'a pas d'importance. Veuillez cependant faire attention à ne pas acheter de graines de psyllium à la place ; car ces dernières donnent de moins bons résultats. Le son de blé, lui, n'entraîne aucune atténuation. **Avertissement : Ne consommez jamais de graines de lin pendant la**

grossesse, puisqu'elles sont capables de dérégler l'équilibre hormonal. Avec seulement 24 g de graines de lin, vous allez couvrir 7 g de votre apport en fibres alimentaires. Une portion de légumes ou de fruits comporte 2,5 g de fibres en moyenne. Si vous mangez cinq portions par jour, en plus d'une portion de riz sauvage avec n'importe quel repas, vous serez déjà dans le vert en matière de fibres alimentaires.

Stratégie B: Riz brun / Son de riz

Dans cette deuxième stratégie, ce ne seront pas les graines de lin qui constitueront votre principale source de fibres mais le son de riz. Vous allez consommer du son de riz en vous basant sur le tableau de la page 44. Après tout, le son de riz comporte 21 g de fibres pour 100 g, ce qui couvre jusqu'à 5 g de votre besoin journalier (dans le cas du dernier niveau indiqué dans le tableau). L'avantage du son de riz, par rapport aux graines de lin, réside dans le fait qu'il n'est pas problématique même pendant la grossesse. Si par exemple vous mangez au petit déjeuner 30 g de céréales avec du son de riz, puis 25 g de chocolat noir, 20 g d'amandes et 2 oranges ; ensuite, pour le déjeuner, une portion de salade aux tomates avec de l'avocat et 45 g de patates ; et pour le dîner, 45 g de riz en tant que garniture – alors tout ceci vous donnera un total de 28 g de fibres. Voilà donc la preuve que vous pouvez facilement adopter une stratégie d'alimentation qui est à la fois riche en fibres mais dont le niveau de fructanes et de galactanes est très faible ; sans même que vous ne deviez recourir à des capsules de fibre.

Récapitulatif

Buvez au moins 1,5 litres d'eau par jour, et faites régulièrement de l'exercice physique. Pour maintenir un équilibre alimentaire pendant votre nouveau régime, il est essentiel que vous remplissiez les casseroles suivantes :

Protéines : p. ex. en consommant du poisson, de la viande, des œufs, du riz ou bien du son de riz.

Acides gras à chaîne courte : p. ex. en consommant des produits laitiers. Dans le cas d'intolérance au lactose, le fromage de Cheddar (qui ne contient que très peu de lactose) est susceptible de vous fournir lesdits acides gras.

Oméga-3 : p. ex. en utilisant des graines ou de l'huile de lin, de l'huile de colza, ou bien du poisson ou de la viande.

Fibres alimentaires: p. ex. en utilisant des graines de lin ou du son de riz, en plus de cinq portions de légumes ou de fruits par jour, des patates, du riz, du chocolat noir et une poignée de noix.

Veillez à varier suffisamment votre alimentation. Ceci vaut particulièrement pour les fruits et les légumes, pour que votre corps soit toujours suffisamment alimenté en vitamines.

La prochaine démarche dans votre stratégie de **bien-être digestif** – votre stratégie LAXIBA® – consiste à faire la vérification de l'état actuel, ce qui nécessite que vous teniez soigneusement compte de vos symptômes pendant quatre jours, et que vous les saisissiez dans la fiche sur la page 35. Pendant ces quatre jours, veuillez lire les chapitres 2.2 et 2.3. Ensuite, vous pourrez procéder en vous fondant sur la *feuille de route*, cf. le chapitre 2.1.1.

2.2 Votre stratégie individuelle

Ce chapitre présente le plan du régime d'introduction que vous choisissez en fonction de votre diagnostic. Il s'agit d'un régime qui a fait ses preuves. Si au bout de trois semaines vous ne ressentez toujours pas d'amélioration de vos symptômes, il est recommandé de terminer le régime – après avoir toutefois examiné s'il n'y aurait pas de blocs-glucide qui se seraient glissés dans votre alimentation à votre insu. Une manière de faire cet examen consiste à tenir un journal d'alimentation que vous faites aussi vérifier par un expert, à savoir un médecin spécialisé ou un diététicien. Si vous vous êtes assuré qu'un des blocs critiques ne s'est pas glissé dans votre consommation (y compris les médicaments et les produits d'hygiène buccodentaire), vous pouvez conclure que le régime LAXIBA® n'est pas très efficace pour vous, voire pas du tout. Veuillez consulter le chapitre 2.2.6 pour y trouver des alternatives.

Tableau des codes de régime

	FI [+] SI [+]	FI [-] SI [+]	FI [+] SI [-]	FI [-] SI [-]	FI [?=+] SI [?=+]
LI [+]	8	4	7	3	8
LI [-]	5	2	6	1	5
LI [?]	8	4	7	3	8

FI[+]=Intolérance au fructose existe,   FI[-]= … n'existe pas,
LI[+]=Intolérance au lactose existe,   LI[-]= … n'existe pas,
SI[+]=Intolérance au sorbitol existe,   SI[-]= … n'existe pas

Utilisez le tableau ci-dessus pour déterminer votre code d'intolérance. Un [+] signifie que vous êtes intolérant à la substance en question ; un [-] indique que vous ne l'êtes pas. Un [?] signifie que le diagnostic est indéterminé ou n'a pas encore été éffectué. En vous fondant sur le classement des codes, vous apprenez quels sont les niveaux de tolérance de base (NTB) qui s'appliquent jusqu'à nouvel ordre, c'est-à-dire, jusqu'à ce que vous ayez fait le test de niveaux pour déterminer votre niveau de tolérance individuel. C'est le tableau suivant (« Classement des codes de régime ») qui vous en indique l'évaluation.

Classement des codes de régime

	FRUCTOSE	LACTOSE	SORBITOL	FRUCTANES + GALACTANES
1	☺	☺	☺	▼
2	☺	☺	☠	▼
3	☺	▼	☺	▼
4	☺	▼	☠	▼
5	▼	☺	☠	▼
6	▼	☺	★	▼
7	▼	▼	☺	▼
8	▼	▼	☠	▼

☺ = aucune restriction, ▼ = réduire la consommation jusqu'au NT (individuel ou de base), ☠ = éviter toute consommation ★ = La consommation de sorbitol sans présence de fructose ne pose pas de problème pour vous. Pour établir avec précision les tailles des portions, il est cependant recommandé que vous utilisiez, dans les tableaux d'aliments, la colonne de fructose qui est « corrigée par rapport au sorbitol. »

Il existe, dans les régimes d'introduction de toute sorte, une restriction générale à la consommation de fructanes et de galactanes. Une orientation aux portions NTB pour *l'ensemble* des blocs n'est cependant nécessaire que si le test d'haleine a été positif pour les trois blocs examinés, ou bien si le test n'a pas (encore) été effectué. Si le régime est un succès, c'est-à-dire s'il entraîne une atténuation considérable de vos symptômes, il sera recommandé que, pour chaque substance, vous fassiez le test de niveaux, afin de maintenir au plus bas possible le niveau de vos restrictions diététiques. C'est le chapitre 2.2.4 qu'il faudra consulter là-dessus.

Procédure de l'option « rapide »

Les trois étapes suivantes sont recommandées (si vous avez par exemple une intolérance au lactose) :
1) Vous réduisez pendant trois semaines votre consommation de lactose uniquement, en vous fondant sur le NTB correspondant. Dans la dernière semaine, vous saisissez vos symptômes dans la fiche prévue, chapitre 2.1.2. Si vos symptômes se sont améliorés de manière satisfaisante, vous allez renoncer à tout autre régime. Le cas échéant, il sera pourtant raisonnable d'effectuer un test de niveaux pour le lactose (cf. le chapitre 2.2.4), pour que vous ne vous en priviez pas trop. Si, par contre, la seule réduction du lactose n'entraîne pas de résultat satisfaisant, veuillez procéder à la démarche 2).
2) Respectez le régime d'introduction en vous basant sur les codes de régimes présentés ci-dessus. Si le régime réussit, effectuez ensuite le remplacement au test d'haleine pour les fructanes et les galactanes, qui devrait se révéler positif dans votre cas. Ensuite, le test de niveaux représente pour vous un procédé final raisonnable (cf. le chapitre 2.2.4), particulièrement pour le lactose. Si vous êtes toujours insatisfait, procédez à la démarche 3).
3) Vos symptômes ont vraisemblablement baissé un peu grâce à la consommation réduite de lactose. Mais il peut y avoir d'autres aliments qui contribuent à vos symptômes. Dans le chapitre 2.2.6 vous trouvez des suggestions qui vous aideront à découvrir quels sont ces autres aliments, et comment faire des tests là-dessus.

2.2.1 C'est la quantité globale qui compte

Vous ne ressentirez de troubles que si la quantité de blocs-glucide arrivant jusqu'à votre dragon atteint un niveau critique. Plus le nombre de blocs dans l'intestin est grand, plus vos symptômes seront importants. Dans les tableaux d'aliments dans la troisième partie de cet ouvrage, vous trouvez les quantités de portion qui correspondent à vos niveaux de tolérance. Mais que faire si, par exemple, vous souhaitez combiner différents ingrédients dans une nouvelle recette ? La solution est assez facile et consiste à réduire la quantité consommée des aliments jusqu'à ce que vous atteigniez le NTB. C'est l'ensemble qui compte, bien entendu. Prenons un exemple : Vous souhaitez manger du pain de blé complet et des corn-flakes, les deux comportant des fructanes et des galactanes. Pour respecter le NTB, limitez-vous à une tranche du pain et aux trois quarts d'une portion (soit 22 g) de corn-flakes. Si jamais les quantités réduites ne suffisent pas pour vous donner la sensation d'être rassasié, rassurez-vous : Il existe un grand nombre de produits de remplacement pour toutes sortes d'intolérances. Pour des produits sans galactanes ni fructanes, ou à teneur très réduite, vous pouvez par exemple recourir à du pain ou des céréales de riz ; du pain d'épeautre ou sans gluten. Regardez aussi le tableau d'aliments afin d'y trouver des produits semblables, dont vous tolérez de plus grandes quantités.

2.2.2 Les différentes formes d'intolérances

Selon une étude à grande échelle effectuée en Suisse, 27 % des personnes souffrant de troubles intestinaux ont une intolérance au fructose, 17 % ont une intolérance au lactose, et 33 % ont les deux. La quantité de fructose administrée lors de cette étude a cependant été de 35 g, ce qui représente un niveau trop élevé par rapport à la moyenne consommée en Europe (à moins que les habitudes aient considérablement changé depuis l'étude finlandaise de 1987), et trop bas par rapport à la moyenne américaine (qui est de 54 g par jour). D'autres examens – utilisant une quantité de 25 g de fructose – ont donc indiqué une fréquence de 49 % en moyenne pour l'intolérance au fructose (toujours parmi les personnes souffrant de troubles intestinaux). En outre, une analyse de différentes études (cf. le chapitre 1.5.5) démontre que 58 % des personnes souffrant de troubles intestinaux ont une intolérance au sorbitol.

Ce qui peut surprendre, c'est que l'intolérance au lactose n'occupe que la deuxième place parmi les intolérances alimentaires les plus fréquentes. Le marché européen a beau s'adapter aux besoins des personnes ayant une intolérance au lactose ; les personnes souffrant d'une intolérance au sorbitol, par exemple, sont toujours forcées, pour des raisons inexplicables, à apprendre par cœur divers indicateurs hautement spécialisés afin de trouver sur le marché des produits leur permettant une alimentation sans sorbitol.

2.2.3 Remplacement au test d'haleine

Le test d'haleine n'est pas disponible dans votre région, mais vous souhaitez quand même découvrir quels sont les blocs que vous tolérez bien ou que vous ne tolérez pas ? Dans ce cas-là, il existe aussi un remplacement au test d'haleine. Dans ce test, l'existence (ou non) de l'intolérance en question se mesure aux symptômes que vous ressentez après avoir consommé une certaine quantité de la substance testée. Il va sans dire que le test n'est pertinent que si vos symptômes ont diminué grâce au régime d'introduction suivi à la lettre.

Du fait que les symptômes ne se manifestent parfois qu'avec trois jours de retard, vous devez prévoir une semaine entière pour le test, du moins pour la première substance à tester. Dans les trois journées qui précèdent la journée du test, veuillez vous alimenter de sorte que vous soyez toujours le plus proche possible des NTB respectifs. Cette période tampon (de trois jours) est nécessaire pour assurer que des blocs consommés avant le début du test n'altèrent pas les résultats de celui-ci. Pour le jour du test, veillez à ne pas franchir le NTB de chaque bloc, à l'exception du bloc testé. Ensuite, dans les trois jours qui suivent, l'ensemble des NTB (y compris le NTB de la substance testée) doivent être respectés.

Il ne faut cependant pas que vous vous forciez à manger plus d'un certain bloc que ce que vous ne mangiez avant le régime d'introduction. Au jour du test même, au plus tard, veuillez saisir vos symptômes dans la fiche prévue (cf. la page 35), à moins que vous ayez déjà constaté une intolérance à la substance testée. Comme point de référence (de comparaison), servez-vous de la fiche de symptômes telle que vous l'avez remplie lors du test d'efficacité. Tant qu'il n y a pas eu de détérioration par rapport à celui-ci, ceci indique que vous tolérez le bloc testé. Si vous souhaitez effectuer le remplacement au test d'haleine pour plusieurs blocs, vous pouvez vous passer des jours tampon en enchaînant tout simplement le deuxième test le quatrième jour après le test que vous venez de passer, et ainsi de suite pour les tests suivants.

Il est recommandé au préalable de discuter des tests avec votre médecin, afin que ce dernier puisse considérer l'impact, par exemple, de traitements médicamenteux en cours, ou de maladies antérieures.

Les ustensiles dont vous aurez besoin pour l'ensemble des tests sont les suivants : une balance pèse-lettre, une bouteille ou un flacon de 0,5 l, 100 g de fructose (disponible dans les pharmacies, comme le sorbitol d'ailleurs), un verre mesureur, 20 g de sorbitol, et 1 litre de lait de vache écrémé ou demi-écrémé sans additifs. Il est raisonnable de garder les restants de toutes les substances pour les utiliser dans un éventuel test de niveaux que vous prendriez plus tard.

Maintenant, parcourons les différentes procédures de test :

Test de lactose

Dans la journée du test, veuillez boire un demi-litre du lait aussi bien dans la matinée qu'en milieu de journée – à moins qu'après la seule portion bue dans la matinée, vos symptômes soient déjà si forts que vous présumez une intolérance. Utilisez le flacon de 0,5 l (cf. ci-dessus). Pour le reste, alimentez-vous en respectant les quantités de portion correspondant aux NTB.

Test de fructose

Votre médecin doit impérativement vous confirmer au préalable que vous n'avez pas d'intolérance héréditaire au fructose. Pour préparer le test, prenez un flacon de 0,5 l que vous remplissez avec de l'eau, ajoutez 25 g de fructose, puis mélangez bien. Dans la matinée du jour du test, vous buvez ce flacon ; pour le reste, vous respectez les NTB de tous les blocs, tant dans la journée du test que pendant les trois journées suivantes.

Vous n'avez pas besoin d'un test pour le fructose contrebalancé au glucose. Si vous vous en souciez, calculez tout simplement la quantité tolérée en multipliant par dix la quantité qui correspond à votre NT de fructose.

Test de sorbitol

Vous procédez comme pour le test de fructose, à ceci près que vous remplacez les 25 g de fructose par 5 g de sorbitol.

Test de fructanes et de galactanes

Mangez une portion généreuse de céréales de blé le matin, puis des haricots à l'ail et aux oignons en milieu de journée, des brownies par-ci par-là et une baguette ou un plat au poireau le soir.

Dès que vous remarquez des symptômes, le jour du test ou les trois jours suivants – ce que vous pouvez voir mathématiquement si votre niveau L est $\geq$ le niveau seuil K –, ceci indique clairement une intolérance, et vous pouvez donc arrêter le test. Pour diminuer à court-terme les troubles digestifs qui se sont produits, veuillez boire jusqu'à trois litres ce jour-là, et faire une promenade.

Cette page a délibérément été laissée vide.

2.2.4 Test(s) de niveaux

Liste des tâches

#	Tâches	Quand? ✓
1.	Vous avez saisi vos symptômes du test d'état actuel dans la fiche prévue.	
2.	Vous avez demandé à votre médecin de famille de vous transférer à un spécialiste chez qui, si possible, vous avez fait un test d'haleine.	
3. A)	Vous vous êtes décidé en faveur de l'option rapide, et vous êtes satisfait du résultat.	
3. B)	Vous avez effectué, selon le classement des codes de régime (page 48), un régime d'introduction de trois semaines. Dans la vérification d'efficacité, vous avez constaté une atténuation nette de vos symptômes. (Sinon veuillez suivre les instructions du chapitre 2.2.6.) Si vous n'avez pas pu passer le test d'haleine, vous avez fait le remplacement au test d'haleine.	
4.	Vous avez choisi les blocs pour lesquels vous souhaitez effectuer un test de niveaux (cf. la page 58). Considérez les fructanes et les galactanes ainsi que tous les blocs auxquels vous êtes intolérant.	
5.	Vous avez fait une estimation approximative du temps que vous prendra le test de niveaux. Ce sont 4 (2 ½) semaines pour un seul bloc, 8 (4 ½) pour deux blocs, 12 (6 ½) pour trois blocs, et 16 (8 ½) pour quatre blocs. Il existe une possibilité de doubler le pas, qui consiste à enchaîner directement les tests l'un après l'autre (cf. la page 58). Si vous décidez d'opter pour cette possibilité, la durée des tests se réduira aux chiffres indiqués entre parenthèses.	
6.	Vous avez trouvé un sparring-partner et l'avez convaincu(e) de vous aider pour les tests. Ce partenaire va mélanger les solutions à administrer et évaluer vos fiches de symptômes. Il s'agira donc de quelqu'un de sérieux et de disponible.	
7.	Vous avez terminé l'ensemble des tests. Votre sparring-partner a pris soin de respecter toutes les instructions (page 66 et suivantes) et vous avez procédé selon le schéma indiqué (page 74).	
8.	Fin : Vous avez discuté des résultats avec votre sparring-partner et, ceci fait, avez saisi les nouveaux NTB (détachés ou combinés) dans le tableau sur la page 113.	

Cette page a délibérément été laissée vide.

Votre test d'haleine (ou son remplacement) a été positif pour un ou plusieurs bloc(s) ? Dans ce cas, il est recommandé que vous déterminiez si oui ou non les NTB s'appliquent effectivement à vous. Car la quantité tolérée d'un certain bloc est différent d'une personne à l'autre ; même parmi les personnes saines (n'ayant pas d'intolérance), la quantité tolérée de fructose, par exemple, peut fluctuer entre 5 et 50 g.[11] Qui plus est, la quantité respective telle que vous la consommez dans le test d'haleine ou dans son remplacement est beaucoup plus élevée que ce que vous allez jamais consommer dans un repas ordinaire. L'avantage de ces doses élevées, c'est que si vous n'avez pas manifesté de signes d'intolérance, vous pourrez être sûr de ne jamais avoir de problèmes au quotidien. Dans le cas contraire, c'est-à-dire dans le cas où vous avez eu un résultat indiquant une intolérance, il est pertinent de regarder de plus près, car tout ce qui a été établi avec certitude, c'est qu'une quantité *extrême* de la substance testée vous cause des problèmes. Il est donc intéressant de voir plus exactement quelles sont les quantités que vous tolérez dans le cadre de votre alimentation habituelle, de tous les jours. C'est à cela que sert le test de niveaux : Ici, vous allez tester par petites étapes (le double du NTB, par exemple) votre tolérance ou non à une substance en particulier, pour vous approcher le plus possible du maximum que vous tolérez sans peine – tout en respectant les portions NTB des autres blocs. À chaque niveau de tolérance (NT) que vous montez, la quantité à administrer dans le test va augmenter. Le procédé d'ensemble d'un exemple de test de niveaux est présenté à la page 55. Le test de niveaux se termine, au plus tard, au moment où vous avez établi vos NT individuels pour tous les blocs auxquels vous avez auparavant manifesté des réactions d'intolérance quelconques. Si vous utilisez la démarche mathématique B), chapitre 2.1.3, une « réaction d'intolérance » existe dans les cas où le degré L ≥ le degré K. Pour être sûr, vous allez parcourir le test à deux reprises pour chaque niveau de tolérance, car il est toujours possible que le résultat soit accidentellement altéré par d'autres substances. En outre, pour vous assurer qu'il s'agisse toujours d'un NTB que vous tolérez non seulement seul, mais aussi en combinaison avec d'autres blocs, il est pertinent de tester également ces combinaisons. Note : vous devez toujours faire une pause de trois jours entre deux tests successifs.

---

[11] Rumessen & Gudmand-Høyer, 1986.

Blocs à tester

	Fructose	Lactose	Sorbitol	Fru-/Galactanes
À tester ? (Oui / Non)				
Dans quel ordre ? (1, 2, etc.)				
Mon niveau seuil K est de…				

Choisissez maintenant les blocs pour lesquels vous souhaitez établir le NT. Les fructanes et les galactanes sont testés ensemble dans un seul test. Si vous souhaitez utiliser l'option mathématique B, notez également votre niveau K de la vérification d'efficacité. Indication importante : Laissez de côté les blocs que vous tolérez sans peine, et consommez-les comme d'habitude.

Le déroulement d'une semaine de test

J-3, J-2, J-1	Jour du test (J)	J+2, J+2, J+3
Alimentez-vous de sorte que vous soyez le plus proche possible des NT actuels, sans pour autant vous forcer à manger plus que d'habitude. Respectez les NT actuels (qui ont été confirmés par votre partenaire) pour ne pas être influencé le jour du test, car les symptômes peuvent apparaître avec un décalage de trois jours. Si le matin de la journée du test, vous ne vous sentez pas aussi bien qu'à la fin du régime d'introduction, reprogrammez le test jusqu'à ce que vous vous sentiez mieux.	Remplissez la fiche de symptômes, le jour du test et les trois jours suivants.	
	Dans la matinée, en milieu de journée et dans la soirée, consommez la quantité test de la substance en question. Veillez à ce que cette substance ne se trouve pas dans les autres repas que vous prenez éventuellement ce jour-là. Pour le restant des blocs, respectez les NT actuels (cf. la colonne gauche de ce tableau).	Respectez les NT actuels.

Possibilité d'accélération : Effectuez les tests *directement* l'un après l'autre. Le quatrième jour après le jour du dernier test, vous enchaînez donc le test suivant, ce qui vous donne une économie de trois jours, à savoir les trois jours précédant chaque test (cf. la colonne gauche).

Commencez votre semaine de test trois jours avant le jour du test, puisque les symptômes ne se manifestent parfois qu'avec un décalage de trois jours après avoir consommé les blocs qui les provoquent, et que vous souhaitez commencer le test sans antécédents.

Dans les journées précédant le test, vous allez vous alimenter selon vos NT actuels. Les NT actuels sont ceux que, dans le test décrit par la suite, vous tolérez sans peine, c'est-à-dire sans symptômes d'intolérance. Tout au début, ce sont les NTB, cf. la page 113. Après avoir effectué un premier test de niveaux pour chacun des blocs à tester, les NT définitifs dépendent du résultat des tests de combinaison que vous allez, le cas échéant, effectuer. Ils sont pertinents seulement si vous faites le test pour au moins deux blocs et êtes capable de digérer au moins deux blocs au premier niveau de tolérance. Dans le test de combinaison, vous testez une combinaison de plusieurs blocs sur le NT supérieur.

Pendant les trois jours qui précèdent le test, il n'est pas obligatoire de remplir la fiche de symptômes (cf. la page 35), puisque vous pouvez également utiliser, comme référence, celle remplie lors du test d'efficacité. Le jour du test, par contre, et les trois jours qui suivent, vous devez la remplir à nouveau (à moins que vous constatiez une intolérance avant même le troisième jour). Votre sparring partner va préparer les doses de test, à l'exception des doses de fructanes (F) et de galactanes (G). Pour vous donner un aperçu des quantités administrées dans les tests, veuillez trouver ci-dessous le tableau des niveaux pour (F) et (G). Pour le test, mangez à chaque repas (R), c'est-à-dire pour le petit déjeuner, le déjeuner et le dîner, les quantités suivantes. Il s'agit des quantités NT 1 pour le premier test, et ainsi de suite.

NT, Quantité / R	Taille de portion	Quantité par jour
NT 1	26 g de pois et	78 g de pois et
F: 0,5 g, G: 0,5 g	38 g de couscous	114 g de couscous
NT 2	53 g de pois et	159 g de pois et
F: 1 g, G: 1 g	77 g de couscous	231 g de couscous
NT 3	79 g de pois et	237 g de pois et
F: 1,5 g, G: 1,5 g	115 g de couscous	345 g de couscous

En consommant les quantités indiquées, vous doublez le NTB au niveau 1. Les trois jours suivants, par contre, vous allez de nouveau respecter le NTB. Ensuite, afin d'assurer le résultat obtenu, veuillez répéter le test sur le NT 1. Faites savoir à votre sparring-partner si vos symptômes ont empiré, et donnez-lui la fiche de symptômes. Puis procédez de la même manière avec le bloc suivant. Une fois que vous avez terminé les tests pour tous les blocs, vous pouvez effectuer un test combiné de tous les blocs que vous tolérez au NT 1, un autre test isolé, ou considérer que les tests de niveaux sont finis. Si jamais vous souhaitez tester un niveau situé entre deux niveaux, vous pouvez calculer le dosage comme suit :

$$\text{Dose inférieure} + [(\text{dose supérieure} - \text{dose inférieure}) / 2]$$

Si vous pouvez tolérer ce dosage, vous devriez alors adapter votre multiplicateur pour les tableaux d'aliments (cf. chapitre 3.1.1) en remplaçant dans la formule ci-dessus le mot *dose* par *multiplicateur*. Quand votre partenaire de test confirme que vous avez une intolérance, le test de niveaux pour ce bloc est terminé. C'est le NT inférieur qui sera désormais en vigueur et qui pourra être saisi dans le tableau du chapitre 3.1.1.

On distingue ici entre un NT isolé et un NT combiné. Au départ, les NT combinés sont les NTB de tous les blocs que vous ne tolérez pas. Bien entendu, ils peuvent être modifiés dans la mesure où vous tolérez une combinaison de plusieurs blocs à un niveau plus élevé. Il existe cependant des cas où il y a deux blocs dont vous ne tolérez pas la combinaison à un certain NT, même si vous tolérez bien chaque bloc séparément, tout en respectant les NT combinés de tous les autres blocs non tolérés. Dans ce cas-là veuillez saisir, dans la colonne « NT isolé » du tableau, le NT isolé le plus élevé de chaque bloc.

Avertissement : Si vous constatez une intolérance dans un test de niveaux combiné qui comporte plus de deux blocs, il sera pertinent de répéter ce test avec deux blocs seulement. Dans ce deuxième test, respectez simplement le NT combiné inférieur pour le restant des blocs. S'il s'avère que vous tolérez, au niveau supérieur, un des groupes à deux blocs que vous venez de tester, vous noterez le NT obtenu en tant que NT combiné pour les deux blocs. Vous trouverez le procédé détaillé dans le diagramme des tests de niveaux, dans le sous-chapitre 2.2.5.

Par ailleurs, un test de niveaux pour le fructose contrebalancé est inutile. Vous obtiendrez facilement la quantité tolérée de manière arithmétique, en multipliant par 10 la quantité de fructose que vous tolérez, cf. le chapitre 3.1.1.

Pour des raisons de procédure, l'évaluation d'un test quelconque ne se fait qu'une fois la répétition terminée. Avant d'entamer le premier test, montrez à votre partenaire le tableau des blocs pour lesquels vous souhaitez effectuer un test de niveaux (cf. la page 58). Il / elle effectuera des adaptations en fonction de votre sélection. Remettez-lui également, le cas échéant, les appareils de mesure et les restants de sucre du remplacement au test d'haleine.

Comment gérer les symptômes

Après avoir constaté dans le test des symptômes d'une intensité telle que vous ne pouvez digérer la quantité, buvez de l'eau (jusqu'à 2-3 litres par jour) et allez vous promener pour atténuer les symptômes.

STOP : Pour des raisons de procédure, ne lisez PAS les trois pages suivantes, seul(e) votre partenaire doit les lire ! Il ou elle va y recevoir des instructions sur la manière d'interpréter certaines de vos réactions aux substances, dont dépendra le résultat. Si vous avez connaissance des instructions que reçoit votre partenaire, ceci risquera d'influencer votre comportement, ce qui peut altérer le résultat. Reprenez votre lecture à la page 74 pour prendre connaissance de la procédure résultant des informations communiquées par votre partenaire sur la tolérance.

Les trois pages destinées à votre partenaire de test sont entourées de quatre pages vides. Il est recommandé de feuilleter par la fin, pour arriver à la page 74 sans voir ces trois pages.

Les **instructions** pour votre **partenaire de test** commencent à la **page 66**. En tant que **lecteur** de cet ouvrage, vous ne devriez **pas** les lire, afin d'obtenir un **résultat de test non altéré**. Veuillez ouvrir une page qui se trouve nettement plus loin, et feuilleter **en arrière** jusqu'à la **page 74**.

Les **instructions** pour votre **partenaire de test** commencent à la **page 66**. En tant que **lecteur** de cet ouvrage, vous ne devriez **pas** les lire, afin d'obtenir un **résultat de test non altéré**. Veuillez ouvrir une page qui se trouve nettement plus loin, et feuilleter **en arrière** jusqu'à la **page 74**.

Les **instructions** pour votre **partenaire de test** commencent à la **page 66**. En tant que **lecteur** de cet ouvrage, vous ne devriez **pas** les lire, afin d'obtenir un **résultat de test non altéré**. Veuillez ouvrir une page qui se trouve nettement plus loin, et feuilleter **en arrière** jusqu'à la **page 74**.

Votre aide est requise ! Instructions pour le partenaire de test :
(Le texte ci-dessous devient lisible si vous le visualisez à travers un transparent rouge ; au besoin, utilisez simplement du ruban adhésif que vous avez peint au marqueur permanent rouge.)

Votre ami(e) veut découvrir quelles sont les quantités précises de certains aliments qu'il (elle) tolère sans peine. Malheureusement, il peut se produire, au cours des différents tests que vous allez effectuer ensemble, un effet placébo, et c'est notamment pour éviter ces faux résultats que votre aide est nécessaire.

Vous allez tester **deux fois** chacune des substances choisies, avec une durée de deux semaines environ pour chaque test. Dans l'un des deux tests de cette série (à vous de choisir), vous allez administrer non pas la vraie mixture mais une mixture placébo. Pour vous assurer que votre ami(e) ne remarque rien, vous allez justifier la nécessité du double test en disant, tout simplement, que vous devez faire entrer dans votre évaluation une interprétation de certains types de comportement manifestés par la personne testée. Voilà pourquoi il est IMPORTANT que vous gardiez le silence sur les tests placébo jusqu'à ce que les tests soient terminés pour l'ensemble des substances et que vous ayez discuté des résultats avec votre ami(e). Car il se peut que votre ami(e) souhaite des résultats plus précis, que vous obtiendrez en refaisant certains tests, ce qui exigera votre discrétion continue.

Pour ce qui est du déroulement général des tests, il y aura toujours trois jours de pause entre deux jours de test – qu'il s'agisse d'une pause pour l'observation des symptômes ou d'une pause régénération. Les ustensiles nécessaires sont les suivants (ceci, votre ami(e) en a connaissance) : un verre mesureur, une balance pèse-lettre et trois flacons de 0,5 l. En fonction des substances que votre ami(e) souhaite tester (cf. la page 58), voilà les ingrédients supplémentaires dont vous avez besoin pour chaque test :

Test de fructose: 0,5 kg de sucre semoule, 100 g de fructose, de l'extrait de vanille pur et 1 litre d'eau.

Test de lactose: 1 l de lait de vache écrémé ou demi-écrémé sans additifs, 1 l de lait de vache sans lactose (et *non pas* de lait de soja ou de riz) et de l'extrait de vanille pur.

Test de sorbitol: Du sucre semoule blanc, 10 g de sorbitol, de l'extrait de vanille pur et 1 litre d'eau.

Si votre ami(e) ne vous a pas déjà fourni les substances nécessaires, vous pouvez facilement les acheter en ligne ou dans n'importe quelle pharmacie.

Vous pouvez également faire peser les quantités exigées dans chacun des tests par votre pharmacien.

Dans tous les tests, vous allez progressivement augmenter la quantité administrée, par degrés – en vous basant sur les tableaux présentés par la suite. Veuillez commencer avec la substance tenant le rang le plus élevé (cf. la page 58), et testez-la au niveau de tolérance (NT) 1, évidemment. Il faut que vous notiez après le premier test (de chaque substance) le résultat ; notez également si c'est la vraie substance ou le placébo que vous avez administré(e) en premier. Dans l'idéal, demandez à votre ami(e) de vous remettre une copie de la fiche de symptômes et utilisez les sigles (A) pour le « vrAi mix », ou bien (C) pour le plaCébo, pour distinguer les résultats. Veuillez conserver toutes les fiches remplies jusqu'à ce que le bilan de tous les tests ait eu lieu. Si votre ami(e) a saisi un degré K dans le tableau sur la page 58, à vous de calculer le degré L pour le test de niveaux que vous venez d'effectuer ensemble. (Consultez la page 35 pour savoir comment calculer le degré L.) Si $L \geq K$, ceci indique nettement une intolérance. Il existe trois scénarios :

Scénario 1 : Les symptômes n'ont empiré ni avec le vrai mix ni avec le placébo. Votre ami(e) a donc toléré la substance testée à ce niveau de tolérance (NT). Vous allez le lui communiquer et procéderez ensuite au NT supérieur.

Scénario 2 : Les symptômes ont empiré seulement avec le vrai mix ; cela veut dire que votre ami(e) est intolérant(e) à une telle quantité de la substance. Il est inutile de passer au niveau supérieur. Pour établir éventuellement un NT intermédiaire se trouvant entre le NT inférieur et le NT non toléré (que vous venez de tester), veuillez consulter les indications figurant à la page 74.

Scénario 3 : Les symptômes ont empiré avec le vrai mix et le placébo, ou bien seulement avec le placébo. Dans ce cas, vous allez répéter le test au même niveau, c'est-à-dire avec la même quantité, en commençant par le placébo, tout en prétendant que cette fois-ci vous avez diminué de 50 % la quantité ajoutée (par rapport au niveau inférieur). Demandez aussi à votre ami(e) de tenir, cette fois-ci, un journal d'alimentation. Si de nouveau votre ami(e) ne tolère pas le placébo, interrompez ici le test, et dites pour l'instant à votre ami(e) qu'il (elle) vient de manifester une intolérance à la substance, et que le NT antérieur est de niveau en vigueur. Vous pourrez cependant corriger ce diagnostic préliminaire lors de la conversation de bilan qui aura lieu une fois l'ensemble des tests terminé. Veuillez également regarder dans le journal d'alimentation pour vérifier qu'aucun autre bloc n'ait été consommé dans la période du test ; dans le doute, n'hésitez pas à consulter un spécialiste. Dans la conversation de bilan, dites tranquillement à votre ami(e) que c'est à cause des symptômes manifestés dans le test à placébo que le test n'a pas donné de résultat certain.

Quand les deux tests (test au vrai mix et test au placébo) sont terminés à un certain niveau, à commencer par le NT 1, vous faites de même pour les autres substances à tester, au même niveau. Dès que vous avez terminé l'ensemble des tests isolés à un certain niveau, vous pouvez procéder à l'étape suivante, en vous basant sur le tableau de la page 74. Il est possible de poursuivre avec un test combiné.

Tests combinés : Pour les tests combinés de lactose-fructose, lactose-sorbitol ou bien lactose-sorbitol-fructose, veuillez utiliser comme liquide du lait à la vanille (ou bien du lait sans lactose à la vanille) avec les quantités correspondant au NT respectif de lactose. Pour la combinaison fructose-sorbitol, prenez 200 ml d'eau pour diluer les solutions de test. C'est à ces liquides que vous allez ajouter le restant des substances à tester, en vous basant sur les quantités indiquées dans les tableaux pour les tests isolés de chaque substance. Après un test de combinaison réussi, indiquant une tolérance à la combinaison, utilisez désormais le nouveau NT combiné pour tous les tests qui suivront.

Continuez avec des tests de niveau isolés, tels que vous les avez effectués au départ. Cette fois-ci, vous allez utiliser les quantités correspondant au NT 2 ; communiquez à votre ami(e) que les NT combinés récemment obtenus sont désormais en vigueur.

Déroulement du test en détail : la veille du test, remettez à votre ami(e) les trois flacons comportant le vrai mix (ou les trois flacons au placébo). Votre ami(e) va boire un flacon à chaque repas, à savoir le petit déjeuner, le déjeuner et le dîner. Vous trouverez les mixtures correspondant aux différents niveaux dans les explications et les tableaux suivants :

Dans la **colonne gauche**, est indiquée la **quantité totale** à consommer dans la journée du test, puisqu'il sera plus facile pour vous de **mélanger le total d'un seul coup puis de le répartir** (à parts égales, bien sûr) sur les trois flacons. Les colonnes moyenne et droite vous indiquent la quantité par flacon pour le vrai mix et le placébo respectivement.

Lactose: ingrédients requis = 1 l de lait écrémé ou demi-écrémé, 1 l de lait de vache sans lactose (et *non pas* de lait de soja ou de riz), deux cuillères à café (cc) d'extrait de vanille (V.) : Pour masquer le goût du lait sans lactose (servant de placébo), ajoutez de l'extrait de vanille au lait normal ainsi qu'au lait sans lactose.

NT et quantité de lactose Total/jour	Vrai mix (A) 3 flacons au vrai mix	Placébo (C) 3 flacons au placébo
NT 1 (3 g/repas) = par jour : 180 ml de lait et 1 cc de V.	4 cuillères à soupe (60 ml) de lait, 1 goutte de V.	4 cs de lait sans lactose, 1 goutte de V.
NT 2 (6 g/repas) = par jour : 360 ml de lait et 2 cc de V.	120 ml de lait, 2 gouttes de V.	120 ml de lait sans lactose, 2 gouttes de V.
NT 3 (9 g/repas) = par jour : 540 ml de lait et 3 cc de V.	180 ml de lait, 3 gouttes de V.	180 ml de lait sans lactose, 3 gouttes de V.

Fructose: ingrédients requis = du fructose, du sucre semoule et de l'extrait de vanille. Mélangez les quantités suivantes à 200 ml d'eau. Il est important que le contenu des flacons ne soit pas dilué après avoir été mélangé.

NT, quantité (A) / (C) en g par jour + 600 ml d'eau	Vrai mix (A) : 3 flacons de 200 ml d'eau	Placébo (C) : 3 flacons de 200 ml d'eau
NT 1, 3 (A) / 3,5 g	1 g de fructose	1,17 g de sucre
NT 2, 6 / 7	2 g de fructose	2,34 g de sucre
NT 3, 9 / 10,5	3 g de fructose	3,51 g de sucre

Sorbitol: ingrédients requis = du sucre semoule, du fructose et de l'extrait de vanille. Mélangez les quantités suivantes à 200 ml d'eau. Il est important que le contenu des flacons ne soit pas dilué après avoir été mélangé.

NT, quantité (A) / (C) en g par jour + 600 ml d'eau	Vrai mix (A) : 3 flacons de 200 ml d'eau	Placébo (C) : 3 flacons de 200 ml d'eau
NT 1, 0,3 (A) / 0,2 (P), 1 cs de V.	0,1 g de sorbitol, V.	0,06 g de sucre
NT 2, 1,2 (A) / 0,7 (P), 1 cs de V.	0,4 g de sorbitol, V.	0,24 g de sucre
NT 3, 3 (A) / 1,26 (P), 1 cs de V.	0,7 g de sorbitol, V.	0,42 g de sucre

Merci beaucoup de votre aide, c'est génial !

Les **instructions** pour votre **partenaire** commencent à la **page 66**. En tant que **lecteur** de cet ouvrage, vous faites mieux de les **sauter**, afin d'obtenir un **résultat de test non altéré**. Veuillez ouvrir une page qui se trouve nettement plus loin, et feuilleter **en arrière** jusqu'à la **page 74**.

Les **instructions** pour votre **partenaire** commencent à la **page 66**. En tant que **lecteur** de cet ouvrage, vous faites mieux de les **sauter**, afin d'obtenir un **résultat de test non altéré**. Veuillez ouvrir une page qui se trouve nettement plus loin, et feuilleter **en arrière** jusqu'à la **page 74**.

Les **instructions** pour votre **partenaire** commencent à la **page 66**. En tant que **lecteur** de cet ouvrage, vous faites mieux de les **sauter**, afin d'obtenir un **résultat de test non altéré**. Veuillez ouvrir une page qui se trouve nettement plus loin, et feuilleter **en arrière** jusqu'à la **page 74**.

Les **instructions** pour votre **partenaire** commencent à la **page 66**. En tant que **lecteur** de cet ouvrage, vous faites mieux de les **sauter**, afin d'obtenir un **résultat de test non altéré**. Veuillez ouvrir une page qui se trouve nettement plus loin, et feuilleter **en arrière** jusqu'à la **page 74**.

2.2.5 Déroulement du test en fonction de vos symptômes

Le schéma suivant vous apprend quelle sera la prochaine étape dans telle ou telle situation, en fonction de la réaction que vous manifestez à l'égard des quantités de test administrées.

Procédé exemplaire (aux blocs fictifs)

Pour vous aider à rester impartial, l'exemple suivant utilise des blocs fictifs libellés aux noms de matériaux existants, à savoir le granit, le bois et le grès. Dans cet exemple, vous allez conduire des tests de niveaux sur les blocs « granit » (priorité 1 dans l'exemple, cf. la sélection des blocs, page 58), « grès » (priorité 2) et « bois » (priorité 3). Comme vous n'avez pas toléré le niveau 1 du bloc « granit », d'après votre partenaire, le NTB de ce bloc reste actuel. Vous avez cependant bien toléré le bloc « grès » au NT 1, ce qui vous donne un nouveau NT isolé pour ce bloc. Vous tolérez également le bloc « bois » au NT 1.

Comme vous avez été capable de digérer plus d'un bloc lors des tests individuels, vous allez procéder au test combiné de « grès » et de « bois ». Vous pouvez le voir en suivant la ligne marquée [+] à côté du premier losange dans le diagramme suivant. Dans ce test combiné, les flacons administrés par votre partenaire de test contiendront une mixture des deux blocs. Parallèlement au test combiné, vous respectez toujours les portions NTB (NTB zéro) pour le bloc « granit », en vous basant sur les tableaux d'aliments de la troisième partie de cet ouvrage. Supposons donc que vous tolérez la quantité administrée dans le test combiné ; vous pourrez donc noter, en tant que NT combiné, les valeurs correspondantes de « grès » (NT 1), de bois (NT 1) et de granit (NTB) dans le tableau du chapitre 3.1.1.

Vous effectuerez ensuite un deuxième round de tests isolés, comme vous pouvez le voir dans le diagramme en suivant le [+] à côté du deuxième losange. Vous commencez par le test NT 2 de « grès » ; le flacon contient la quantité NT 2 de « grès » et la quantité NT 1 de « bois ». Le jour du test, vous respectez le NTB de « granit », et les trois jours suivants vous mangez des portions NT 1 tant pour « grès » que pour « bois » (le NTB de granit étant toujours en vigueur). Supposons donc que vous tolérez sans peine la quantité NT 2 de « grès » ; s'ensuit donc le test de « bois » au NT 2, où les quantités administrées sont au NT 2 pour « bois » et au NT 1 pour « grès ». Cette dernière solution de test vous cause cependant des symptômes notables. En suivant le diagramme, le [-] à côté du troisième losange, puis le [+] au losange suivant, vous allez voir que vous pouvez noter, dans la colonne des NT combinés, « NT 2 » pour « grès » uniquement. On vous apprend également que vous pouvez faire un test NT 3 pour le « grès ». Dans ce test-ci, on ajoutera toujours la quantité NT de « bois ». Si vous tolérez la quantité de « grès » au niveau 3, celle-ci va être saisie comme NT combiné de « grès » et de « bois » (NT 1), remplaçant donc le NT combiné antérieur.

Il peut être intéressant de savoir si, en respectant le NTB des autres substances, vous êtes capable de tolérer éventuellement une plus grande quantité de « bois » : Demandez à votre partenaire de test de répéter avec vous le test NT 2 de « bois », sans vous administrer, cette fois-ci, aucun autre bloc. Pendant les journées de test, respectez donc les portions NTB pour tous les autres blocs. Si vous tolérez bien la quantité de « bois », vous allez noter « NT2 » dans la colonne « NT isolé » de « bois » ; notez cependant « NTB » derrière cette entrée, pour vous rappeler que ce NT isolé ne vaut que si vous respectez les NTB de tous les autres blocs.

Avertissement : Pendant n'importe quel test de niveaux, le restant des NT actuels ne doivent jamais être dépassés, parce que ceci est susceptible d'altérer le résultat. Si tel est quand même le cas, il faut que vous répétiez le test. Exception : s'il s'agit d'un test que vous avez déjà effectué parce que vous avez constaté une intolérance à l'égard de la quantité en question.

Diagramme des tests de niveaux

En commençant par le carré en haut à droite, vous passez d'une étape à l'autre en suivant les flèches. Quand vous tombez sur un losange, cela indique que la prochaine étape se fait en fonction de la réponse que vous donnez à la question posée, à savoir si c'est « oui » ou bien « non ». Si vous répondez par l'affirmative, suivez la flèche [+] ; suivez la flèche [-] si vous répondez par la négative. Dans les champs carrés, par contre, vous ne trouvez jamais qu'un seul énoncé qui vous indique comment procéder. Dans quelques-uns des champs qui suivent immédiatement les fanions marqués « SENTIER 1 » ou « SENTIER 2 », vous trouvez des indications entre parenthèses ou entre crochets. Ces indications ne vous concernent que si l'on vous demande, tout à la fin de la deuxième page du diagramme, de suivre le SENTIER respectif. Suivez les indications entre parenthèses si vous êtes resté sur le SENTIER 1 uniquement, et les indications entre crochets si l'on vous demande de suivre le SENTIER 2.

L'ensemble des indications données dans le diagramme repose sur l'hypothèse que vous souhaitez conduire les tests choisis jusqu'au bout, ce qui n'est pas obligatoire. Pour certains, il vous suffira éventuellement de découvrir que vous tolérez des portions au NT 1. Le cas échéant, arrêtez-vous tout simplement après le test combiné au NT 1.

La procédure normale se termine cependant au moment où vous arrivez à un champ ové. A ce moment-là, veuillez noter les nouveaux NT dans le tableau dans le tableau du chapitre 3.1.1.

À quoi sert le test combiné ? Comme nous l'avons déjà expliqué, il est toujours question de l'ensemble des blocs-glucide qui dépassent le « bouclier » de votre ventre. Supposons, par exemple, qu'il existe plusieurs blocs que vous avez bien toléré au test isolé à un niveau plus élevé. Si vous allez jusqu'au maximum de votre tolérance pour *plusieurs blocs à la fois*, ceci risque fortement de vous causer des symptômes, en raisons des interactions et des effets cumulatifs qui existent entre les différents blocs. En faisant un test combiné, vous pouvez examiner à l'avance quelle serait, à peu près, l'intensité de vos symptômes dans le cas d'une charge maximum à votre bouclier.

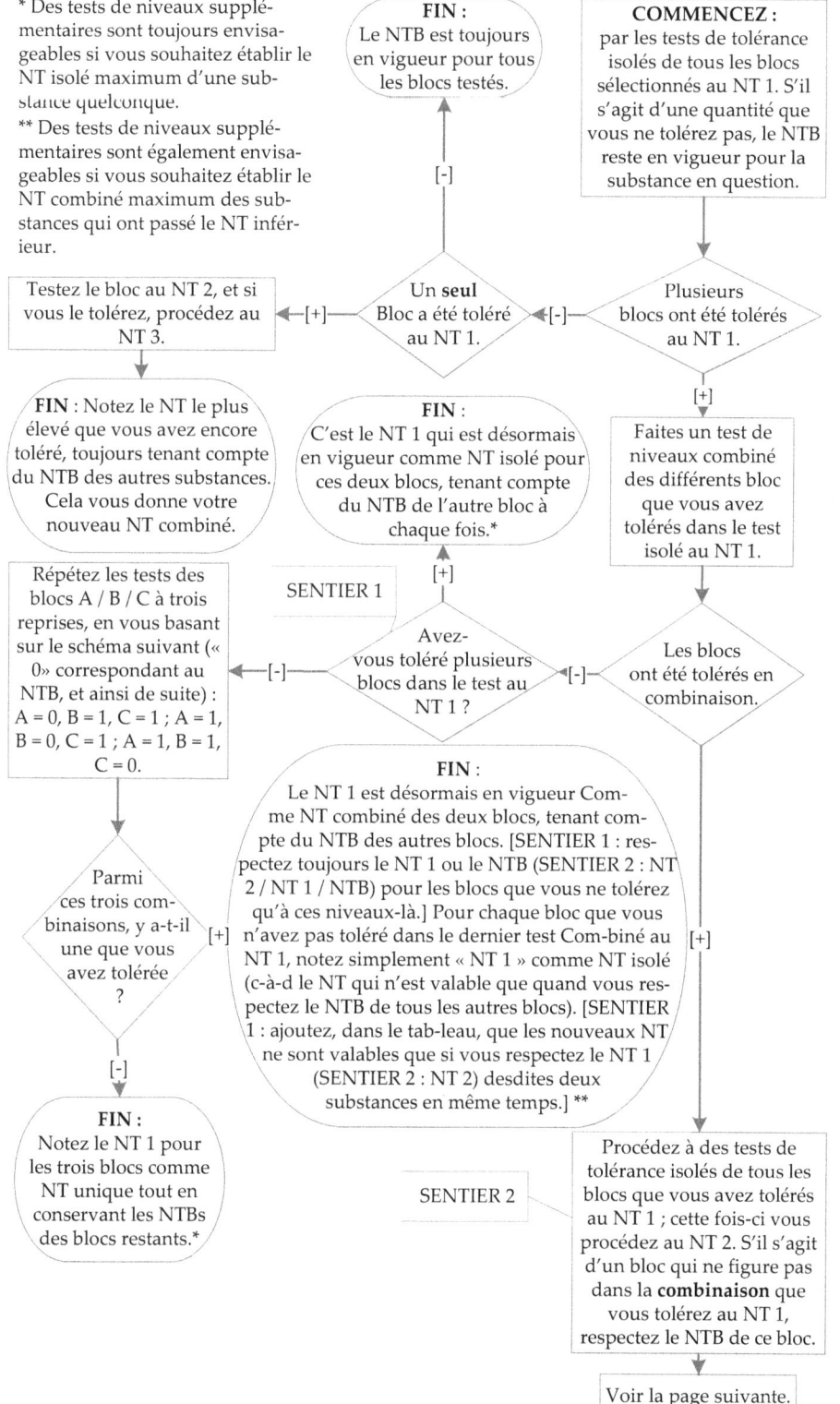

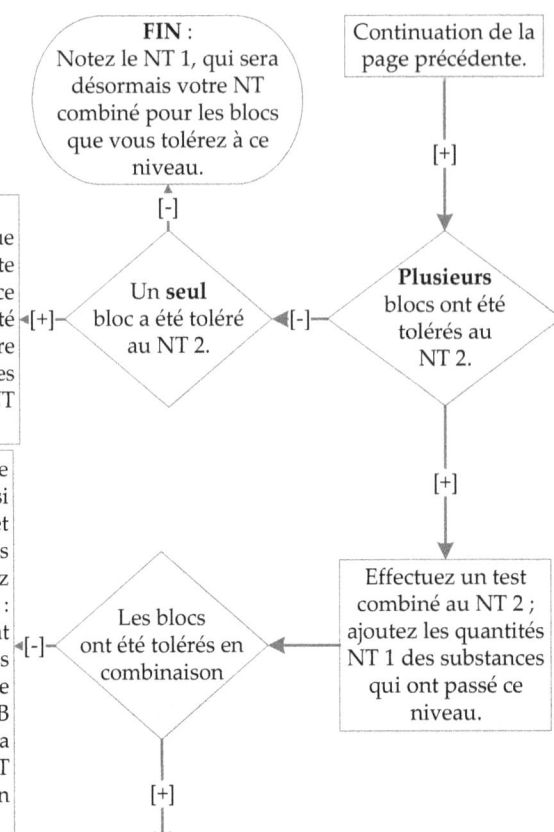

FIN : Notez le NT 1, qui sera désormais votre NT combiné pour les blocs que vous tolérez à ce niveau.

Continuation de la page précédente.

FIN : Notez le NT 1 pour les blocs que vous avez tolérés au NT 1 ; cette fois-ci, avec le NT 2 de la substance que vous venez de tester, s'il a été positif ; le NT 2 de cette dernière substance et le NT 1 de toutes les autres vont désormais former le NT combiné.**

Un **seul** bloc a été toléré au NT 2.

Plusieurs blocs ont été tolérés au NT 2.

Ajoutez un NT supplémentaire (deux niveaux supplémentaires si vous suivez le SENTIER 2), et suivez le SENTIER 1. Pour touts les substances que vous ne tolérez qu'au NT 1 ou NTB (SENTIER 2 : NT 2, NT 1 ou NTB), ces Nt entrent dans les NT combinés que vous allez noter. Les NT isolés se reportent généralement aux NTB des substances autres que la substance testée ; si tel ou tel NT isolé en diffère, veuillez donc en prendre note dans le tableau.

Les blocs ont été tolérés en combinaison.

Effectuez un test combiné au NT 2 ; ajoutez les quantités NT 1 des substances qui ont passé ce niveau.

Suivez le SENTIER 2 et, selon le champ où vous vous trouvez, passez au NT supérieur ou suivez les indications en parenthèses (celles marquées « SENTIER » - à moins que ce soit la *deuxième* fois que vous arrivez à ce champ. Dans ce cas, notez les NT maximum de chaque substance comme NT combiné. Les NT isolés se reportent généralement aux NTB des substances autres que la substance testée ; si tel ou tel NT isolé diffère de cette règle, veuillez donc en prendre note dans le tableau.

2.2.6 Stratégies alternatives

Substances causant généralement des troubles digestifs

Voilà une petite liste des substances qui, dans une étude examinant de nombreux journaux d'alimentation, ont le plus souvent joué un rôle déclencheur de troubles digestifs ; sur une échelle d'évaluation subjective rangeant de 1 (rarement) à 5 (très souvent) : le blé (5), le lait (5), le café (5), les œufs (5), les patates (5), les noix (4), le seigle (4), l'orge (2), le maïs (2), les flocons d'avoine (2), les bananes (2), les oignons (2) et les pois (2). À quelques exceptions près, à savoir celles des œufs, du café, des patates, du maïs et des noix, l'ensemble des intolérances causées par ces aliments peut cependant s'expliquer par les glucides considérés dans l'ouvrage présent. De nombreuses analyses en font la preuve ; il n'existe cependant pas de recherche similaire pour les fructanes et les galactanes.

Stratégie de régime alternative

Si les stratégies présentées dans cet ouvrage présent ne donnent pas lieu à une nette amélioration de vos symptômes, il est possible que vos symptômes soient causés non pas par les glucides que nous traitons ici, mais par un des nombreux autres déclencheurs, comme le café ou les patates, par exemple. Peut-être soupçonnez-vous déjà certains aliments ou substances quelconques ? Dans ce cas, je vous propose de faire un régime d'introduction alternatif. Pendant trois semaines, renoncez simplement au café, aux œufs, aux patates, au maïs, aux noix et, éventuellement, à un maximum de quatre autres produits (ou substances). Notez soigneusement les quantités que vous consommez de chaque substance et à chaque repas, que ce soit dans la matinée, en milieu de journée, ou dans la soirée. Prenez des notes et conservez-les bien, car vous en aurez besoin plus tard pour établir quels sont les aliments qui vous ont éventuellement causé des symptômes. À la fin des trois semaines de test, mesurez à nouveau l'efficacité du régime, en remplissant la fiche de symptômes (cf. la page 79) et en la comparant à celle que vous avez remplie au début, lors du test d'état actuel. Si vous souhaitez établir un résultat arithmétique, procédez comme dans le cas du test d'efficacité (voir la page 79). Il est fortement recommandé au préalable de discuter du régime alternatif avec un médecin ou un spécialiste.

Si le régime a réussi, testez séparément chacun des aliments que vous avez choisis pour le régime d'introduction alternatif, en respectant à chaque fois une pause de trois jours entre deux tests. Pour ce faire, recourez simplement à vos indications sur les quantités consommées d'habitude. Le jour du test, consommez la quantité habituelle aux heures habituelles. Le jour du test et les trois jours qui suivent, remplissez également la fiche de symptômes et calculez votre degré L (si vous souhaitez un résultat arithmétique).

Pendant les semaines de test, renoncez également à tous les aliments que vous n'avez pas encore testés, ainsi qu'à ceux pour lesquels le test a indiqué une intolérance. Si un test a été négatif, cela indique généralement que vous pouvez tranquillement continuer à consommer l'aliment correspondant. Dans le cas d'un test au résultat positif, vous avez deux possibilités : Soit vous renoncez complètement à cet aliment, soit vous en établissez la quantité maximale de portion que vous tolérez, ce qui veut dire que vous faites un test de niveaux. Pour ce test de niveaux, commencez par diviser par quatre votre portion habituelle. Dans la semaine du test de niveaux (c'est-à-dire dans les trois jours précédant le test et les trois jours suivants), renoncez à tout aliment qui vous cause manifestement des symptômes. Le jour du test, et le jour du test seulement, vous allez consommer, aux heures habituelles, une partie de la quantité habituelle, à commencer par ¼. Si vous ne ressentez pas de détérioration considérable, refaites le test avec, cette fois-ci, la moitié de la quantité habituelle. Ensuite, si cela ne vous a toujours pas causé de troubles, augmentez la dose aux ¾. Si vous les tolérez toujours, voilà votre nouveau NT de la substance. Si, par contre, vous avez d'entrée manifesté des réactions d'intolérance à ¼ de la portion habituelle, vous feriez mieux, désormais, d'y renoncer complètement ; mais vous pouvez également continuer à réduire la portion.

Si parmi les substances provoquant des troubles traitées dans ce chapitre, vous n'avez pas non plus pu trouver une substance critique ou susceptible d'avoir causé vos symptômes, veuillez retourner à votre alimentation habituelle. Il vous reste, comme traitement alternatif à vos symptômes digestifs, des antidépresseurs à faible dosage, par exemple. Il peut aussi être pertinent de vérifier d'autres sources de troubles, comme une intolérance à l'histamine ou une intolérance chimique multiple (MCS, multiple chemical sensitivity). Veuillez consulter votre médecin pour discuter de la marche à suivre.

2.3 Conseils généraux sur votre régime alimentaire

2.3.1 Les bonnes raisons de persévérer

Supposons que l'un de vos meilleurs amis parte en vacances pour deux semaines, et qu'il vous laisse son labrador chéri pendant ce temps-là. Votre ami vous a averti au préalable que le chien est intolérant à la nourriture pour chat. Si vous lui en donnez quand même, il va souffrir de flatulences répétées, et il va manquer d'énergie pour se déplacer, sans parler d'attraper un bâton. Il y a cependant un vendeur de nourriture pour chat qui se trouve à quelques mètres seulement de la maison de votre ami. Pour ce qui est de la nourriture pour chien, par contre, il faut compter 20 minutes de trajet, et le prix est beaucoup plus élevé. Faites-vous donc souffrir le chien, ou bien faites-vous des efforts pour sa santé ? Il va sans dire que vous allez malgré tout acheter de la nourriture pour chien.

Même si le magasin de nourriture pour chat n'affiche des animaux qui ont l'air extrêmement sains et heureux, allez-vous en tenir compte ? Bien sûr que non, car vous connaissez les conséquences pour le chien.

Le voisin, par contre, essaie sans cesse de vous convaincre d'acheter désormais la nourriture pour chat, en disant qu'il vient seulement de l'acheter pour son chien, et que cela s'est toujours fait comme ça dans sa famille à lui.

« On a toujours fait comme ça ! » est ce que les habitants de l'île de Pâques ont continué à se dire jusqu'à ce qu'ils soient à deux doigts d'éradiquer leur espèce. C'est comme ça qu'ils ont continué à détruire leurs moyens d'existence – les arbres –, pour ériger de magnifiques statues en pierre. Une fois le dernier arbre abattu, ils avaient cependant signé leur arrêt de mort ; ils comprirent trop tard que les statues n'allaient nourrir personne. Aussi au cours de leur déclin faisaient-ils tomber de nombreuses statues, ce qui représente non seulement le signe de leur colère mais aussi un avertissement éternel pour l'humanité tout entière ! Suivre les traditions sans réfléchir a conduit à un avenir loin d'être glorieux ! OUI, bien sûr que votre voisin a le droit de donner à manger au chien, mais il doit se contenter de la nourriture pour chien que vous avez achetée.

Même le chien de votre ami mérite donc votre temps et votre argent. La question à laquelle vous devez répondre : feriez-vous la même chose pour vous ?

Compte tenu des conséquences, je vous invite et vous encourage donc à assumer la responsabilité pour votre alimentation. Témoignez du respect à l'égard de votre corps. Forgez le courage et la discipline nécessaires. Votre corps fait partie de vous. Comme les végétariens qui assument leur décision, vous devriez assumer votre régime et votre corps. Soyez vous-même. Vous ferez peut-être des erreurs, mais l'important est de commencer, et de faire des progrès petit à petit. Vous en êtes capable et vous allez réussir, ayez du courage !

Vous devriez avoir pour objectif de modifier votre alimentation de sorte qu'elle vous permette une vie avec le moins de troubles digestifs possible. De jour en jour et d'aliment en aliment. Le premier pas est difficile, mais une fois les premières difficultés maîtrisées, vous vous apercevrez que cela vaut le coup malgré les difficultés. Imaginez votre vie sans troubles digestifs. Les premières réussites de votre nouveau régime ne tarderont pas à se manifester : une amélioration de votre bien-être, un renforcement de votre discipline et de votre motivation !

Le premier pas consiste donc à associer ce but à ce qui est le plus important dans votre vie. Peu importe de quoi il s'agit ; tant qu'il s'agit d'un véritable coup de cœur, toute entreprise qui y est associée va automatiquement bénéficier de plus d'énergie, de bien-être, sans même y penser, ce qui va nourrir votre motivation et vos chances de succès. Pour dépasser la peur d'échouer, imaginez que vous avez déjà progressé. Comment ?

Découpez l'étiquette pliante ci-dessous et mettez-la à un endroit que vous regardez tous les jours. Idéalement, remplacez l'image par une autre figurant l'une de vos plus grandes réussites. Elle vous encouragera à chaque fois que vous la verrez – et vous rappellera les grandes améliorations que vous apportez à votre vie.

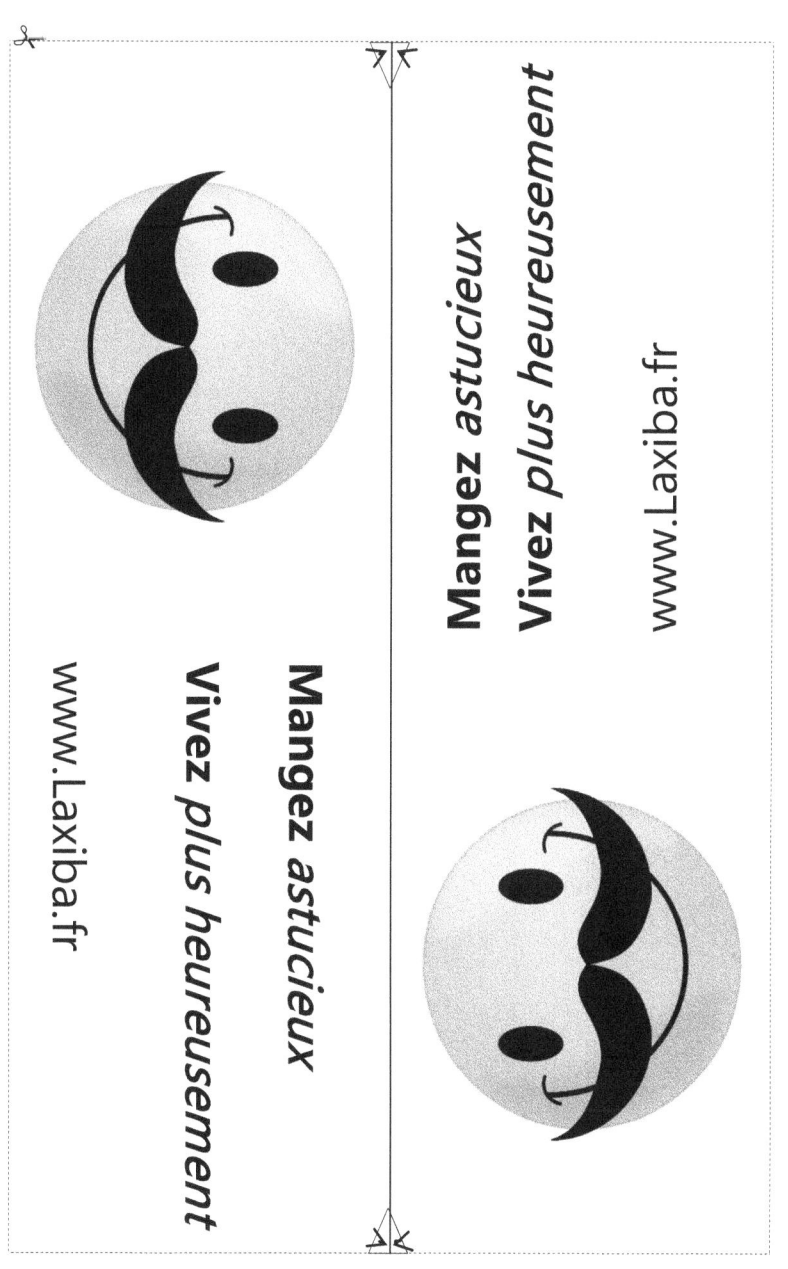

Cette page a délibérément été laissée vide.

Bien qu'il souffre de myasthénie, Stephen Hawking n'a jamais abandonné ses travaux scientifiques exceptionnels. Comment est-ce possible ? C'est parce qu'il fait exactement ce qui lui tient vraiment à cœur, ce qui lui donne une vision positive de la vie. On ne cherche pas d'excuses quand on est passionné ; on se bat pour trouver des solutions ! Il existe des exemples similaires en sport ; Melissa Stockwell, par exemple, continue à réaliser des performances de premier plan malgré la perte d'une jambe. Le sport est pour elle un véritable coup de cœur, c'est ce qui la pousse à trouver des solutions.

Quel est donc votre coup de cœur ? Ecrivez-le. Rappelez-vous que si vous parvenez à atténuer vos symptômes grâce à un changement d'alimentation, vos chances d'atteindre vos objectifs s'en ressentiront. Cela vous donnera l'énergie dont vous avez besoin pour changer une partie de votre vie !

2.3.2 Heures des repas

Les heures et la fréquence de vos repas, elles aussi, ont un impact considérable sur votre digestion. Les personnes particulièrement concernées par un approvisionnement optimal en énergie sont les sportifs. Une étude sur des sportifs canadiens de haut niveau a révélé que plus de 97% d'entre eux prennent trois repas ou plus par jour. 57% prennent également un snack dans la matinée, 71% le font dans l'après-midi, et 58% dans la soirée. En outre, il existe des données indiquant que des repas aux heures régulières ont un impact extrêmement positif sur le système cardio-vasculaire. Une étude sur 4.500 enfants a aussi montré que le risque d'un excédent de poids diminue nettement quand ils prennent plus de repas par jour.

2.3.3 Pourquoi utiliser les blocs ?

Pourquoi trouve-t-on des blocs dans les médicaments ou la charcuterie ? Les raisons pour lesquelles on utilise souvent des blocs-glucide sont assez variées ; pour développer certaines nuances de goût, par exemple, pour déclarer « sans sucre » certains aliments afin de les rendre accessibles aux diabétiques, pour épaissir la consistance de saucisses ou d'autres produits charcutiers, pour simplement économiser de l'argent en ajoutant un édulcorant bon marché, pour maintenir l'humidité dans des sucreries (ce qui est souvent le cas du sorbitol). Le lactose et le sorbitol servent aussi assez souvent de substances porteuses dans certains médicaments. Pourtant il n'existe malheureusement pas encore de lobby puissant prenant parti contre l'utilisation des blocs dans les cas où l'on pouvait simplement s'en passer sans perte. Il existe des aliments dans lesquels les blocs sont présents *naturellement*, il est vrai, mais ceci ne justifie pas qu'on préfère ces produits, par exemple, à l'utilisation du stévia dans la production de chewing-gums.

2.3.4 Manger hors de chez soi

Une alimentation réduite en blocs est assez simple quand on se trouve chez soi, mais qu'en est-il des occasions où vous n'êtes pas chez vous mais que vous mangez au restaurant, par exemple, ou chez des amis ? Il existe des produits et des plats auxquels vous pouvez toujours recourir dans le doute, tels que les salades vertes à l'huile, avec du sel, du poivre et de l'origan ; mais également les œufs, le poisson et la viande non panés et sans sauce, les patates, les kiwis, les oranges, le pesto vert, le riz, les tomates et les sauces de tomates, et la tortilla. Quant aux produits diabétiques et aux sauces précuites, soyez prudent, car elles contiennent assez souvent des blocs, notamment du sorbitol.

Et qu'en est-il des menus ? Sans doute êtes-vous déjà allé dans un restaurant et avez-vous réfléchi à ce qui, dans le menu, représenterait le plat parfait qui soit composé de différents ingrédients tirés de différents plats séparés ?

L'avantage, c'est que dans la plupart des cas vous pouvez obtenir tout changement d'ingrédients dans un plat quelconque, moyennant seulement un faible supplément ; il vous faut simplement un tout petit peu de courage pour le demander au service.

De même, vous pouvez approcher les hôtes qui vous ont invité à dîner. Pour simplifier les choses, vous pouvez leur donner votre « liste hors de chez moi », cf. le chapitre 2.4.3. Joignez-y, par exemple, la lettre suivante :

« Chère / cher [nom de l'hôtesse ou de l'hôte],
J'ai été ravi [ravie] de recevoir [votre / ton] invitation à [l'occasion de l'invitation, p. ex. au dîner] et c'est avec plaisir que je la confirme.
En raison de mes intolérances alimentaires, j'apprécierais grandement si [vous aviez / tu avais] la gentillesse de préparer séparément *quelques-uns des aliments listés dans le tableau ci-joint. [S'il vous plaît, pourriez-vous / s'il te plaît, pourrais-tu] me signaler si c'est possible, pour que je puisse m'organiser en fonction de la réponse ?*
Je [te / vous] remercie à l'avance, en espérant de [te / vous] revoir bientôt !
[Votre nom] »

La « liste hors de chez moi » rend également plus facile au service d'un restaurant de concocter un menu approprié. Du fait qu'une adaptation des menus est souvent plus compliquée dans le cas des chaînes fast-food ou autres, vous trouverez, dans la troisième partie de cet ouvrage, une liste comportant un grand nombre de produits fast-food, avec leurs quantités de portion respectives. L'idéal est d'avoir toujours le livre sous la main, mais ce n'est pas vraiment pratique. C'est pourquoi vous trouverez au chapitre 2.4 deux petits dépliants indiquant les quantités de portion de certains produits principaux, adaptées aux différentes intolérances alimentaires. Les informations sur les appellations des blocs et sur les produits sans blocs, figurent aussi sur les dépliants que vous pouvez facilement garder sur vous en permanence.

2.3.5 Plats précuits

Malheureusement, fructose, lactose et sorbitol sont ajoutés dans beaucoup de plats cuisinés et / ou sont présents naturellement dans les ingrédients.
Il y a cependant des exceptions. Il s'agit notamment des plats cuisinés qui utilisent des ingrédients naturels et de ceux qui contiennent de la sauce tomate. A l'aide de nos dépliants, vous découvrirez facilement ce que signifient les diverses appellations, et quels sont les blocs qu'elles désignent.

2.3.6 Médicaments et produits d'hygiène buccodentaire

Tout ce que vous mettez dans la bouche contenant des blocs non tolérés peut déclencher des symptômes. Le sorbitol notamment, fait partie d'un grand nombre d'articles d'hygiène buccodentaire. Vous pouvez utiliser sans problème les fils dentaires qui ne contiennent pas de cire.

Quant aux médicaments, faites-vous conseiller par votre pharmacien. Sachez que la recherche de produits sans sorbitol peut être particulièrement ardue, surtout quand il s'agit de médicaments contre le rhume ; beaucoup de décongestifs nasaux, de collyres et de fluidifiants bronchiques contiennent ce bloc. Avec un peu de persévérance, vous finirez normalement par trouver des alternatives. Voilà une petite liste de produits sans sorbitol, que vous pouvez tranquillement utiliser :

Anti-constipation : Forlax®, 10 g (20 sachets)

Anti-diarrhée : Barexal®

Collyre : Opticrom® Collyre, 10ml

Contre les rhumes des foins : Heel® Luffeel®, comprimés (contiennent du lactose)

Dentifrice : Weleda® pâte dentifrice saline (contient du lactose)

Eau dentifrice : 07 active® bain de bouche

Expectorants : Vicks® Expectorant Miel

Gouttes otiques : Otalgan®

Sprays nasaux : Sinomarin® Solution d'eau de mer Hypertonique nez bouché adulte 125ml

Quand vous envisagez de prendre des médicaments comportant du lactose ou du fructose, faites en sorte de respecter vos niveaux de tolérance, comme pour les aliments (lactose, NT 1 : 1,5 g, NT 2 : 3 g ; fructose, NT 1 : 0,5 g, NT 2 : 1 g). Il peut être utile de savoir que des capsules de taille moyenne pèsent 0,58 g par pièce normalement, avec un maximum de 1,6 g pour les capsules les plus grandes ; tandis que les comprimés ont d'habitude un poids encore moins élevé. Quant aux jus, une cuillerée à café (cc) correspond à 5 ml (ou g) environ, et une cuillerée à soupe (cs) à 5-15 ml (ou g). Malgré toute recherche il peut pourtant y avoir des médicaments que vous ne tolérez pas, pour une raison ou pour une autre. Dans ce cas, continuez à chercher une alternative. Dans le doute, vous pouvez toujours recourir à la fiche de symptômes, c'est-à-dire comparer les symptômes que vous avez au moment de la consommation du médicament à ceux que vous avez eu lors du test d'efficacité (à un moment où vous n'avez pas consommé le médicament en question ni n'importe quel autre bloc).

2.3.7 Compléments alimentaires

Les effets de l'utilisation de suppléments multivitaminés n'ont pas pu être définis clairement par une étude sur le long-terme. Si vous décidez quand même d'en prendre, faites attention de ne pas surconsommer certaines vitamines. Mises à part les vitamines B_3 une surdose en vitamines A, E, D et K peut être néfaste.

Il est donc recommandé d'en discuter au préalable avec votre médecin. Une stratégie alternative que vous pouvez considérer consiste à ne prendre les vitamines que par périodes de trois mois, c'est-à-dire que vous les prenez pendant trois mois, puis faites trois mois de pause, et ainsi de suite.

Tant que vous prenez des compléments alimentaires, il y a les produits suivants qui ne contiennent pas de blocs problématiques du tout :

Comprimés multivitaminiques : Inovance® Gestavance®, 30 Comprimés + 30 Capsules Ca110

Complexe Vitamine B : Herbalnutri® Vit B Complex 21 gel

2.3.8 Effets secondaires positifs du régime

Quand vous réduisez votre consommation de blocs-glucide dans un régime LAXIBA®, cela va de pair avec une prise de conscience générale par rapport à la manière dont vous vous alimentez : Vous faites plus attention à ce que vous mangez, et cela conduit généralement à un équilibre alimentaire plus sain.

2.3.9 Auto-diagnostic

Certaines personnes souffrant de l'intestin irritable indiquent avoir des difficultés à absorber d'autres substances telles que l'aspartam, la maltodextrine ; ou d'autres produits spécifiques. Si vous avez un tel soupçon, vous pouvez essayer un régime d'introduction alternatif (cf. le chapitre 2.2.6) portant sur une ou plusieurs de ces substances.

2.3.10 Mélanges de protéines – aliments pour athlètes

Certains sportifs utilisent des aliments spéciaux pour sportifs, dont la nécessité est toutefois contestée. Si vous parvenez à couvrir votre besoin en protéines grâce aux aliments listés dans le chapitre 2.1.4, vous n'aurez plus besoin de protéines conditionnées. De nombreuses barres énergétiques et un grand nombre de produits électrolyte contiennent du sorbitol. Dans certaines pharmacies, par contre, vous trouvez également des barres sans blocs ; et il existe aussi, dans les tableaux d'aliments, une section propre aux produits pour sportifs.

2.3.11 Édulcorants

Le stévia pur est sans sorbitol. Pour le reste, le sorbitol est présent dans un grand nombre de produits et d'édulcorants, y compris des produits *light* ou *sans sucre*.

2.3.12 Poisson et viande

Les plats de poisson et de viande peuvent contenir des blocs quand ils sont servis avec des sauces, panés ou moulus / transformés en produits charcutiers ou en saucisses. Les ingrédients sont indiqués sur l'emballage. Les livrets présentés dans le chapitre suivant vous donnent une liste des appellations et des codes qui désignent les différents blocs.

2.3.13 Une réussite durable

En vue d'une réussite durable, il est important d'observer soigneusement votre alimentation et les résultats qu'elle engendre. Quand, par exemple, vous constatez que vous ne respectez plus les quantités recommandées ou limite, revenez-y dans les meilleurs délais, afin de réduire les symptômes.

Dans ce but précis, veuillez également noter les enjeux (plus de confort de vie) et la stratégie principale, à savoir le respect des niveaux de tolérance respectifs, pour ne pas les perdre de vue. Vous pouvez facilement vous représenter les enjeux en vous rappelant les conséquences négatives de votre alimentation « aveugle » telles que nous les avons décrites dans la première partie de cet ouvrage. Demandez-vous pourquoi il est important de changer vos habitudes alimentaires, et notez ensuite les cinq raisons les plus importantes. Répondez également à la question de savoir pourquoi c'est à partir de **maintenant** que vous devez agir. Faites savoir à votre entourage pourquoi ce changement est important, et demandez-leur de vous soutenir. Un changement à court-terme est facile à faire ; le défi consiste à maintenir le comportement souhaité sur le long-terme. Un moyen de conserver votre motivation est de noter chaque matin les effets positifs du régime sur votre qualité de vie (notez vos impressions sur votre agenda quotidiennement). Travailler avec un partenaire vous aidera aussi. Sur www.Laxiba.fr/entrainer,
vous pouvez prendre rendez-vous avec votre entraîneur personnel, qui vous assistera dans le changement et dans les différentes étapes décrites dans cet ouvrage. Sur www.Laxiba.fr/team vous trouverez d'autres lecteurs avec qui vous pourrez échanger des messages et vous motiver mutuellement.

Maintenant imaginez que vous vivez une vie sans troubles quelconques. Gardez à l'esprit cet objectif – où vous êtes parvenu à changer votre alimentation de sorte que vous symptômes aient nettement diminué. Plus cette image sera vive, plus vous aurez la motivation de faire ce qui est nécessaire pour y arriver dans la réalité. Si, sur la route qui vous mène à cet objectif, vous faites des erreurs, ne vous inquiétez pas et faites en sorte de les corriger dès le lendemain. Dans la mesure où vous réussissez toujours à réadapter votre route, comme avec une boussole, vous arriverez tôt ou tard à votre destination. À partir du moment où vous vous rendez compte qu'il s'agit d'une stratégie qui vous aide au quotidien, vous trouverez facilement les moyens qui vous permettent de la suivre sur le long terme.

2.4 Les livrets dépliants

Découpez les deux livrets imprimés sur les pages suivantes en suivant les pointillés, puis pliez chaque livret le long des lignes en gras, en commençant par la ligne continue puis par la ligne demi-hachurée. Voilà votre livret LAXIBA®, que vous pouvez désormais garder dans le compartiment cartes de votre portefeuille ; ainsi aurez-vous toujours sous la main les infos les plus importantes.

Recto (1ère de couverture)   **Dépliant : Lactose,**

Substances non critiques dans le cas d'une intolérance au lactose :

Delta-glucono-lactone	Lactate de potassium	Lait de riz et d'amande
Lactate de calcium	Lactate de natrium	Acide lactique
Lactates	Numéros E : 575, 325-327	

Substances critiques dans le cas d'une intolérance au lactose :

Lactose	Kéfir, Lassi	Beurre et beurre clarifié
Fromage	Petit-lait	Lait / lait en poudre
Yaourt	Fromage blanc	Crème liquide ou fouettée

Les plats asiatiques, grecs, italiens et espagnols ont généralement une teneur plutôt faible en lactose. Les plats asiatiques au riz, en plus, contiennent peu de fructanes et de galactanes. Le poisson, les animaux marins, la viande, le café, les œufs, les noix et les huiles sont généralement sans lactose (à moins qu'il soit ajouté a posteriori). Il en est de même pour les fruits et les légumes qui, pourtant, peuvent contenir des fructanes et des galactanes.

Verso (4e) **fructanes, galactanes** **LAXIBA®**

Précaution …
le lactose est souvent présent dans les produits suivants :

- Les glaces et les sucreries comme le chocolat, p.ex. et le café au lait ou au lait concentré
- Les produits laitiers et les céréales
- Les chapelures, les sauces, la viande purée et le concombre à la grecque
- Les pâtisseries et viennoiseries sucrées telles que les biscuits, les gâteaux, les tartes ; et la crème fouettée en général

Fructanes :

Ananas, artichauts, produits de boulangerie (p.ex. pain, gâteaux, nouilles et pizzas), céréales, produits à l'inuline ajoutée, bananes, brocoli, racines de chicorée, couscous, semoule de blé dur, myrtilles, ail, chou, graines de lin, nectarines, poireau, raisins secs, échalotes, asperge, topinambour, oignons

Les galactanes sont surtout présents dans les produits suivants :

Haricots, pois, flocons d'avoine, graines de lin, lentilles, pousses, produits de soja et de blé.

Reproduction avec autorisation de l'auteur seulement.
Copyright © 2014 Henry S. Grant

Face intérieure, gauche

Sans lactose, fruc-/galactanes

Pommes	Boissons sans lait ni yaourt, etc.	Courge
Abricots	Gommes fruitées	Carottes
Poires	Pommes de terre	Oranges
Laitue	Noix de coco; Sorbet au chocolat	Poivron
Ketchup	Farine d'épeautre	Parmesan
Kiwi	Vinaigre et huile	Riz
Céleri	Poisson et viande	Thé glacé

Faible teneur en lactose, pour les portions normales

Beurre ☺; 14g	Margarine 21¾P.; 9g	Fromage suisse ☺; 30g
Cheddar 33¼P.; 30g	Nutella ®32¼P.; 37g	
Parmesan ☺; 5g	Fromage à fondue ☺; 53g	

En prenant une capsule de lactase forte, vous pourrez consommer 75 % en plus de la quantité indiquée.

Unité de mesure (g par unité)

Exemplaire	Verre	Portion	Tranche	Tasse
E	V	P	Tr.	T

☹=supprimer ; ☹²=1/4 M à partir du NT2; ☺= contient des traces ; ☻= ne contient pas la substance en question

Calcul des portions pour les autres NT

Lactose NT1	NT0 = ÷2	NT2 = x2	NT3 = x3
Fru-/Galactanes NTB	NT1 = x2	NT2 = x4	NT3 = x6

Reproduction avec autorisation de l'auteur seulement.
Copyright © 2014 Henry S. Grant

Face intérieure, droite

Teneur élevée en lactose

Crêpes ½P.; 187g	Purée de patates ½P. ; 140g	Yaourt ¼P. ; 250g
Gâteaux ½P.; 87,5g	Sauce fromage ¼P. ; 66g	Cacao ¼T. ; 150g
	Lait concentré ½P	Lait ¼V. ; 200ml
Mozzarella 9¾P. ; 30g	Soupe crème ½P. 245g	Kéfir ¼P. ; 220g
	Glace au lait ¼P. ; 107g	
Gratin ½P. ; 238g	Liqueur aux œufs ¼P. ; 200g	

F+G : portions NTB

Pain perdu ¼ P., 131g	Hot Dog ¼E., 199g	Boulette de pain ½P., 55g
Jus de banane ½V., 200ml	Lentilles ¾P., 90g	Asperge ½P., 85g
Chop Suey ¼P., 166g	Muffin ¼E., 113g	
Corn Flakes 1½P., 30g	Muesli ¼P., 55g	
Biscuit double 3½E., 14,5g	Pizza ½P., 209g	Tofu ½P., 85g
Rouleaux de printemps ¼P., 140g	Poireau ¼P., 89g	Gaufres ½P., 95g
	Échalote ¼E., 15g	
Pain de seigle ¾Tr., 42g	Ravioli ¼P., 250g	Haricots ¼P., 90g
Pain de blé complet ¾Tr., 42g	Cookie ½E., 45g	
	Cracker ¼P., 30g	Pois 1¼P., 15g
Pois gourmands ¾P., 85g	Calzone ¼P., 168g	Crêpe ¾E., 55g
Gâteau de fromage ☹P., 220g	Sandwich ☹E., 276g	
	Nouilles 1P., 140g	Donut ½E., 105g
Flocons d'avoine 1¼P., 55g	Baguette 1¾Tr., 42g	
Gaufrette suédoise ¼Tr, 42g	Couscous ¼P., 140g	Strudel ¾ P., 64g
Barres de céréales ½P., 27g	Hamburger ½E., 100	
Rondelles d'oignon ¼P., 70g		

Dépliant : fructose et sorbitol

Substances non critiques dans le cas d'une intolérance au sorbitol

Sorbitane... Polyéthylène glycol 20

Sorbates de calcium, de sodium, de potassium

Maltodextrine Acide sorbique

Polysorbates 40/60/65/80 Extrait de malt

Numéros E : 200-203, 432-436, 491-495

Substances critiques dans le cas d'une intolérance au sorbitol

Sorbitol	Mannitol	Xylit(ol)
Lactitol	Glucitol	Inositol
Inositol	(Éthyl-) Maltol	Sionone
Isomaltitol	Maltitol	Pinitol
Erythritol		

= additifs alimentaires aux appellations suivantes (numéros E) : 420-21, 636-37, 953, 965-67.

Reproduction avec autorisation de l'auteur seulement.
Copyright © 2014 Henry S. Grant

LAXIBA®

Précaution : produits contenant du fructose libre

- Les céréales au sirop de glucose-fructose
- De nombreux produits manufacturés
- Le sucre gélifiant, le miel et le sirop de maïs
- Certains édulcorants
- De nombreux fruits, y compris les fruits séchés
- De nombreux sodas, jus et boissons alcoolisés

Des glycols sont souvent présents dans les produits suivants :

- Les produits électrolyte et les barres énergétiques; certaines boissons light et isotoniques
- Les sauces et les plats précuits ainsi que les produits manufacturés en général; les saucisses ainsi que la viande et le poisson panés, confits ou en purée
- Les chewing-gums et les pastilles à la menthe (à l'exception de ceux qui sont édulcorés au stévia uniquement); les médicaments et les produits d'hygiène buccodentaire; les produits light et de diabétiques ; les barres chocolatées et sucrées, les pralines, la crème fouettée et les gâteaux
- Certains fruits, y compris les jus et les boissons alcoolisés correspondantes

Face intérieure, gauche

D'autres outils pratiques :

Ananas F¾; S¾;P 140 g
Pommes F☹; S☹²;E 182 g
Abricot F☺ +¾ P; S¾;E 35 g
Vinaigre balsamique F☺; S23;P 15,9 g

Bananes F☺ +¼ P.; S9¼;E 118 g
Muffin : myrtilles F☺;S☺;E113 g
Bière F50; S10;V 200 ml
Big Mac ®F5; S6½;E 215 g
Bitter Lemon F☹; S☺;V 200 ml
Poires F½; S¼;E 15 g
Laitue F8¼; S16¾;P 85 g
Chou-fleur F☺; S2½;P 85 g
Brocoli F3; S☺;P 85 g

Canneberges F☺ +2¾ P.; S45¼;P 55 g

Nestle® CiniMinis F¼; S☺;P 30 g

Coca Cola ®F½; S☺;V 200 ml
Corn-flakes F☺ +1½ P.; S☺;P 30 g

Fraises F½; S¼;P 140 g
Nestle® Fitness F41½; S☺;P 30 g

Ginger Ale F☹; S☺;V 200 ml

Concombre F4¾; S1;E 85 g
Flocons d'avoine F☺; S☺;P 55 g

Unités de mesure (g ou ml par unité)

Exemplaire	Cs	Verre	Portion	Tranche	Tasse
E	C	V	P	Tr.	T

☹=supprimer; ☹²=1/4 M <á partir du NT2; ☺=contient des traces seulement; ☻=ne contient pas du tout

Autres NT pour le fructose et le sorbitol

Fructose (F) NT 0	NT1 = x2	NT2 = x4	NT3 = x5
Sorbitol (S) NT 1	NT0 = x0	NT2 = x4	NT3 = x10

Reproduction avec autorisation de l'auteur seulement.
Copyright © 2014 Henry S. Grant

Face intérieure. gauche

disponibles sur www.Laxiba.fr

Poulet aigre-doux F½;S☺;C15g
Framboises F½; S1½;P 140 g
Miel F½; S1¾;C 15 g
Groseilles F1; S☺;P 140 g
Café F☺; S☺;T 150 g
Pommes de terre F☺; S45¼;P 110 g

Ketchup F☺ +¼ P.; S3¾;C 15 g
Cerises F10; S½;C 15 g
Kiwi F1; S☺;E 86 g
Chou F☺ +¾ P.; S58¾;P 85 g
Courge F☺; S☺;P 130 g
Long Island Ice Tea F¾; S16½;V 200 ml

M & M's ®F☺; S☺;P 40 g
Mangue F1; S4;C 15 g
Thé maté F☺; S☺;V 200 ml
Mayonnaise F☺; S☺;P 15 g
Melon F1; S14¼;P 140 g
Lait F☺; S☺;V 200 ml
Barre de céréales F☺ +4¼ P.; S71¼;E 35 g

Nectarines F8¼; S1;C 15 g
Nouilles F☺ +¼ P.; S☺;P 140 g
Oranges F2¼; S☺;E 140 g

Poivrons F½; S☺;E 85 g
Pepsi ®F½; S☺;P 200 ml
Pêches F☺ +½ P.; S¼;E 140 g
Prunes F☺ +¼ P.; S¾;E 15 g
Champignons F☺+¼P.; S¾;C15g
Pizza F☺ +¾ P.; S¾;E 209 g
Red Bull ®F☺ +7¾ P.;S☺;V200ml
Riz F☺; S☺;P 140 g
Choucroute F☺; S¾;C 15 g
Chocolat F☺; S48; P 25 g
Vin mousseux F31; S¾; V200ml
Smacks ®F☺ +12 P.; S83¼;P 30g
Sushi F☺; S1½;P 140 g
Tomates F4½; S1;E 85 g
Tonic Water ®F☹; S☺;V 200 ml
Raisins F¼; S½;P 140 g
Glace à l'eau F☺ +1¼ P.; S☺;P52g
Vin F31¼; S¾;V 200 ml
Gomme fruitée F☺+12 P; S☺;P30g

Pain de blé F¾; S26¼;Tr. 42 g
Whopper ®F2¾; S1;E 315 g
Citron F☺; S☺;E 58 g
Chewing-gum F¼; S☹²;E 2 g
7UP ®F☹; S☺;V 200 ml

2.4.1 Fructose et glycols

Pour trouver des produits sans fructose il vous suffit de lire les ingrédients indiqués sur l'emballage, afin de vous assurer qu'il ne s'y trouve ni fructose ni HFCS (High Fructose Corn Syrup, à savoir un sirop de maïs à teneur élevée en fructose, qui est assez populaire comme édulcorant dans certains pays). Les produits sans sorbitol, eux, sont plus difficiles identifier ; il vous faut une connaissance approfondie des appellations spécialisées.[12]

Substances non critiques dans le cas d'une intolérance au sorbitol		
Maltodextrine	Acide sorbique	Extrait de malt
Sorbate de calcium	Sorbate de potassium	Sorbate de sodium
Sorbitane...	Polyéthylène glycol 20	Polysorbates 40/60/65/80
= Additifs alimentaires aux appellations suivantes :		
E-200 jusqu'à E-203, E-432 jusqu'à E-436, E-491 jusqu'à E-495		

Substances *critiques* dans le cas d'une intolérance au sorbitol		
Sorbitol	Mannitol	Xylit(ol)
Lactitol	Glucitol	Inositol
Inositol	(Éthyl-) Maltol	Sionone
Isomaltitol	Maltitol	Pinitol
Erythritol		
= additifs alimentaires aux appellations suivantes		
(numéros E) : 420-21, 636-37, 953, 965-67.		

Précaution !
Du fructose libre est présent dans les produits suivants :

- Céréales au sirop fructose-glucose (une sous-espèce du sirop de maïs)
- Certains édulcorants

---

[12] D'où le besoin urgent de simplification. Une déclaration comme « critique en cas d'intolérance au sorbitol » faciliterait considérablement l'affaire.

- De nombreux fruits
- De nombreux plats cuisinés
- Des fruits séchés
- Des jus et des boissons alcoolisées
- Le miel et le sirop de maïs (teneur en fructose inconnue)
- Le sucre gélifiant
- Un grand nombre de boissons rafraîchissantes

Le sorbitol est présent dans les aliments suivants :

- Certaines boissons light et isotoniques
- Certains médicaments et produits d'hygiène buccodentaire
- Des barres de chocolat, des pralines, des pâtisseries sucrées, des gâteaux, parfois même de la crème liquide ou fouettée
- Des chewing-gums et des pastilles à la menthe, à l'exception des produits qui ne sont sucrés qu'au stévia ; les produits suivants, eux aussi, ne contiennent que des traces de sorbitol : Wrigley's® Spearmint, Doublemint et Juicy Fruit
- Des plats cuisinés, y compris certaines sauces préparées
- Des produits diététiques ou pour diabétiques
- Des produits électrolyte et des barres énergétiques
- La charcuterie, les produits au poisson ou à la viande panés

En outre, il existe un certain nombre de fruits et de légumes qui contiennent naturellement du sorbitol, ce qui vaut également pour les jus et autres boissons correspondants, à l'exception des eaux-de-vie. Quant aux fruits, ce sont les abricots, les airelles, les ananas, les bananes, les canneberges, les cantaloups, les cerises, les fraises, les framboises, les goyaves, les grenades, les mangues, les nectarines, les pastèques, les pêches, les poires, les pommes, les prunes et les raisins ; quant aux légumes, on compte les artichauts, l'asperge, les aubergines, les betteraves rouges et sucrières, les carottes, les champignons, les châtaignes, le céleri et le céleri en branches, la chicorée, la choucroute, le chou blanc, le chou de fleur, le chou de Chine (bok choy), le chou frisé, le chou vert, le chou-rave, les concombres, les endives, les épinards, les bulbes de fenouil, la laitue d'hiver, la laitue cultivée, la laitue pommée, la laitue romaine, le maïs doux, les oignons, les olives, le poireau, les pois-chiches, les radis, les graines et les pousses de soja ainsi que les tomates.

2.4.2 Fructanes, galactanes et lactose

Substances non critiques dans le cas d'une intolérance au lactose		
Lactates	Lactate de potassium	Lait de riz ou d'amande
Lactate de calcium	Delta-gluconolactone	Acide lactique
Lactate de sodium		Numéros E : 575, 325-327

Substances critiques dans le cas d'une intolérance		
Lactose	Yaourt	Petit-lait
Beurre (clarifié)	Kéfir, Lassi	Lait, lait en poudre
Fromage blanc	Fromage	Crème liquide ou fouettée

Les plats asiatiques, grecs, italiens et espagnols ont généralement une teneur plutôt moindre en lactose. Les plats asiatiques au riz, en plus, contiennent peu de fructanes et de galactanes. Le poisson, les animaux marins en général, la viande, le café, les œufs, les noix et les huiles sont généralement sans lactose (à moins qu'il soit ajouté a posteriori). Il en est de même pour les fruits et les légumes qui, pourtant, peuvent contenir des fructanes et des galactanes.

Précaution :
Le lactose est également présent dans les produits suivants :

- Certaines céréales
- Certaines chapelures ou sauces
- Certaines saucisses
- Certains produits de boulangerie ou de pâtisserie comme les biscuits, les tartes et les gâteaux
- De nombreuses sortes de glace, de chocolat et autres sucreries
- La crème liquide ou fouettée
- Le café au lait ou au lait condensé
- Le concombre à la grecque

Les fructanes sont surtout présents dans…

- Certains produits de boulangerie, tels que le pain, les gâteaux et les biscuits
- L'ail
- L'asperge
- La semoule de blé dur
- Le brocoli
- Le chou
- Le chou de Bruxelles
- Le couscous
- Le poireau
- Le topinambour
- Les ananas
- Les artichauts
- Les bananes
- Les céréales
- Les échalotes
- Les graines de lin
- Les mûres
- Les nectarines
- Les nouilles
- Les oignons
- Les pizzas
- Les produits à l'inuline ajoutée, comme certaines céréales et certaines sortes de chocolat et de glace
- Les racines de chicorée
- Les raisins secs

Les galactanes sont surtout présents dans…

- Le blé en général
- Les flocons d'avoine
- Les graines de lin
- Les haricots
- Les lentilles
- Les pois
- Les pousses
- Les produits de soja, y compris le tofu

2.4.3 La liste hors de chez moi

Fruits	Légumes	Plats chauds
Datte, fraîche	Avocat, vert	Caviar
Églantines	Basilic	Farine d'épeautre
Figue, fraîche	Bette	Huile de soja
Fruits de passion	Ciboulette	Huiles
Groseille à maquereau	Coriandre	Mayonnaise (Kraft®)
	Cresson	Nouilles de riz
Lyciet commun	Fucus	Pain de riz
Mûres de Logan	Menthe, fraîche	Poisson, crevettes, moules, viande*
Papayes	Navet	
Peau / zeste de citron	Origan	Poivre et sel
	Panais	Sauce d'huître chinoise
Rhubarbe	Patate douce	Sauce Tabasco®
	Poivron vert	Vinaigre d'alcool
	Racine de Lotus	Vinaigrette italienne (Kraft®)
	Raifort	
	Riz	Vinaigrette Mille-Îles (Kraft®)
	Romarin	
	Thym	*Entiers (non pas réduits en purée) et sans chapelure ni sauce.
	Toutes sortes de courge ou de potiron	

Boissons	Autres	
Alcool blanc	Beurre de cacahuète	Noix de pécan
Café noir	Cacahuètes	Pain de riz
Eau	Farine d'épeautre	Pignons
Gin	Gélatine	Pistaches
Rhum	Graines de Chia	Réglisse
Tequila	Graines de potiron / de courge	Sirop d'érable
Thé à la menthe	Noix	Sucre brun
Thé au jasmin	Noix brésiliennes	Sucre semoule blanc
Thé yerba maté	Noix de cajou	
Tonic Water	Noix de coco	
Vodka	Noix de ginkgo	
Whisk(e)y	Noix de macadamia	

Cette page a délibérément été laissée vide.

2.5 Pour les hôtes

Il y a certainement quelqu'un dans votre entourage, dans votre famille ou parmi vos amis, qui souffre d'une intolérance à une des substances indiquées, ou bien de l'intestin irritable. En tant qu'hôte d'une soirée, fête ou réunion, vous faites naturellement en sorte de satisfaire vos invités le plus possible. Dans le but d'offrir des aliments appropriés à tout le monde, n'hésitez donc pas à demander à vos invités s'ils ont une intolérance ; cela sera toujours bien vu. Vous montrez que vous accordez de l'importance au bien-être de vos invités. Donc, après avoir posé les questions, découpez simplement les deux dépliants du chapitre précédent ; vous allez y trouver tous les aliments problématiques avec les quantités maximum qui y correspondent. Si l'un de vos invités est intolérant au sorbitol, assurez-vous de préparer et servir séparément tous les aliments à teneur en sorbitol.

Vous pouvez sans problème servir les produits suivants : de la laitue, du fromage Cheddar, des corn-flakes, des œufs, des pois, du poisson ou de la viande (entiers et sans sauce ni chapelure), du sucre semoule, des patates, des kiwis, du maïs, de la margarine (au lieu du beurre), des noix, de l'huile à l'origan, du poivre et du sel comme replacement aux sauces, des oranges, des pommes frites, du riz, du lait de riz, du pop-corn salé, des chips de patates salés, du café noir, des épinards, du stévia, des tomates, de l'eau, des citrons.
La plupart des épices et des herbes, à l'exception de l'ail et des oignons, sont sans risque. Il est donc très facile de s'adapter aux besoins des personnes affectées : proposez simplement quelques-uns des aliments digestes (à choisir dans la petite liste ci-dessus), et servez-les sans sauce ni chapelure, et dans des récipients séparés ; c'est-à-dire, par exemple, que vous mettez un bol pour les patates et un deuxième pour le beurre ; un bol pour la salade et un deuxième pour la vinaigrette, etc.

2.6 La gestion du stress. Une stratégie de détente

Le stress peut détraquer l'estomac, on le sait bien, et il peut également aggraver les symptômes liés à l'intestin irritable. Voilà pourquoi il est important que vous réduisiez consciemment votre niveau de stress. Dans ce but, il convient de trouver une manière de gérer vos angoisses qui soit axée sur les solutions plutôt que sur les problèmes. Pourquoi cela est-il utile ? Plus vous êtes stressé, plus votre cerveau déconnecte certaines sphères qui sont indispensables à toute décision raisonnable. Ceci se produit car, d'une certaine manière, notre corps est conçu pour s'adapter à une ère historique antérieure. Les situations dangereuses, comme être attaqué par un loup, nous laissaient trois options : on pouvait soit livrer combat, soit fuir, soit faire le mort. En tout cas, il fallait prendre une décision le plus vite possible. Si nous avions réfléchi trop longtemps dans de telles situations, nous aurions été perdus. Les réactions de combat et de fuite sont accompagnées d'une production d'hormones, ce qui nous fait agir très rapidement, mais de manière peu réfléchie ; une grande partie du cerveau est déconnectée, vous ressentez du stress.

Aujourd'hui, par contre, ce sont des situations assez différentes qui nous stressent. En plus des soucis quotidiens liés au bruit, aux températures extrêmes, à la pollution atmosphérique, etc., beaucoup de gens s'inquiètent de perdre la maîtrise d'une situation. Vous ne voulez sans doute ni agir de façon irréfléchie ni faire le mort, et encore moins être la proie des animaux sauvages, il faut donc que vous gardiez la maîtrise de votre esprit et de votre corps. Pour agir de manière appropriée au quotidien, vous avez besoin d'une réflexion raisonnable, ce que vous obtenez grâce à des mesures préventives.

Car une fois votre corps est entré dans ce mode « danger », il ne sera plus guère possible de stopper cette réaction en chaîne d'urgence. Pour éviter ça, le yoga et autres techniques de relaxation peuvent être très utiles.

Il est préférable de faire les exercices avant d'entamer une journée de travail, car il est souvent impossible de trouver le temps pendant la journée. De plus, les pauses et interruptions pendant le travail sont souvent contre-productives, à fortiori en ce qui concerne des tâches complexes, car elles peuvent mener à de mauvaises prises de décisions et de la mauvaise humeur, bref, à un niveau encore plus élevé de stress. Quand il s'agit d'une tâche exigeante, essayez donc d'éviter les interruptions au travail. Quant aux tâches intellectuelles simples ainsi qu'aux travaux physiques légers, les pauses de plusieurs minutes peuvent avoir des effets positifs, quelques secondes sont insuffisantes. Pourtant, les pauses ne sont véritablement utiles qu'en cas de travaux physiques durs, où elles réduisent le risque de blessures et augmentent l'endurance.

Dans certains cas, la relaxation seule ne représente pas encore de solution pertinente ni durable. Le plus souvent, vous pouvez identifier la source de vos angoisses ; si vous prenez l'habitude de régulièrement vous confronter aux causes profondes de votre stress, vous serez capable de les gérer et de développer des solutions appropriées vous permettant de mieux gérer les risques et parvenir à vos objectifs. Par ce procédé, vous serez même capable d'utiliser vos angoisses pour vous aider à mieux réussir au quotidien. Au début ou à la fin de chaque journée, asseyez-vous au bureau et réfléchissez à ce qui, actuellement, vous cause des angoisses, et quelles pourraient être les stratégies de solution convenables pour éviter les conséquences appréhendées.

Il est très utile de créer un fichier Excel ; vous pouvez également télécharger un tableau *PaceAce*, adapté à l'impression, sur www.Laxiba.fr. Si vous souhaitez vous-même créer un tableau, veuillez nommer la première fiche « Angoisses » et la deuxième « Liste des tâches ». Saisissez ensuite les titres des colonnes dans la première fiche, à savoir « Angoisses actuelles », « Mesure préventive A », « Mesure préventive B » et « Mesure préventive C ». Dans la deuxième fiche, vous marquez « Tâche », « Niveau d'urgence », « Date butoir », « Qui ? » et « Accomplie ».

Dans la première colonne de la première fiche, notez vos angoisses. Puis réfléchissez à trois mesures préventives éventuelles (A, B et C), et notez-les dans les champs correspondants, A étant la mesure que vous comptez effectuer en premier. Ensuite, transférez la mesure préventive A dans la deuxième fiche, dans la colonne intitulée « Fiche des tâches ». Maintenant vous allez évaluer les différents niveaux d'urgence et d'importance selon le principe Eisenhower, qui est une stratégie de prise de décisions. Attribuez simplement aux différentes tâches les lettres de A (très important, très urgent) à E (peut être reportée). L'axe vertical dans la matrice Eisenhower désigne l'importance des tâches, l'axe horizontal désigne leur urgence :

Tâche importante	*Allons-y !*	B
Tâche peu importante	C	D
E = *Tâche ni importante ni urgente*	**Tâche urgente**	**Tâche peut être reportée**

Suivant l'ordre de A à D, vous allez donc accomplir les tâches l'une après l'autre ; ainsi allez-vous prévenir les angoisses et ne plus vous soucier de savoir ce que vous devez faire à tel ou tel moment.

Après cette évaluation, remplissez encore la colonne « date butoir » en y notant la date à laquelle vous souhaitez avoir accompli la tâche en question. Dans la colonne « Qui ? », notez soit « moi » soit le nom de la personne à laquelle vous souhaitez déléguer la tâche. Cochez la case « Accomplie » aussitôt que la tâche a été effectuée.

Travail : Effectuez soigneusement vos tâches	**Se reposer :** Faites des promenades journalières
Famille : Réservez du temps à la famille et aux enfants	**Loisirs :** Poursuivez régulièrement votre hobby préféré

Un autre aspect important consiste à regarder à ce que votre vie soit en équilibre. Cela veut dire qu'au lieu de livrer des performances surplombantes dans l'un des quadrants du tableau ci-dessus seulement, en étant nul dans les autres ; il est nettement préférable d'obtenir des résultats du moins passables dans l'ensemble des quadrants, pour rester durablement performant. Lesquels sont les quadrants qui vous importent particulièrement, cela dépend de vous uniquement. Sachez que le tableau ci-dessus ne représente que des exemples, tant dans les titres (travail, famille, etc.) que dans le contenu (effectuez soigneusement vos tâches, etc.) ; il est donc absolument envisageable que vous choisissiez d'autres quarts, selon vos préférences individuelles. Il est important également que vous vous libériez de l'impact de la validation extérieure dans la mesure du possible ; ce qui veut dire que vous développiez un degré solide d'assurance et de contenance. Vous pouvez mesurer chaque mois votre succès dans les quatre quadrants du tableau en leur donnant des notes entre 1 (très mauvais) et 7 (très bien). Dans cette évaluation, donnez toujours 7 points au quadrant où vous avez obtenu la meilleure performance, et évaluez les autres quadrants en fonction de ce maximum. Ensuite, réfléchissez aux domaines où vous souhaitez évoluer et à la manière dont vous pouvez obtenir ce changement. Vous pouvez de nouveau utiliser la fiche Excel dont vous vous êtes servi pour organiser vos angoisses et leurs solutions.

Un dernier mot là-dessus. Veillez toujours à conserver votre bonne humeur ! Cela ne dépend que de vous. Peut-être que vous devrez d'abord vous *décider* à être de bonne humeur. Nous avons tous notre petit fardeau de soucis, mais il est beaucoup moins lourd à porter quand nous nous débarrassons le plus possible de mélancolie.

Dans ce but, faites le plus possible de choses qui vous passionnent. Planifiez vos activités en rapport avec ce qui vous importe le plus dans la vie. C'est à vous de le découvrir. C'est votre trésor à vous, c'est donc à vous de le déterrer.

L'ancien président américain Abraham Lincoln ainsi que l'empereur romain Marc Aurèle ont dit ceci pour vous guider : « Si certains accomplissent de grandes choses, c'est la preuve que d'autres peuvent aussi le faire ».

2.7 Récapitulatif général

1. Identifier le problème

Avez-vous une intolérance alimentaire ou souffrez-vous de troubles digestifs en général ? C'est parce que votre ventre est facilement irrité par certaines substances, que nous appelons ici les « blocs ». Le problème consiste en une capacité restreinte à assimiler ces blocs à temps, avant qu'ils n'arrivent dans l'intestin. Si vous consommez trop de blocs, cela peut vous causer des troubles. Il s'agit d'une maladie durable, qui ne cause pourtant pas de cancer. Dans la plupart des cas, on peut facilement réduire jusqu'à un niveau acceptable les symptômes, en changeant simplement ses habitudes alimentaires.

2. Êtes-vous un cas isolé ?

Loin de là. Selon les chiffres de l'organisation internationale chargée des maladies gastroentérologiques (la World Gastroenetrology Organisation, WGO), il existe dans le monde entier plus d'un milliard de personnes affectées. Dans un certain sens vous êtes chanceux, puisqu'à la différence de beaucoup d'autres personnes affectées, vous avez avec l'ouvrage présent de bonnes chances de maîtriser vos symptômes.

3. De bonnes raisons pour suivre ce régime

Une intolérance alimentaire peut vous suivre longtemps, peut-être même toute votre vie. Si le régime réussit, il va être beaucoup moins cher qu'un traitement médicamenteux et peut même parfois être plus efficace. De plus, la plupart des médicaments ont des effets secondaires.

En effectuant une série de tests, vous pourrez facilement et précisément déterminer quels sont les blocs provoquant des réactions d'intolérance. Les tests de niveaux vous permettent ensuite d'établir les quantités maximum d'une certaine substance que vous tolérez difficilement au-delà d'un certain seuil, pour vous donner plus de liberté et pour éviter de faire une croix sur les aliments que vous aimez. L'ouvrage présent vous apprend également comment vous pouvez vous alimenter d'une façon variée et équilibrée tout au long du régime. La réussite du régime va ainsi contribuer à vous donner plus de bien-être et de confort de vie en général. Vous serez moins souvent malade, serez mieux capable de vous concentrer, de remplir vos obligations sociales, vous aurez de meilleures performances au niveau sportif, et même au niveau sexuel, le régime augmentera votre plaisir. Commencez donc par la première étape LAXIBA® (cf. la page 55), qui consiste à noter, pendant quatre jours, vos symptômes dans la 35.

4. Voilà pourquoi vous voulez faire le test de niveaux

Les seuils de tolérance sont différents pour chaque individu. Etablir vos niveaux personnels vous permettra d'apprécier un éventail d'aliments variés. Quand vous connaitrez la quantité maximale de tel ou tel bloc que vous pouvez digérer sans problème, vous serez à même de diminuer les restrictions de votre régime quotidien.

5. Ce qu'il faut surveiller pour réussir le régime

Deux choses : premièrement, vous devez respecter les niveaux de tolérance (NT) qui sont actuellement en vigueur, c'est-à-dire vous limiter à la quantité que vous tolérez, sans en manger trop peu non plus. Si vous n'en mangez rien du tout, votre gardien de ventre sera trop faible plus tard pour porter encore son bouclier, ce qui facilitera l'entrée des blocs, cf. le chapitre 1.5. La deuxième exigence consiste à vous alimenter tout au long du régime de façon variée et équilibrée, tout en respectant les nouveaux NT ; vous devez toujours remplir les trois casseroles présentées dans le chapitre 2.1.4, c'est-à-dire : couvrir votre besoin en fibres alimentaires, en protéines et en graisses.

6. Le dernier atout du dragon-bloc

Il est crucial que votre désir de changement soit réel. Le premier pas consiste à vous rendre compte que la mise en pratique d'une solution efficace va vous aider à vivre une vie plus heureuse. Cela va vous donner de l'énergie et va donc bénéficier à tout ce qui vous importe dans la vie. Si vous arrivez à faire le lien entre le nouveau régime et ses effets sur tous vos coups de cœur, cela vous donnera plus de courage pour persister après tout revers passager éventuel. Si au-delà des périodes de tests, vous continuez à noter vos symptômes un jour par semaine, cela va également vous aider à vous rendre compte du développement positif du régime, ce qui vous donnera encore plus d'énergie pour continuer et pour ne pas retomber dans vos anciennes habitudes.

Il est important aussi que vous vous vous représentiez déjà les difficultés qui pourront se poser au cours du régime. Il peut s'avérer difficile de vous passer d'un certain aliment que vous avez toujours aimé, et dont vous devez désormais respecter une certaine quantité maximum. En tant qu'invité à une soirée ou une réunion comportant un repas, il va sans doute être difficile aussi de respecter votre nouveau plan de régime alimentaire. Les personnes de votre entourage n'ont pas l'habitude de voir un tel changement d'alimentation. De plus, certains d'entre eux se vexeront peut-être à leur insu, parce qu'ils peuvent interpréter votre courage comme une sorte de critique de leurs propres habitudes alimentaires.

Expliquez que vous devez le faire pour votre santé. En même temps, exprimez le désir d'avoir leur soutien. De plus, essayez de ne pas donner de conseils alimentaires à moins qu'on vous le demande. Ils respecteront d'autant plus votre décision.

Les dragons-bloc ont cependant une dernière carte sur laquelle ils parient : la persistance de vos anciennes habitudes. Car celles-ci se glissent souvent dans votre nouveau régime de manière imperceptible. Ceci arrive quand vous devenez moins vigilant ; l'antidote consiste donc à faire des contrôles réguliers, hebdomadaires. Rappelez-vous régulièrement les enjeux qui vous poussent à persister dans vos efforts, et veillez à mettre durablement sous les verrous votre dragon-bloc. Quand vous êtes confronté à une difficulté, par contre, prenez-la à la légère : toujours reprendre le bon chemin, tenir le cap dans le long terme, voilà comment vous vous rapprocherez au fur et à mesure de votre objectif.

7. Y a-t-il des conseils généraux d'alimentation saine ?

Buvez un minimum de 1,5 l d'eau par jour, d'eau plate si possible. Alimentez-vous d'une façon variée. Malgré une intolérance au lactose, par exemple, vous devriez pourtant consommer une certaine quantité de fromage sec, en respectant les limites de consommation, bien entendu, puisqu'il faut que vous couvriez votre besoin en acides gras à chaîne courte. Si vous êtes végétalien, il est important que votre approvisionnement en protéines soit suffisant. Comme vous limitez votre consommation en fructanes et en galactanes, en plus, l'approvisionnement en fibres alimentaires peut lui aussi représenter un certain défi. Il est cependant possible, par exemple, de consommer non seulement des graines de lin, du son de riz et une poignée de noix, mais également des produits de blé, des haricots, des pois et des lentilles, tout en respectant les NT actuels. Vous pouvez manger des aliments qui comportent des blocs, ils peuvent même être bons pour votre santé, tant que vous respectez vos NT. Pour en faire même un peu plus pour votre santé, faites régulièrement du sport.

Que faire si un jus de fruits contient trop de blocs pour un verre de taille moyenne ? En le diluant avec de l'eau, vous pouvez facilement multiplier la quantité digeste.

Comment réduire le temps de préparation des aliments ? En préparant de grandes quantités à la fois. Cela prend à peine plus de temps que les quantités plus petites, et réchauffer les préparations est très rapide. Le riz et les patates, notamment, se conservent au frigo pendant plusieurs jours. Il est recommandé d'utiliser des récipients en verre, au couvercle permettant la protection des arômes, pour garder vos repas au frais pendant plus longtemps.

Si vous souffrez de symptômes importants, buvez jusqu'à 3 litres d'eau plate par jour et bougez ; faites une promenade, par exemple.

8. LAXIBA® - Le navigateur alimentaire en un coup d'œil

Fructanes et galactanes : Mangez moins de haricots et autres légumineuses ; et moins de produits de blé comme les nouilles et les produits de boulangerie.

Fructose (et sorbitol) : Supprimez les jus de pomme et de pêche, et buvez du jus d'orange à la place, par exemple. Faites surtout attention aussi aux boissons rafraîchissantes.

Lactose : Réduisez votre consommation de lait et utilisez des produits de remplacement. Les fromages secs comme le Cheddar ont une teneur assez faible en lactose.

Sorbitol : Attention aux fruits séchés ainsi qu'aux produits diabétiques, diététiques et light.

Cette page a délibérément été laissée vide.

3

TABLEAUX D'ALIMENTS

3.1 Introduction aux tableaux de données

Les tableaux suivants vous indiquent les quantités de portions digestes. Pour chaque sorte de blocs : à savoir le fructose, le lactose, la somme de neuf glycols ainsi que les fructanes et les galactanes – il existe une colonne séparée. Les renseignements s'appliquent à la quantité **par repas**, supposant que vous prenez **trois repas** par jour, que vous consommez à 7 heures du matin (à peu près), à 13 heures et à 19 heures – c'est-à-dire dans des intervalles de six heures. (Il s'agit cependant de valeurs approximatives, il n'est certainement pas nécessaire que vous changiez votre rythme de journée ni vos heures de repas.)

Les listes sont d'abord classées par catégories. Vous trouverez les produits McDonald's®, par exemple, dans la catégorie « Restaurants rapides ». Alternativement vous pouvez utiliser les tableaux alphabétiques de mots-repère, pour trouver par exemple la quantité de portion digeste d'un BigMac®. Cette quantité-ci est toujours listée à côté de l'aliment respectif. On vous indique d'abord l'unité de mesure qui s'applique à toutes les quantités de portion, cf. le sous-chapitre suivant. Dans les tableaux de catégorie, les portions se basent sur les NT suivants : Lactose = NT 1, fructose (ajusté ou non au sorbitol) = NT 0, sorbitol = NT 0 et NT 1, fructanes et galactanes = NT 0 et NT 1. Dans les tableaux alphabétiques qui suivent après les tableaux de catégorie, il n'est indiqué que la valeur de fructose ajusté au sorbitol, et ce sur les NT 0 et 1. La première ligne de chaque tableau vous indique d'ailleurs le multiplicateur que vous pouvez utiliser pour obtenir les chiffres pour les trois autres NT, respectivement.

3.1.1 Vos niveaux de tolerance individuels

Dans le tableau suivant, rayez tous les blocs que vous tolérez sans aucune restriction. Dans la première colonne, sont indiquées les différentes sortes de blocs. La colonne d'à côté vous indique les NT (plus élevé le numéro du NT, plus la quantité tolérée malgré votre intolérance est-elle grande), et à droite de ces derniers vous verrez la quantité de portion qui y correspond. Dans les deux dernières colonnes (à droite), notez au crayon votre NT actuel – avant le test de niveaux, il s'agira tout simplement du NT 0, c'est-à-dire du NTB. Le tableau est en grande partie auto-explicatif. Dans le champ « NT combiné », saisissez les niveaux que vous tolérez en combinaison. « NT isolé » se réfère à la quantité que vous tolérez en respectant le NTB des autres blocs ; si vous avez choisi d'autres NT pour les autres blocs, saisissez-les ici.

Bloc	NT	g	NT combiné	NT isolé
Fructose libre g / repas	0	0,5		
	1	1		
	2	2		
	3	3		
Fructose libre corrigé au sorbitol g / repas	0	0,5		
	1	1		
	2	2		
	3	3		
Lactose g / repas	0	1,5		
	1	3		
	2	6		
	3	9		
Sorbitol / autres glycols g / repas	0	0		
	1	0,1		
	2	0,4		
	3	0,7		
Fructanes et galactanes g / repas	0	0,5		
	1	1		
	2	2		
	3	3		

3.1.2 Légende des sigles

Vue globale

Voici une découpure d'un tableau de catégorie exemplaire. Comme tous les autres tableaux d'aliments de ce chapitre, il répond à la question suivante : « Combien de bananes / de burgers / etc. puis-je consommer par repas, si j'ai une intolérance à telle ou telle substance ? » (fructose, lactose, sorbitol et autres glycols, fructanes / galactanes)

Catégorie d'aliment[a]	M (mesure)[b]	Lactose[c] ☝ + M/💊[c]	Fructose*[d] ☝ Fructose[d] ☝	Sorbitol[e] ☝ Sorbitol[e] ☝	Fruc/Galactanes[f] ☝📖 Fruc/Galactane[f] ☝
Baguette de blé	Tranche 42 g	☺	☺ ☺	☺ ☺	×1¾ A ×3½
Grasshopper (boiss.)	Verre 200 ml	×1¼[g] + ×1 M[g]	☺+ ×1¼ M[h] ☺+ ×1½ M[h]	☹[i] ×¾	×7 ×14
Vinaigre de vin rouge	Cs 15 g	☺	☺[j] ☺[j]	☹ ×20	☺ ☺

☝ *Niveau 0*[k]: M (lactose) ×½   + M/💊 : Nombre de M supplémentaires par capsule de lactase forte
☝ *Niveau 1*[k]: M (fructose) ×2   Fructose*: Fructose corrigé par rapport au sorbitol
☝ *Niveau 2*[k]: M (fructose ou sorbitol) ×4, autres ×2   ☺+ [nombre] × M: Nombre de M (fructose*) supplé-
☝ *Niveau 3*[k]: M (sorbitol) ×7, autres ×3   mentaires que vous allez tolérer par portion de cet ali-
📖: Sources pour les fructanes / galactanes   ment, si vous consommez les deux en même temps
☹: Supprimer ;   ☹¹: ¼ à partir du NT 1 ;   ☹²: ¼ à partir du NT 2 ;   ☹³: ¼ à partir du NT 3 ;
☺: N'en contient que de traces ;   ☺: N'en contient pas du tout

Légende

a	Catégorie à laquelle appartiennent les aliments listés en-dessous.
b	Unité de mesure qui s'applique aux quantités dans la colonne, avec l'indication de grammes qui y correspond. Pour établir la quantité de portion respective, multipliez simplement l'unité de base par le nombre de M indiqué.
c	Lactose ☝ = nombre de M que vous pouvez consommer si vous êtes intolérant au lactose au NT 1 (niveau de tolérance 1). En plus du niveau de tolérance de base (NTB), il existe les NT 1, 2 et 3. Plus élevé votre NT, plus les portions que vous tolérez sont grandes (en ce qui concerne le lactose uniquement). + M/💊: nombre de M supplémentaires par capsule de lactase forte (ne s'applique également qu'au lactose ; il se peut cependant que votre régime sera en plus limité par une intolérance à une autre substance).

d	Fructose* ɏ = M pour la quantité de fructose libre, tenant compte de l'interaction avec le sorbitol (au NT 0) Fructose ɏ = s'applique au fructose libre, comme le Fructose*, mais sans tenir compte de sorbitol
e	Sorbitol = Quantités tolérées en cas d'une intolérance au sorbitol et aux autres glycols, avec le NT 0 en haut (ɏ) et le NT 1 en bas (ɏ).
f	Fructanes / galactanes = Quantités tolérées en cas d'une intolérance aux fructanes et aux galactanes, avec le NT 0 en haut (ɏ) et le NT 1 en bas (ɏ). Tant qu'il y a une lettre dans la colonne directement à droite, celle-ci vous indique la source du renseignement. Sinon, les indications sont basées sur une dérivation arithmétique à partir de la teneur en lactose, ce qui est équivalent à la quantité minimum de fructanes et de galactanes.
g	1¼ = Même en cas d'une intolérance au lactose au NT 0, vous tolérez 250 ml de cette boisson ; puisque le M indiqué se réfère à un verre de 200 ml : 1 ¼ × 200 ml = 250 ml. + 1 M/⬤ = Vous tolérez un M supplémentaire avec chaque capsule de lactase forte que vous prenez ; dans ce cas-là, un M revient à un verre de 200 ml supplémentaire.
h	= L'aliment en question contient plus de glucose que de fructose. Ce qui fait que vous pouvez consommer **[nombre] de portions NTB supplémentaires** d'un autre aliment (par rapport au fructose uniquement). Par mesure de précaution, divisez par 2 la valeur obtenue.
i	☹ = Supprimer entièrement cet aliment si vous respectez le NTB de sorbitol.
j	☺ = Vous tolérez plus de 90 fois la quantité indiquée. ☺ = L'aliment en question ne contient pas du tout le bloc concerné.
k	Multiplicateurs permettant le calcul de vos portions si vous êtes sur un NT autre que celui sur lequel sont basés les chiffres dans le tableau (voir le chiffre dans le titre du tableau). Si par exemple vous souhaitez établir, à partir tableau exemplaire, le niveau de tolérance (NT) 0 du drink « Grasshopper » par rapport au lactose, multipliez 1 ¼ par ½, ce qui vous donne 1,25*0,5 = 0,625, soit ½ environ. Cela veut dire que vous tolérez la moitié d'un verre de 200 ml, soit 100 ml.

Indication : Lisez toujours les listages d'ingrédients sur les emballages aussi. Surtout quand il s'agit d'un produit dont nous n'indiquons pas ici une marque spécifique, la composition peut varier selon le fabricant. Pour vous orienter par rapport à la teneur en lactose des différents produits de viande et de poisson, veuillez consulter le chapitre 3.6.2, qui s'intitule « Cachettes de lactose ».

Titres des colonnes

M	Unité de mesure.
Lactose + [nombre] M	En haut : nombre d'unités qui correspond à une intolérance au lactose sur le NT 1. En bas: nombre de portions supplémentaires par capsule de lactase que vous prenez (chiffres basés sur des capsules fortes, de 12.000 FCC[13] environ). **M** indique donc ici le nombre de portions supplémentaires par capsule.
Fructose*	Nombre d'unités en cas d'une intolérance au fructose, compte tenu de la teneur en sorbitol de l'aliment (NTB). Dans les tableaux à mots-repère, vous trouverez en plus des indications sur la valeur de Fructose* au NT 1. La désignation « ☺ + [nombre] P » indique que l'aliment contient plus de glucose que de fructose, ce qui fait que si vous consommez **M** unités de cet aliment avec, **en même temps**, un autre aliment quelconque qui comporte également du fructose, vous pouvez consommer un certain [nombre] de portions NTB **supplémentaires** de ce dernier aliment. Prenons l'exemple d'une glace avec, dans le champ « Fructose* », « ☺ + 3 P. » ; cela veut dire que si vous consommez en même temps la glace et des raisins, vous pourrez ajouter ¾ à la quantité tolérée de raisins (qui est de ¼ de M normalement), ce qui vous donne (¼ + ¾) un **M** entier. Bien entendu : « En même temps » veut dire que vous mâchez effectivement les deux aliments en même temps. Par mesure de précaution, divisez par deux la quantité obtenue. Tant qu'un NT plus élevé est valable pour vous, il faudra que vous **divisiez** par les multiplicateurs (cf. le chapitre 3.1.3) les valeurs obtenues, puisqu'en cas de NT plus élevés, les **portions** sont **plus grandes**. Exemple : Vous êtes au NT 2 pour le Fructose* et vous lisez, dans la ligne NT 1 de Fructose* dans le tableau à mots-repères pour les abricots : « + ☺ + 3 ¾ M. » Le multiplicateur NT 2 pour le Fructose* est de 2. Vous divisez donc 3 ¾ par 2,

---

[13] Food Chemical Codex, unité de mesure pour les enzymes.

	ce qui vous donne 1 ¾ environ. Vu que vous êtes au NT 2, vous tolérez généralement une portion entière (1 M) de raisins déjà. Or, si vous mangez un abricot en même temps, vous tolérerez 1 + 1 ¾ portions de raisins, soit 2 ¾ portions.
Fructose	Nombre de **M** en cas d'une intolérance au fructose, sans tenir compte de la teneur en sorbitol (NTB). La désignation « ☺ + [nombre] P » se trouve également ici. IMPORTANT : Fructose n'est donné que dans les tableaux de catégorie, et ce en bas.
A	Nombre de **M** en cas d'une intolérance au sorbitol = aux glycols, avec le NTB en haut et le NT 1 en bas.
F+G	Nombre de **M** en cas d'une intolérance aux fructanes et aux galactanes, avec le NTB en haut et le NT 1 en bas.
Q	Source à partir de laquelle ont été calculées les valeurs de fructanes et de galactanes. S'il s'agit d'un champ vide, le chiffre ne reste que sur une dérivation à partir de la teneur en lactose, ce qui le rend moins certain.

Sigles des unités de mesure

CS	=	Cuillerée à soupe (12 g / 15 ml)
Verre(s)	=	Verre(s)
Poignée(s)	=	Poignée(s)
Paquet (9 g)	=	Paquet (9 g)
Portion	=	Quantité de portion normale selon la FDA[14]
Prise(s) (1 g)	=	Prise(s) (1 g)
Tranche(s)	=	Tranche(s) (42 g)
Morceau(x)	=	Morceau(x) (taille moyenne)
2 pièces	=	2 pièces (1,15 g) de x
Tablette(s)	=	Tablette(s) de 125 g [chocolat etc.]
Tasse(s)	=	Tasse(s) de 150 ml
Cc	=	Cuillerée à café (4 g/5 ml)

---

[14] U.S. Food and Drug Administration (administration américaine des denrées alimentaires et des médicaments).

Explication en détail

Dans la colonne **M**, à côté du nom de l'aliment, vous trouverez l'unité de mesure utilisée pour cet aliment (voir la liste des unités ci-dessus). En-dessous de l'unité de mesure, vous trouverez également le poids approximatif (en grammes) d'une unité **M**. Les colonnes à côté (à droite) de **M** vous indiquent ensuite combien d'unités **M** vous allez tolérer en cas d'une intolérance au bloc respectif.

Dans la colonne **L**, vous trouverez sous « NT 1 » le nombre de **M** toléré en cas d'intolérance au lactose, avec directement en-dessous le nombre de **M** supplémentaires par capsule de lactase forte.

Les colonnes **Fructose*** et **Fructose** indiquent le nombre de **M** qui s'applique dans le cas d'une intolérance au fructose, avec en haut la quantité de portion maximale, compte tenu de la teneur en sorbitol (Fructose* = quantité de fructose corrigé au sorbitol). Dans les tableaux de catégories, les valeurs **Fructose*** se réfèrent au NT 0, avec en-dessous la valeur NT 0 de fructose uniquement, sans tenir compte du sorbitol. Dans les tableaux mots-repère, par contre, vous trouverez en-dessous la valeur qui correspond au NT 1, toujours corrigée au sorbitol.

La colonne A (**a**lditols, c-à-d. glycols) comporte les nombres de M que vous tolérez à l'égard du sorbitol et autres glycols, c'est-à-dire en cas d'intolérance à ces substances.

La colonne **F+G** vous indique le nombre de **M** qui résulte de la somme des fructanes et des galactanes, avec en haut le nombre qui correspond au NTB, et en bas le nombre qui correspond au NT 1. Lorsqu'il y a une lettre, la colonne **Q** vous indique les sources à partir desquelles les quantités F+G ont été calculées.[15] Si aucune source n'est indiquée, il s'agit d'une **dérivation** à partir de la **teneur en lactose** de l'aliment respectif.[16] C'est faute de résultats d'études concrets que cette dérivation a été effectuée.

---

[15] A désigne Biesiekierski et al., 2011 ; B = Muir et al., 2009 ; C = Muir et al., 2007 ; D = Shepherd & Gibson, 2006 ; E = van Loo et al., 1995 ; F = Muir et al., 2007; Van Loo et al., 1995 et G = Monash University, 2014.

[16] Balasubramanya, Sarwar, & Narayanan, 1993; Jensen, Blanc, & Patton, 1995.

Symbôles de quantité

☺	Consommation – Les aliments qui ne contiennent pas du tout le bloc respectif sont marqués par ce smiley « ☺ ».
☺	Vous tolérez plus de 90 fois l'unité **M**.
¼, ½, ¾, 1, 1¼, 1½, 1¾, 2, etc.	Il s'agit des multiples de **M** que vous tolérez ; par exemple, cookie / pièce / ½ – cela voudra dire que vous tolérez la moitié d'un cookie de cette sorte par repas ; « soupe / portion / 1 ¾ » – vous tolérez 1 ¾ portions de cette soupe.
☹	La quantité digeste est en-dessous de ¼ M.
☹¹	Tant que le NT 1 est valable pour vous, vous tolérez ¼ de **M** ; sinon « ☹ ». Si c'est le NT 2 (3) qui est valable, vous tolérez ½ (¾) de **M**. « ☹¹ » n'est indiqué que dans les tableaux de catégorie, et pour Fructose* et Fructose uniquement.
☹²	Tant que le NT 2 est valable pour vous, vous tolérez ¼ de **M** ; sinon « ☹ ». Si le NT 3 s'applique à vous, la quantité va augmenter jusqu'à ½ de **M** pour les glycols.
☹³	Tant que le NT 3 est valable pour vous, vous tolérez ¼ de **M** ; sinon « ☹ ».
+ [nombre] M	Nombre de **M** supplémentaires que vous pouvez consommer en prenant une capsule de lactase, à l'égard du lactose uniquement. Le chiffre est indépendant de votre NT au lactose. Prenons l'exemple du lait, avec **M** correspondant à une tasse ; +¼ M voudra dire dans ce cas-là qu'avec chaque capsule prise, vous allez tolérer une tasse de lait supplémentaire.
☺ + [nombre] M	Le produit en question contient plus de glucose que de fructose libre. La consommation d'un **M** cet aliment permet de consommer **[nombre] de portions NTB supplémentaires** d'un autre aliment (par rapport au fructose uniquement), si vous consommez les deux en même temps. Par mesure de précaution, divisez par 2 la valeur obtenue, puisqu'une partie du glucose peut déjà être absorbée dans la bouche. Exemple : Une portion de 30 g de Kellogg's® Corn Flakes correspond à « ☺ +1½ P. » – si vous divisez par 2 cette indication, vous obtiendrez la formule suivante : 1 ½ Cs + 1 ½ Cs * (1 ½ P ÷ 2) = 1 ½ Cs + 1,125 Cs = 2,625 Cs. S'il s'applique un NT plus élevé, divisez

> encore le résultat par le multiplicateur de niveaux (cf. le chapitre 3.1.3), puisque les portions sont plus grandes aux NT plus élevés. Les tableaux à mots-repère vous indiquent directement la quantité Fructose* correspondant au NT 1.

Si vous respectez d'habitude le NTB (NT 0) pour le sorbitol, veillez à supprimer tous les produits qui n'affichent pas le smiley « ☺ » en haut de la colonne **A** (glycols). Faites aussi attention aux indications en grammes ; les quantités de portion (les **M**) peuvent être plus grandes (ou plus petites) que ce que vous ne pensez ; par exemple, une portion de Corn-Flakes, telle que nous l'employons ici, est de 30 g.

3.1.3 Multiplicateurs de niveaux

Ces multiplicateurs servent à établir les quantités digestes dans les cas où votre NT actuel ne correspond pas à celui que nous utilisons dans le tableau, comme NT de sortie. Dans les tableaux de catégorie, les multiplicateurs se réfèrent au NTB pour le fructose, et au NT 1 pour le restant des blocs ; dans les tableaux mots-repère, les multiplicateurs se réfèrent tous au NT 1. Quant au fructose, vous trouverez les multiplicateurs divergents pour les tableaux mots-repère dans la colonne de droite.

Lactose (L), NT de sortie = 1

NT 0 = quantité ÷ 2
NT 2 = quantité * 2
NT 3 = quantité * 3

Fructose libre corrigé au sorbitol (Fructose*) et fructose libre non corrigé au sorbitol (Fructose), NT de sortie = 0	**Fructose corrigé au sorbitol (Fructose*), NT de sortie = 1**
VS 1 = quantité x 2	
VS 2 = quantité x 4	VS 2 = quantité x 2
VS 3 = quantité x 6	VS 3 = quantité x 3

Glycols (A), y compris le sorbitol, NT de sortie = 1

NT 2 = quantité * 4
NT 3 = quantité * 7

Fructanes et galactanes (F+G), NT de sortie = 1

NT 2 = quantité * 2
NT 3 = quantité * 3

Table Des Matieres Pour Les Tableaux De Categorie

3.2 Boissons 124
    3.2.1   Boissons alccolisées 124
    3.2.2   Boissons chaudes 129
    3.2.3   Jus 132
    3.2.4   Sodas 134

3.3 Fruits et légumes 137
    3.3.1   Fruits 137
    3.3.2   Légumes 141

3.4 Glaces 148

3.5 Ingrédients 151

3.6 Plats chauds 152
    3.6.1   Accompagnements 152
    3.6.2   Cachettes de lactose 154
    3.6.3   Épices et sauces 155
    3.6.4   Plats cuisinés 160
    3.6.5   Viande et poisson 165

3.7 Plats froids 168
    3.7.1   Céréales 168
    3.7.2   Charcuterie 171
    3.7.3   Lait et produits laitiers 174
    3.7.4   Pain 178
    3.7.5   Pâtisseries 180
    3.7.6   Snacks salés et noix 185
    3.7.7   Sucreries 188

3.8 Produits de sportifs 193

3.9 Restaurants rapides 195
    3.9.1   Burger King® 195
    3.9.2   KFC® 197
    3.9.3   McDonald's® 198
    3.9.4   Subway® 200

3.2 Boissons

3.2.1 Boissons alccolisées

Boissons alccolisées	M (mesure)	Lactose ☹ + M/💊	Fructose* ☹ Fructose ☹	Sorbitol ☹ Sorbitol ☹	Fruc/Galactanes ☹ Fruc/Galactanes ☹📖
Alcool de prune et soda	Verre(s) 200 ml	☺	☺+ ×¾ M ☺+ ×¾ M	☹ 1½	☺ ☺
Amaretto	Verre(s) 200 ml	☺	☺+ ×4½ M ☺+ ×5 M	☹ ¼	☺ ☺
Aquavit	Verre(s) 200 ml	☺	☺ ☺	☺ ☺	☺ ☺
Bière	Verre(s) 200 ml	☺	50 ☺	☹ 10	☺ ☺
Bière anglaise	Verre(s) 200 ml	☺	50 ☺	☹ 10	☺ ☺
Bière forte	Verre(s) 200 ml	☺	50 ☺	☹ 10	☺ ☺
Bière, sans alcool	Verre(s) 200 ml	☺	☺+ ×2¼ M ☺+ ×2¼ M	☺ ☺	☺ ☺
Bloody Mary	Verre(s) 200 ml	☺	1¾ 1¾	☹ ½	☺ ☺
Bourbon (whiskey)	Verre(s) 200 ml	☺	☺ ☺	☺ ☺	☺ ☺
Bourgogne blanc	Verre(s) 200 ml	☺	31¼ ☺	☹ ¾	☺ ☺
Bourgogne rouge	Verre(s) 200 ml	☺	17¾ ☺	☹ ½	☺ ☺
Brandy	Verre(s) 200 ml	☺	☺ ☺	☺ ☺	☺ ☺
Brandy aromatisé	Verre(s) 200 ml	☺	☺+ ×4½ M ☺+ ×5 M	☹ ¼	☺ ☺
Calvados	Verre(s) 200 ml	☺	☺ ☺	☺ ☺	☺ ☺
Campari®	Verre(s) 200 ml	☺	☺+ ×4½ M ☺+ ×5 M	☹ ¼	☺ ☺
Cape Cod	Verre(s) 200 ml	☺	☺+ ×5 M ☺+ ×5 M	☹ 25	☺ ☺
Champagne	Verre(s) 200 ml	☺	31¼ ☺	☹ ¾	☺ ☺

Boissons alccolisées	M (mesure)	Lactose [N1] + M/[capsule]	Fructose* [N0] Fructose [N0]	Sorbitol [N0] Sorbitol [N1]	Fruc/Galactanes [N0] Fruc/Galactanes [N1] 📖
Chardonnay	Verre(s) 200 ml	☺	31¼ ☺	☹ ¾	☺ ☺
Cognac	Verre(s) 200 ml	☺	☺ ☺	☺ ☺	☺ ☺
Cointreau®	Verre(s) 200 ml	☺	☺+ ×4½ M ☺+ ×5 M	☹ ¼	☺ ☺
Crème de Cacao® (liqueur)	Verre(s) 200 ml	☺	☺ ☺	☹ 2½	☺ ☺
Crème de Menthe	Verre(s) 200 ml	☺	☺+ ×4½ M ☺+ ×5 M	☹ ¼	☺ ☺
Curaçao	Verre(s) 200 ml	☺	☺+ ×4½ M ☺+ ×5 M	☹ ¼	☺ ☺
Daiquiri	Verre(s) 200 ml	☺	☺ ☺	☺ ☺	☺ ☺
Eau gazeuse/pétillante	Verre(s) 200 ml	☺	☺ ☺	☺ ☺	☺ ☺
Eau-de-vie de prune	Verre(s) 200 ml	☺	☺+ ×4½ M ☺+ ×5 M	☹ ¼	☺ ☺
Gibson	Verre(s) 200 ml	☺	☺ ☺	☹ 3¼	☺ ☺
Gin	Verre(s) 200 ml	☺	☺ ☺	☺ ☺	☺ ☺
Grand Marnier®	Verre(s) 200 ml	☺	☺+ ×4½ M ☺+ ×5 M	☹ ¼	☺ ☺
Grasshopper	Verre(s) 200 ml	1¼ +1 M	☺+ ×1¼ M ☺+ ×1½ M	☹ ¾	7 14
Harvey Wallbanger	Verre(s) 200 ml	☺	16½ ☺	☹ ¼	☺ ☺
Jacqueline (boisson)	Verre(s) 200 ml	☺	27¾ ☺	☹ 1	☺ ☺
Kamikaze	Verre(s) 200 ml	☺	☺+ ×1½ M ☺+ ×1¾ M	☹ 1	☺ ☺

[N0] *Niveau 0:* M (lactose) ×½
[N1] *Niveau 1:* M (fructose) ×2
[N2] *Niveau 2:* M (fructose ou sorbitol) ×4, autres ×2
[N3] *Niveau 3:* M (sorbitol) ×7, autres ×3
📖: Sources pour les fructanes / galactanes

+ M/[capsule] : Nombre de M supplémentaires par capsule de lactase forte
Fructose*: Fructose corrigé par rapport au sorbitol
☺+ [nombre] × M: Nombre de M fructose(*) supplémentaires que vous allez tolérer par portion de cet aliment, si vous consommez les deux en même temps

☹: Supprimer ; ☹[1]: ¼ à partir du NT 1 ; ☹[2]: ¼ à partir du NT 2 ; ☹[3]: ¼ à partir du NT 3 ;
☺: N'en contient que de traces ; ☺: N'en contient pas du tout

Boissons alccolisées	M (mesure)	Lactose ↓ + M/🥛	Fructose* ↓ Fructose ↓	Sorbitol ↓ Sorbitol ↓	Fruc/Galactanes ↓ Fruc/Galactanes ↓📖
Kirsch	Verre(s)	☺	☺+ ×4½ M	☹	☺
	200 ml		☺+ ×5 M	¼	☺
Lait de poule	Verre(s)	¼	☺+ ×4¾ M	☺	1½
	200 ml	+0,24 M	☺+ ×4¾ M	☺	3¼
Liqueur de café	Verre(s)	☺	☺	☹	☺
	200 ml		☺	2½	☺
Mai Tai	Verre(s)	☺	☺+ ×½ M	☹	☺
	200 ml		☺+ ×½ M	1¾	☺
Manhattan	Verre(s)	☺	½	☹	☺
	200 ml		½	2	☺
Margarita, glacée	Verre(s)	☺	☺+ ×¼ M	☹	☺
	200 ml		☺+ ×¼ M	7	☺
Martini*	Verre(s)	☺	83¼	☹	☺
	200 ml		☺	3¼	☺
Merlot, blanc	Verre(s)	☺	¾	☺	☺
	200 ml		¾	☺	☺
Merlot, rouge	Verre(s)	☺	17¾	☹	☺
	200 ml		☺	½	☺
Mint-julep	Verre(s)	☺	☺	☺	☺
	200 ml		☺	☺	☺
Mojito	Verre(s)	☺	☺	☺	☺
	200 ml		☺	☺	☺
Muscat	Verre(s)	☺	☹[2]	☹	☺
	200 ml		☹[2]	½	☺
Ouzo	Verre(s)	☺	☺+ ×4½ M	☹	☺
	200 ml		☺+ ×5 M	¼	☺
Pina Colada	Verre(s)	☺	☺+ ×1¼ M	☹	☺
	200 ml		☺+ ×1¼ M	4	☺
Porto	Verre(s)	☺	☹[2]	☹	☺
	200 ml		☹[2]	½	☺
Punch alcoolisé	Verre(s)	☺	¾	☹	☺
	200 ml		¾	1	☺
Punch de champagne	Verre(s)	☺	¾	☹	☺
	200 ml		¾	1	☺
Racinette	Verre(s)	☺	½	☺	☺
	200 ml		½	☺	☺
Rhum	Verre(s)	☺	☺	☺	☺
	200 ml		☺	☺	☺

Boissons alcoolisées	M (mesure)	Lactose ↳ + M/💊	Fructose* ☉ Fructose ↳	Sorbitol ☉ Sorbitol ↳	Fruc/Galactanes ☉ Fruc/Galactanes ↳ 📖
Rhum et cola	Verre(s)	☺	1	☺	☺
	200 ml		1	☺	☺
Riesling	Verre(s)	☺	31¼	☹	☺
	200 ml		☺	¾	☺
Rob Roy	Verre(s)	☺	¼	☹	☺
	200 ml		¼	2½	☺
Rompope	Verre(s)	¼	☺	☺	2¾
	200 ml	+¼ M	☺	☺	5½
Russe Blanc	Verre(s)	1½	☺	☹	9
	200 ml	+1¼ M	☺	8¼	18¼
Russe Noir	Verre(s)	☺	☺	☹	☺
	200 ml		☺	8¼	☺
Rusty Nail	Verre(s)	☺	☺+ ×1¾ M	☹	☺
	200 ml		☺+ ×2 M	¾	☺
Sake	Verre(s)	☺	☺	☹	☺
	200 ml		☹²	½	☺
			☹²		
Sambuca	Verre(s)	☺	☺+ ×4½ M	☹	☺
	200 ml		☺+ ×5 M	¼	☺
Sangria	Verre(s)	☺	7¾	☹	☺
	200 ml		11¼	¾	☺
Schnaps	Verre(s)	☺	☺+ ×2¼ M	☹	☺
	200 ml		☺+ ×2½ M	½	☺
Scotch et soda	Verre(s)	☺	☺	☺	☺
	200 ml		☺	☺	☺
Screwdriver	Verre(s)	☺	2	☹	☺
	200 ml		2	¼	☺
Seabreeze / Brise Marine	Verre(s)	☺	☺+ ×5¼ M	☹	☺
	200 ml		☺+ ×5¼ M	2½	☺
Singapore Sling	Verre(s)	☺	☺+ ×¼ M	☹	☺
	200 ml		☺+ ×¼ M	4½	☺
Southern Comfort®	Verre(s)	☺	☺	☺	☺
	200 ml		☺	☺	☺

☉ *Niveau 0*: M (lactose) ×½
↳ *Niveau 1*: M (fructose) ×2
↳ *Niveau 2*: M (fructose ou sorbitol) ×4, autres ×2
↳ *Niveau 3*: M (sorbitol) ×7, autres ×3
📖: Sources pour les fructanes / galactanes

+ M/💊 : Nombre de M supplémentaires par capsule de lactase forte
Fructose*: Fructose corrigé par rapport au sorbitol
☺+ [nombre] × M: Nombre de M fructose(*) supplémentaires que vous allez tolérer par portion de cet aliment, si vous consommez les deux en même temps

☹: Supprimer ;   ☹¹: ¼ à partir du NT 1 ;   ☹²: ¼ à partir du NT 2 ;   ☹³: ¼ à partir du NT 3 ;
☺: N'en contient que de traces ;   ☺: N'en contient pas du tout

Boissons alccolisées	M (mesure)	Lactose ↯ + M/💊	Fructose* ☹ Fructose ☹	Sorbitol ☹ Sorbitol ↯	Fruc/Galactanes ☹ Fruc/Galactanes ↯📖
Sylvaner (vin)	Verre(s) 200 ml	☺	31¼ ☺	☹ ¾	☺ ☺
Tequila	Verre(s) 200 ml	☺	☺ ☺	☺ ☺	☺ ☺
Tequila Sunrise	Verre(s) 200 ml	☺	☺+ ×¼ M ☺+ ×¼ M	☹ 3¼	☺ ☺
Thé glacé Long Island	Verre(s) 200 ml	☺	¾ ¾	☹ 16½	☺ ☺
Tokay	Verre(s) 200 ml	☺	☹² ☹²	☹ ½	☺ ☺
Tom Collins	Verre(s) 200 ml	☺	31¼ 31¼	☹ 16½	☺ ☺
Triple sec	Verre(s) 200 ml	☺	☺+ ×4½ M ☺+ ×5 M	☹ ¼	☺ ☺
Vin rosé	Verre(s) 200 ml	☺	¾ ¾	☺ ☺	☺ ☺
Vin sans alcool	Verre(s) 200 ml	☺	2¼ 2¼	☹ 50	☺ ☺
Vodka	Verre(s) 200 ml	☺	☺ ☺	☺ ☺	☺ ☺
Whisky	Verre(s) 200 ml	☺	☺ ☺	☺ ☺	☺ ☺
Whisky-citron	Verre(s) 200 ml	☺	9½ 9½	☹ 6¼	☺ ☺

3.2.2 Boissons chaudes

Boissons chaudes	M (mesure)	Lactose (1) + M/(capsule)	Fructose* (0) Fructose (0)	Sorbitol (0) Sorbitol (1)	Fruc/Galactanes (0) Fruc/Galactanes (1) 📖
Cacao maison	Tasse(s) 150 ml	¼ +¼ M	27¾ 27¾	☹ 66½	2 4
Café américain	Tasse(s) 150 ml	☺	☺ ☺	☺ ☺	☺ ☺
Café américain au sirop	Tasse(s) 150 ml	☺	☺ ☺	☺ ☺	☺ ☺
Café au lait	Tasse(s) 150 ml	1 +¾ M	☺ ☺	☺ ☺	6½ 13
Café décaféiné	Tasse(s) 150 ml	☺	☺ ☺	☺ ☺	☺ ☺
Café instantané	Tasse(s) 150 ml	☺	8¼ 8¼	☹ ☹[2]	☺ ☺
Café irlandais (Irish Coffee) avec crème fouettée	Tasse(s) 150 ml	3¾ +3 M	☺ ☺	☺ ☺	21 42
Café latte au sirop	Tasse(s) 150 ml	½ +¼ M	☺ ☺	☺ ☺	3 6
Café latte sans sirop	Tasse(s) 150 ml	¼ +¼ M	☺ ☺	☺ ☺	2¾ 5½
Café sans sucre	Tasse(s) 150 ml	☺	☺ ☺	☹ 66½	☺ ☺
Café turc sans sirop	Tasse(s) 150 ml	½ +¼ M	☺+ ×1¾ M ☺+ ×1¾ M	☺ ☺	3 6
Cappuccino en bouteille	Tasse(s) 150 ml	½ +½ M	☺ ☺	☺ ☺	4 8
Cappuccino sans caféine	Tasse(s) 150 ml	½ +¼ M	☺ ☺	☺ ☺	2¾ 5¾
Cappuccino sans caféine, au sirop	Tasse(s) 150 ml	½ +¼ M	☺ ☺	☺ ☺	3 6¼
Chai (thé)	Verre(s) 200 ml	☺	☺ ☺	☺ ☺	☺ ☺

(0) *Niveau 0:* M (lactose) ×½
(1) *Niveau 1:* M (fructose) ×2
(2) *Niveau 2:* M (fructose ou sorbitol) ×4, autres ×2
(3) *Niveau 3:* M (sorbitol) ×7, autres ×3
📖: Sources pour les fructanes / galactanes

+ M/(capsule) : Nombre de M supplémentaires par capsule de lactase forte
Fructose*: Fructose corrigé par rapport au sorbitol
☺+ [nombre] × M: Nombre de M fructose(*) supplémentaires que vous allez tolérer par portion de cet aliment, si vous consommez les deux en même temps

☹: Supprimer ; ☹[1]: ¼ à partir du NT 1 ; ☹[2]: ¼ à partir du NT 2 ; ☹[3]: ¼ à partir du NT 3 ;

☺: N'en contient que de traces ; ☺: N'en contient pas du tout

Boissons chaudes	M (mesure)	Lactose ↯ + M/⬤	Fructose* ↯ Fructose ↯	Sorbitol ↯ Sorbitol ↯	Fruc/Galactanes ↯ Fruc/Galactanes ↯📖
Chai thé	Verre(s)	☺	☺	☺	1 G
	200 ml		☺	☺	2
Chicorée (boisson)	Tasse(s)	☺	☺	☹	☹ E
	150 ml		☺	11	☹
Chocolat chaud caramel	Tasse(s)	¼	33¼	☹	2
Starbucks®	150 ml	+¼ M	33¼	66½	4
Chocolat chaud, blanc	Tasse(s)	¼	☺+ ×½ M	☺	2
	150 ml	+¼ M	☺+ ×½ M	☺	4
Crème chantilly	Portion	☺	☺	☺	☺
	7 g		☺	☺	☺
Crème chantilly sans	Portion	18¾	☺+ ×¼ M	☺	☺
matière grasse	5 g	+15¾ M	☺+ ×¼ M	☺	☺
Crème liquide (20% de	Portion	5¼	☺	☺	30¼
mat.gr.)	15 g	+4½ M	☺	☺	60½
Double chocolat chaud	Tasse(s)	¼	37	☹	2
Starbucks®	150 ml	+¼ M	37	66½	4
Édulcorant (Splenda®)	Portion	☺	☺	☺	☺
	0 g		☺	☺	☺
Édulcorant (Zsweet®)	Portion	☺	☺	☹	☺
	5 g		☺	☹	☺
Xpresso au sirop	Tasse(s)	☺	☺	☺	☺
	150 ml		☺	☺	☺
Lait	Portion	¼	☺	☺	1¼
	22,64 g	+0,21 M	☺	☺	2¾
Lait allégé en lactose	Verre(s)	☺	☺+ ×10 M	☺	☺
	200 ml		☺+ ×10 M	☺	☺
Lait concentré sucré	Portion	½	☺	☺	3¾
	38 g	+½ M	☺	☺	7½
Lait concentré sucré et	Portion	½	☺	☺	3½
allégé en matière grasse	39 g	+½ M	☺	☺	7¼
Lait de soja, parfum	Tasse(s)	☺	☺	☹	¼ A
chocolat, sucré	150 ml		☺	4¼	½
Nestlé® Choccino	Tasse(s)	¼	☺	☺	2
	150 ml	+¼ M	☺	☺	4
Nestlé® Chocolat chaud	Tasse(s)	¼	☺+ ×½ M	☹	2
au lait entier	150 ml	+¼ M	☺+ ×½ M	☺	4
Nestlé® Nesquik®	Verre(s)	¼	1½	☹	1½
(boisson)	200 ml	+0,22 M	1½	5½	3

Boissons chaudes	M (mesure)	Lactose ☹ + M/💊	Fructose* ☹ Fructose ☹	Sorbitol ☹ Sorbitol ☹	Fruc/Galactanes ☹ Fruc/Galactanes ☹📖
Starbucks® Frappuccino®	Tasse(s) 150 ml	½ +½ M	☺ ☺	☺ ☺	3¾ 7½
Starbucks® Frappuccino® light	Tasse(s) 150 ml	½ +½ M	☺ ☺	☺ ☺	4 8
Substitut de café, sans caféine, comme CARO®	Tasse(s) 150 ml	☺	☺ ☺	☺ ☺	☺ ☺
Sucre brun	CS 15 g		☺ ☺	☺ ☺	☺ ☺
Sucre semoule blanc	CS 15 g	☺	☺ ☺	☺ ☺	☺ ☺
Tasse de café turc	Tasse(s) 150 ml	☺	☺ ☺	☺ ☺	☺ ☺
Thé à la menthe	Verre(s) 200 ml	☺	☺ ☺	☺ ☺	☺ G ☺
Thé blanc	Glas 200 ml	☺	☺ ☺	☺ ☺	☺ G ☺
Thé dent-de-lion	Glas 200 ml	☺	☺ ☺	☺ ☺	1 G 2
Thé noir	Verre(s) 200 ml	☺	¾ ¾	☺ ☺	1¾ G 3½
Thé Oolong	Glas 200 ml	☺	☺ ☺	☺ ☺	¾ G 1½
Thé vert	Verre(s) 200 ml	☺	☺ ☺	☺ ☺	¾ G 1½
Thé a la tisane	Glas 200 ml	☺	☺ ☺	☺ ☺	¾ G 1½
Vanille Frappuccino® boisson lactée au café goût Vanille Starbucks®	Tasse(s) 150 ml	½ +½ M	☺ ☺	☺ ☺	3½ 7

☹ *Niveau 0*: M (lactose) ×½   + M/💊 : Nombre de M supplémentaires par capsule de lactase forte
☹ *Niveau 1*: M (fructose) ×2   Fructose*: Fructose corrigé par rapport au sorbitol
☹ *Niveau 2*: M (fructose ou sorbitol) ×4, autres ×2   ☺+ [nombre] × M: Nombre de M fructose(*) supplémentaires que vous allez tolérer par portion de cet aliment, si vous consommez les deux en même temps
☹ *Niveau 3*: M (sorbitol) ×7, autres ×3
📖: Sources pour les fructanes / galactanes

☹: Supprimer ;   ☹¹: ¼ à partir du NT 1 ;   ☹²: ¼ à partir du NT 2 ;   ☹³: ¼ à partir du NT 3 ;
☺: N'en contient que de traces ;   ☺: N'en contient pas du tout

3.2.3 Jus

Jus	M (mesure)	Lactose ↯ + M/💊	Fructose* ↯ Fructose ↯	Sorbitol ↯ Sorbitol ↯	Fruc/Galactanes ↯ Fruc/Galactanes ↯📖
Capri-Sun®, toutes sortes	Verre(s) 200 ml	☺	☺+ ×1 M ☺+ ×1 M	☹ 2	☺ ☺
Jue de lime	Verre(s) 200 ml	☺	☺+ ×¾ M ☺+ ×¾ M	☺ ☺	2¼ B 4½
Jue framboise-canneberge	Verre(s) 200 ml	☺	☹¹ ☹¹	☹ ☹²	¾ B 1½
Jus ananas-orange	Verre(s) 200 ml	☺	¾ ¾	☺ ☺	1½ CB 3
Jus canneberge-myrtille	Verre(s) 200 ml	☺	☹¹ ☹¹	☹ ☹²	☺ ☺
Jus d'abricot	Verre(s) 200 ml	☺	☹¹ ☹¹	☹ ¼	☺ ☺
Jus d'ananas	Verre(s) 200 ml	☺	☺+ ×3¼ M ☺+ ×3¼ M	☹ 1¾	1½ CB 3
Jus d'orange	Verre(s) 200 ml	☺	1½ 1½	☹ ¼	☺ B ☺
Jus de banane	Verre(s) 200 ml	☺	☹¹ ☹¹	☹ 25	½ FB 1
Jus de canneberge	Verre(s) 200 ml	☺	☺+ ×7¼ M ☺+ ×7¼ M	☹ 25	☺ ☺
Jus de carotte	Verre(s) 200 ml	☺	☺+ ×1 M ☺+ ×1 M	☹ 4	☺ B ☺
Jus de cerise	Verre(s) 200 ml	☺	¼ ¼	☹ 2½	☺ ☺
Jus de citron	Verre(s) 200 ml	☺	2¼ 2¼	☹ 1½	2¼ B 4½
Jus de fraise	Verre(s) 200 ml	☺	☹¹ ☹¹	☹ ¾	☺ C ☺
Jus de framboise	Verre(s) 200 ml	☺	☹² ☹²	☹ ☹²	¾ B 1½
Jus de grenade	Verre(s) 200 ml	☺	¾ 2¾	☹ ☹²	☺ ☺
Jus de grenadille	Verre(s) 200 ml	☺	☺+ ×3¾ M ☺+ ×3¾ M	☺ ☺	☺ ☺
Jus de groseille noire	Verre(s) 200 ml	☺	☺+ ×1½ M ☺+ ×1½ M	☹ 1½	☺ ☺

Jus	M (mesure)	Lactose ↓ + M/💊	Fructose* ↓ Fructose ↓	Sorbitol ↓ Sorbitol ↓	Fruc/Galactanes ↓ Fruc/Galactanes ↓📖
Jus de légumes	Verre(s)	☺	¼	☹	2¾ B
	200 ml		¼	3	5½
Jus de mangue	Verre(s)	☺	1	☹	☺ B
	200 ml		1	1¼	☺
Jus de myrtille	Verre(s)	☺	¼	☺	☺
	200 ml		¼	☺	☺
Jus de pamplemousse	Verre(s)	☺	☺+ ×5 M	☹	1 CB
	200 ml		☺+ ×5 M	¼	2
Jus de pêche	Verre(s)	☺	¾	☹	½ B
	200 ml		¾	¾	1¼
Jus de poire	Verre(s)	☺	☹²	☹	☺ B
	200 ml		☹²	☹²	☺
Jus de pomme	Verre(s)	☺	☹²	☹	1½ CB
	200 ml		☹²	☹²	3
Jus de prune	Verre(s)	☺	☹²	☹	1½ C
	200 ml		☹²	☹³	3
Jus de raisin	Verre(s)	☺	☹¹	☹	1½ CB
	200 ml		☹¹	¼	3
Jus de tomate	Verre(s)	☺	1¼	☹	2¾ B
	200 ml		1¼	¼	5½
Jus mangue-orange	Verre(s)	☺	☹¹	☹	3 B
	200 ml		☹¹	2	6¼
Jus multi-vitamines	Verre(s)	☺	☺+ ×1 M	☹	1½ C
	200 ml		☺+ ×1 M	2	3
Jus orange-kiwi	Verre(s)	☺	☺	☹	☺ B
	200 ml		☺	¾	☺
Jus pomme et raisin	Verre(s)	☺	☹¹	☹	1½ CB
	200 ml		☹¹	¼	3
Jus pomme-canneberge	Verre(s)	☺	☹¹	☹	1½ CB
	200 ml		☹¹	☹²	3
Jus pomme-fraise-banane	Verre(s)	☺	☹¹	☹	¾ FB
	200 ml		☹¹	☹²	1¾

↓ *Niveau 0*: M (lactose) ×½
↓ *Niveau 1*: M (fructose) ×2
↓ *Niveau 2*: M (fructose ou sorbitol) ×4, autres ×2
↓ *Niveau 3*: M (sorbitol) ×7, autres ×3
📖: Sources pour les fructanes / galactanes

+ M/💊: Nombre de M supplémentaires par capsule de lactase forte
Fructose*: Fructose corrigé par rapport au sorbitol
☺+ [nombre] × M: Nombre de M fructose(*) supplémentaires que vous allez tolérer par portion de cet aliment, si vous consommez les deux en même temps

☹: Supprimer ; ☹¹: ¼ à partir du NT 1 ; ☹²: ¼ à partir du NT 2 ; ☹³: ¼ à partir du NT 3 ;
☺: N'en contient que de traces ; ☺: N'en contient pas du tout

3.2.4 Sodas

Sodas	M (mesure)	Lactose ↯ + M/💊	Fructose* ⚡ Fructose ⚡	Sorbitol ⚡ Sorbitol ↯	Fruc/Galactanes ⚡ Fruc/Galactanes ↯📖
7UP®	Verre(s) 200 ml	☺	☹² ☹²	☺ ☺	☺ ☺
7UP® light	Verre(s) 200 ml	☺	☺ ☺	☺ ☺	☺ ☺
Cherry Coke®	Verre(s) 200 ml	☺	½ ½	☺ ☺	☺ ☺
Coca Cola®	Verre(s) 200 ml	☺	½ ½	☺ ☺	☺ ☺
Coca Cola® citron vert	Verre(s) 200 ml	☺	½ ½	☺ ☺	☺ ☺
Coca Cola® Light®	Verre(s) 200 ml	☺	☺ ☺	☺ ☺	☺ ☺
Coke Zero®	Verre(s) 200 ml	☺	☺ ☺	☺ ☺	☺ ☺
Dr. Pepper® Zero	Verre(s) 200 ml	☺	☺ ☺	☺ ☺	☺ ☺
Eau gazeuse	Verre(s) 200 ml	☺	☺ ☺	☺ ☺	☺ ☺
Eau plate	Verre(s) 200 ml	☺	☺ ☺	☺ ☺	☺ ☺
Fanta® zero	Verre(s) 200 ml	☺	☺ ☺	☺ ☺	☺ ☺
Fanta®, framboise	Verre(s) 200 ml	☺	☹¹ ☹¹	☺ ☺	☺ ☺
Fanta®, parfum fruits	Verre(s) 200 ml	☺	8¼ 8¼	☺ ☺	☺ ☺
Ginger Ale	Verre(s) 200 ml	☺	☹² ☹²	☺ ☺	☺ ☺
Lipton®, thé glacé avec sucre	Verre(s) 200 ml	☺	☺ ☺	☺ ☺	☺ ☺
Lipton®, thé glacé instantané sans sucre	Verre(s) 200 ml	☺	☺ ☺	☺ ☺	☺ ☺
Monster Engergy Drink®	Verre(s) 200 ml	☺	☺+ ×17½ M ☺+ ×17½ M	☺ ☺	☺ ☺
Monster Energy Drink® Khaos®	Portion 240 g	☺	☺+ ×9 M ☺+ ×9½ M	☹ ¼	☺ ☺

Sodas	M (mesure)	Lactose ↯ + M/💊	Fructose* ↯ Fructose ↯	Sorbitol ↯ Sorbitol ↯	Fruc/Galactanes ↯ Fruc/Galactanes ↯📖
Mountain Dew®	Verre(s)	☺	☹¹	☻	☻
	200 ml		☹¹	☻	☻
Mountain Dew® Code Red	Verre(s)	☺	☹¹	☻	☻
	200 ml		☹¹	☻	☻
Nestea® sans sucre	Verre(s)	☺	☻	☻	☻
	200 ml		☻	☻	☻
Nestea®, poudre instantanée	Verre(s)	☺	☻+ ×22 M	☻	☻
	200 ml		☻+ ×22 M	☻	☻
Nestea®, poudre instantanée sans sucre	Verre(s)	☺	☻+ ×11½ M	☻	☻
	200 ml		☻+ ×11½ M	☻	☻
Nestea®, thé glacé	Verre(s)	☺	☻	☻	☻
	200 ml		☻	☻	☻
No Fear®	Verre(s)	☺	☻+ ×6¼ M	☹	☻
	200 ml		☻+ ×6¼ M	50	☻
No Fear®, sans sucre	Verre(s)	☺	☻	☻	☻
	200 ml		☻	☻	☻
Pepsi®	Verre(s)	☺	½	☻	☻
	200 ml		½	☻	☻
Pepsi® light	Verre(s)	☺	☻	☻	☻
	200 ml		☻	☻	☻
Pepsi® Mx	Verre(s)	☺	☻	☻	☻
	200 ml		☻	☻	☻
Pepsi® Twist®	Verre(s)	☺	½	☻	☻
	200 ml		½	☻	☻
Red Bull® Energy Drink	Verre(s)	☺	☻+ ×7¾ M	☻	☻
	200 ml		☻+ ×7¾ M	☻	☻
Red Bull® Energy Drink sans sucre	Verre(s)	☺	☻	☻	☻
	200 ml		☻	☻	☻
Rockstar Original®	Verre(s)	☺	☻+ ×23¾ M	☹	☻
	200 ml		☻+ ×23¾ M	5	☻
Rockstar Original® sans sucre	Verre(s)	☺	☻	☹	☻
	200 ml		☻	5	☻

↯ *Niveau 0*: M (lactose) ×½
↯ *Niveau 1*: M (fructose) ×2
↯ *Niveau 2*: M (fructose ou sorbitol) ×4, autres ×2
↯ *Niveau 3*: M (sorbitol) ×7, autres ×3
📖: Sources pour les fructanes / galactanes

+ M/💊: Nombre de M supplémentaires par capsule de lactase forte
Fructose*: Fructose corrigé par rapport au sorbitol
☻+ [nombre] × M: Nombre de M fructose(*) supplémentaires que vous allez tolérer par portion de cet aliment, si vous consommez les deux en même temps

☹: Supprimer ; ☹¹: ¼ à partir du NT 1 ; ☹²: ¼ à partir du NT 2 ; ☹³: ¼ à partir du NT 3 ;
☺: N'en contient que de traces ; ☻: N'en contient pas du tout

Sodas	M (mesure)	Lactose ↯ + M/💊	Fructose* ☯ Fructose ☯	Sorbitol ☯ Sorbitol ↯	Fruc/Galactanes ☯ Fruc/Galactanes ↯📖
Schweppes® Bitter Lemon®	Verre(s) 200 ml	☺	☹² ☹²	☺ ☺	☺ ☺
Sprite Zero®	Verre(s) 200 ml	☺	☺ ☺	☺ ☺	☺ ☺
Sprite®	Verre(s) 200 ml	☺	☹² ☹²	☺ ☺	☺ ☺
Thé yerba meté / thé du Paraguay	Verre(s) 200 ml	☺	☺ ☺	☺ ☺	☺ ☺
Tonic Water	Verre(s) 200 ml	☺	☹² ☹²	☺ ☺	☺ ☺
Tonic Water light	Verre(s) 200 ml	☺	☺ ☺	☺ ☺	☺ ☺
Vanilla Coke®	Verre(s) 200 ml	☺	½ ½	☺ ☺	☺ ☺

3.3 Fruits et légumes

3.3.1 Fruits

Fruits	M (mesure)	Lactose ↓ + M/💊	Fructose* ↺ Fructose ↺	Sorbitol ↺ Sorbitol ↓	Fruc/Galactanes ↺ Fruc/Galactanes ↓📖
Abricot	Pièce(s) 35 g	☺	☺+ ×¾ M ☺+ ×1 M	☹ ¾	☺ ☻
Abricots séchés, cuits et sucrés	Pièce(s) 20 g	☺	☺+ ×1¼ M ☺+ ×1½ M	☹ 1¼	☺ ☻
Abricots séchés, non sucrés	Pièce(s) 20 g	☺	☺+ ×7¾ M ☺+ ×8 M	☹ ¼	☺ ☻
Airelles rouges	Portion 140 g	☺	☺+ ×9¼ M ☺+ ×9¼ M	☹ 35½	☺ ☻
Ananas	Portion 140 g	☺	¾ ¾	☹ ¾	2¼ CB 4½
Ananas séché	Portion 40 g	☺	½ ½	☹ ½	2 CB 4
Baies de sureau	Portion 140 g	☺	¼ ¼	☺ ☺	☺ ☺
Banane	Pièce(s) 118 g	☺	☺+ ×¼ M ☺+ ×¼ M	☹ 9¼	¾ FB 1½
Banane plantain cuite	Pièce(s) 223 g	☺	¾ ¾	☺ ☺	¼ FB ¾
Canneberges fraîches	Portion 55 g	☺	☺+ ×2¾ M ☺+ ×2¾ M	☹ 45¼	☺ ☻
Canneberges séchées	Portion 40 g	☺	☺+ ×3¼ M ☺+ ×3¼ M	☹ 41½	☺ ☻
Cantaloup	Portion 140 g	☺	1 1	☹ 14¼	2 B 4¼
Carambole	Pièce(s) 91 g	☺	☺+ ×¼ M ☺+ ×¼ M	☹ 1¼	☺ ☻
Chips de banane	Portion 40 g	☺	3¾ 3¾	☹ 12½	½ FB 1¼

↺ *Niveau 0*: M (lactose) ×½
↓ *Niveau 1*: M (fructose) ×2
↺ *Niveau 2*: M (fructose ou sorbitol) ×4, autres ×2
↓ *Niveau 3*: M (sorbitol) ×7, autres ×3
📖: Sources pour les fructanes / galactanes

+ M/💊 : Nombre de M supplémentaires par capsule de lactase forte
Fructose*: Fructose corrigé par rapport au sorbitol
☺+ [nombre] × M: Nombre de M fructose(*) supplémentaires que vous allez tolérer par portion de cet aliment, si vous consommez les deux en même temps

☹: Supprimer ; ☹[1]: ¼ à partir du NT 1 ; ☹[2]: ¼ à partir du NT 2 ; ☹[3]: ¼ à partir du NT 3 ;
☺: N'en contient que de traces ; ☻: N'en contient pas du tout

Fruits	M (mesure)	Lactose ↯ + M/💊	Fructose* ↯ Fructose ↯	Sorbitol ↯ Sorbitol ↯	Fruc/Galactanes ↯ Fruc/Galactanes ↯📖
Citron	Pièce(s) 58 g	☺	☺ ☺	☺ ☺	7¾ ᴮ 15½
Clémentine	Portion 140 g	☺	7 7	☺ ☺	2¼ ᴮ 4½
Coing (fruit du cognassier)	CS 15 g	☺	1¼ 1¼	☺ ☺	☺ ☺
Compote de pommes non sucrée	CS 15 g	☺	¾ ¾	☹ 1	21½ ᶜᴮ 43
Compote de pommes sucrée	CS 15 g	☺	1½ 1¾	☹ ¾	21½ ᶜᴮ 43
Corossol	Portion 140 g	☺	1¼ 1¼	☺ ☺	☺ ☺
Dattes	Portion 40 g	☺	☺ ☺	☺ ☺	☺ ☺
Églantine	Portion 140 g	☺	☺+ ×½ M ☺+ ×½ M	☺ ☺	☺ ☺
Figue cuite, séchée et sucrée	Pièce(s) 50 g	☺	☺+ ×¾ M ☺+ ×¾ M	☺ ☺	☺ ☺
Figue fraîche	Pièce(s) 50 g	☺	☺+ ×2 M ☺+ ×2 M	☺ ☺	☺ ☺
Fraises	Portion 140 g	☺	½ ¾	☹ ¼	☺ ᶜ ☺
Framboises	Portion 140 g	☺	½ ½	☹ 1½	1 ᴮ 2¼
Fruit du jacquier	CS 15 g	☺	☺ ☺	☹ ½	☺ ☺
Goyave	Pièce(s) 250 g	☺	2¼ 2¼	☹ ½	☺ ☺
Grappes de raisin	Portion 140 g	☺	¼ ¼	☹ ½	2¼ ᴮ 4½
Grenade	CS 15 g	☺	☺+ ×½ M ☺+ ×½ M	☹ 2	☺ ☺
Grenadille / fruit de la passion	Portion 140 g	☺	☺+ ×2½ M ☺+ ×2½ M	☺ ☺	☺ ☺
Griottes	CS 15 g	☺	3¾ ☺+ ×¼ M	☹ ¼	☺ ☺
Groseille	Portion 140 g	☺	1 1	☺ ☺	☺ ☺

Fruits	M (mesure)	Lactose + M/	Fructose* Fructose	Sorbitol Sorbitol	Fruc/Galactanes Fruc/Galactanes 🕮
Groseille à maquereau	Portion 140 g	☺	☺+ ×1 M ☺+ ×1 M	☺ ☺	☺ ☺
Groseille noire	Portion 140 g	☺	1¼ 1¼	☺ ☺	☺ ☺
Kaki (fruit du plaqueminier)	Pièce(s) 140 g	☺	2¾ 2¾	☺ ☺	1^C 2
Kiwi jaune / doré	Pièce(s) 86 g	☺	1 1	☺ ☺	☺^B ☺
Kiwi vert	Pièce(s) 69 g	☺	3 3	☺ ☺	☺^B ☺
Lime	Pièce(s) 67 g	☺	☺ ☺	☺ ☺	6¾^B 13½
Litchi	Portion 140 g	☺	1 1	☺ ☺	☺^B ☺
Lyciet commun / lycium barbarum	Portion 140 g	☺	☺+ ×1 M ☺+ ×1 M	☺ ☺	☺ ☺
Mandarine	Portion 140 g	☺	1¼ 1¼	☺ ☺	2¼^B 4½
Mangoustan (fruit du mangoustanier)	Portion 140 g	☺	35½ 35½	☺ ☺	☺ ☺
Mangue	CS 15 g	☺	1 1	☹ 4	☺^B ☺
Melon	Portion 140 g	☺	¾ ¾	☺ ☺	1½^B 3¼
Melon de Noël / melon vert olive de Provence	Portion 140 g	☺	1¼ 1¼	☺ ☺	☺ ☺
Melon long	Portion 140 g	☺	1¼ 1¼	☺ ☺	1½^B 3¼
Merise (cerise douce)	CS 15 g	☺	10 ☺	☹ ½	☺ ☺
Mûre	Portion 140 g	☺	3¾ 3¾	☺ ☺	2¼^B 4½

Niveau 0: M (lactose) ×½
Niveau 1: M (fructose) ×2
Niveau 2: M (fructose ou sorbitol) ×4, autres ×2
Niveau 3: M (sorbitol) ×7, autres ×3
🕮: Sources pour les fructanes / galactanes

+ M/ : Nombre de M supplémentaires par capsule de lactase forte
Fructose*: Fructose corrigé par rapport au sorbitol
☺+ [nombre] × M: Nombre de M fructose(*) supplémentaires que vous allez tolérer par portion de cet aliment, si vous consommez les deux en même temps

☹: Supprimer ; ☹[1]: ¼ à partir du NT 1 ; ☹[2]: ¼ à partir du NT 2 ; ☹[3]: ¼ à partir du NT 3 ;
☺: N'en contient que de traces ; ☺: N'en contient pas du tout

Fruits	M (mesure)	Lactose ↯ + M/💊	Fructose* ☹ Fructose ☹	Sorbitol ☹ Sorbitol ↯	Fruc/Galactanes ☹ Fruc/Galactanes ↯📖
Mûre de Boysen	Portion	☺	69¼	☺	☺
	8 g		69¼	☺	☺
Mûre de Logan	Portion	☺	☺+ ×1½ M	☺	☺
	140 g		☺+ ×1½ M	☺	☺
Myrtilles	Portion	☺	3¾	☺	¾ B
	140 g		3¾	☺	1½
Nectarine	CS	☺	8¼	☹	5½ B
	15 g		☺	1	11¼
Orange	Portion	☺	2¼	☺	2¼ B
	140 g		2¼	☺	4½
Pamplemousse	Portion	☺	2	☺	1½ CB
	140 g		2	☺	3
Papaye	Portion	☺	☺+ ×1 M	☺	☺
	140 g		☺+ ×1 M	☺	☺
Pastèque	CS	☺	1¾	☹	10¼ B
	15 g		1¾	☺	20¾
Pêche (rouge-jaune)	Pièce(s)	☺	☺+ ×½ M	☹	¾ B
	150 g		☺+ ×1¼ M	¼	1½
Poire	CS	☺	½	☹	☺ B
	15 g		¾	¼	☺
Pomme avec pelure	Pièce(s)	☺	☹²	☹	1¾ CB
	182 g		☹²	☹²	3½
Prune	CS	☺	☺+ ×¼ M	☹	21½ C
	15 g		☺+ ×½ M	¾	43
Raisins secs	Portion	☺	½	☹	2 B
	40 g		½	½	4
Ramboutan (litchi chevelu)	Portion	☺	1¼	☺	¾ CB
	140 g		1¼	☺	1¾
Rhubarbe	Portion	☺	☺	☺	☺
	140 g		☺	☺	☺
Sapotille (baie du sapotillier)	Portion	☺	☺+ ×3½ M	☺	☺
	140 g		☺+ ×3½ M	☺	☺

3.3.2 Légumes

Légumes	M (mesure)	Lactose [N1] + M/💊	Fructose* [N0] / Fructose [N0]	Sorbitol [N0] / Sorbitol [N1]	Fruc/Galactanes [N0] / Fruc/Galactanes [N1] 📖
Ail, frais	Portion	☺	☺	☺	¾ [FB]
	4 g		☺	☺	1½
Alfalfa	Portion	☺	14½	☺	☺ [G]
	85 g		14½	☺	☺
Algue brune, crue	Portion	☺	☺	☺	☺
	85 g		☺	☺	☺
Artichauts	CS	☺	☺	☹	1 [FB]
	15 g		☺	23¾	2¼
Asperge	Portion	☺	1½	☹	½ [FB]
	85 g		1½	9¾	1¼
Aubergines	Portion	☺	3½	☹	☺ [B]
	85 g		3½	2½	☺
Avocat	Portion	☺	☺+ ×1 M	☺	☺ [B]
	30 g		☺+ ×1 M	☺	☺
Bette / poirée	Portion	☺	☺+ ×½ M	☺	☺
	85 g		☺+ ×½ M	☺	☺
Betterave rouge	Portion	☺	58¾	☹	1¼ [B]
	85 g		☺	3¼	2½
Betterave rouge au vinaigre	Portion	☺	☺	☹	3 [CB]
	30 g		☺	15	6
Broccoli	Portion	16¾	3	☺	½ [B]
	85 g	+14 M	3	☺	1¼
Bulbe de céleri, cuite	CS	☺	13¼	☹	☺
	15 g		13¼	¾	☺
Bulbe de fenouil	Portion	☺	☺+ ×¾ M	☹	1¼ [B]
	85 g		☺+ ×¾ M	2	2¾
Carottes crues	Pièce(s)	☺	☺	☹	☺ [B]
	61 g		☺	¾	☺

[N0] *Niveau 0:* M (lactose) ×½
[N1] *Niveau 1:* M (fructose) ×2
[N2] *Niveau 2:* M (fructose ou sorbitol) ×4, autres ×2
[N3] *Niveau 3:* M (sorbitol) ×7, autres ×3
📖: Sources pour les fructanes / galactanes

+ M/💊 : Nombre de M supplémentaires par capsule de lactase forte
Fructose*: Fructose corrigé par rapport au sorbitol
☺+ [nombre] × M: Nombre de M fructose(*) supplémentaires que vous allez tolérer par portion de cet aliment, si vous consommez les deux en même temps

☹: Supprimer ; ☹[1]: ¼ à partir du NT 1 ; ☹[2]: ¼ à partir du NT 2 ; ☹[3]: ¼ à partir du NT 3 ;
☺: N'en contient que de traces ; ☺: N'en contient pas du tout

Légumes	M (mesure)	Lactose ↓ + M/💊	Fructose* ↓ Fructose ↓	Sorbitol ↓ Sorbitol ↓	Fruc/Galactanes ↓ Fruc/Galactanes ↓📖
Céleri en branches	CS 15 g	☺	☺ ☺	☹ 1	☺ C ☺
Champignons	CS 15 g	☺	☺+ ×¼ M ☺+ ×¼ M	☹ ¾	12¼ B 24½
Champignons de Paris	CS 15 g	☺	☺+ ×½ M ☺+ ×½ M	☹ ½	12¼ B 24½
Champignons sautés au beurre	Portion 70 g	☺	☺ ☺	☹ ¼	2½ B 5¼
Châtaignes, bouillies, cuites à la vapeur	Portion 30 g	☺	☺ ☺	☹ 6	☺ ☺
Chayote, cuite	Portion 130 g	☺	6¼ 6¼	☺ ☺	☺ B ☺
Chicorée (feuilles)	Portion 85 g	☺	5¼ 5¼	☹ 39	2¼ B 4½
Chou blanc	Portion 85 g	☺	☺+ ×¾ M ☺+ ×¾ M	☹ 58¾	1¼ B 2½
Chou cavalier, cru	Portion 85 g	☺	☺ ☺	☺ ☺	1¼ B 2½
Chou de Brxelles	Portion 85 g	☺	☺ ☺	☺ ☺	1 B 2
Chou de Chine / bok choy	Portion 85 g	☺	☺+ ×¼ M ☺+ ×¼ M	☹ 23½	☺ B ☺
Chou de Milan	Portion 85 g	☺	☺ ☺	☹ 39	1½ B 3
Chou frisé	Portion 85 g	☺	☺ ☺	☹ ¾	☺ ☺
Chou rouge	Portion 85 g	☺	☺+ ×¼ M ☺+ ×¼ M	☺ ☺	1¼ B 2½
Choucroute	CS 15 g	☺	☺ ☺	☹ ¾	7 B 14¼
Chou-fleur	Portion 85 g	☺	☺ ☺	☹ 2½	☺ CB ☺
Chou-fleur Romanesco	Portion 85 g	☺	1 1	☺ ☺	☺ B ☺
Chou-rave, cuit	Portion 85 g	☺	☺+ ×¼ M ☺+ ×¼ M	☹ 13	☺ ☺
Concombre	Portion 85 g	☺	4¾ 4¾	☹ 1	☺ B ☺

Légumes	M (mesure)	Lactose ↯ + M/💊	Fructose* ↯ Fructose ↯	Sorbitol ↯ Sorbitol ↯	Fruc/Galactanes ↯ Fruc/Galactanes ↯📖
Concombre cru avec peau	Portion 85 g	☺	5¼ 5¼	☹ 1	☺ B ☺
Cornichons	Portion 30 g	☺	☺+ ×¼ M ☺+ ×¼ M	☹ 4¼	☺ G ☺
Courge butternut	Portion 130 g	☺	☺ ☺	☺ ☺	½ G 1¼
Courge cireuse	Portion 85 g	☺	☺ ☺	☺ ☺	☺ CB ☺
Courge d'hiver	Portion 130 g	☺	1¾ 1¾	☺ ☺	☺ CB ☺
Courge spaghetti	Portion 85 g	☺	☺+ ×¼ M ☺+ ×¼ M	☺ ☺	☺ CB ☺
Courgettes	Portion 85 g	☺	2¼ 2¼	☺ ☺	2 CB 4
Échalotes	CS 15 g	☺	☺ ☺	☺ ☺	¼ CB ½
Enoki / Flammulina velutipes (champignon)	CS 15 g	☺	☺ ☺	☹ ¾	☺ ☺
Épinards cuits	Portion 85 g	☺	☺ ☺	☹ 13	4 CB 8¼
Gombo /okra	Portion 85 g	☺	2¼ 2¼	☺ ☺	2 CB 4¼
Graines de soja, cuites	CS 15 g	☺	9 9	☹ 3	3 A 6
Haricot mungo/ ambérique verte	Portion 90 g	☺	½ ½	☺ ☺	¾ A 1¾
Haricots blancs, en boîte, égouttés	Portion 85 g	☺	☺ ☺	☺ ☺	¼ A ¾
Haricots de Lima	Portion 90 g	☺	½ ½	☺ ☺	¼ A ½
Haricots ramés	Portion 85 g	☺	4½ 4½	☺ ☺	¼ A ¾

↯ *Niveau 0:* M (lactose) ×½
↯ *Niveau 1:* M (fructose) ×2
↯ *Niveau 2:* M (fructose ou sorbitol) ×4, autres ×2
↯ *Niveau 3:* M (sorbitol) ×7, autres ×3
📖 : Sources pour les fructanes / galactanes

+ M/💊 : Nombre de M supplémentaires par capsule de lactase forte
Fructose*: Fructose corrigé par rapport au sorbitol
☺+ [nombre] × M: Nombre de M fructose(*) supplémentaires que vous allez tolérer par portion de cet aliment, si vous consommez les deux en même temps

☹: Supprimer ; ☹¹: ¼ à partir du NT 1 ; ☹²: ¼ à partir du NT 2 ; ☹³: ¼ à partir du NT 3 ;
☺: N'en contient que de traces ; ☺: N'en contient pas du tout

Légumes	M (mesure)	Lactose ☝ + M/💊	Fructose* ☝ Fructose ☝	Sorbitol ☝ Sorbitol ☝	Fruc/Galactanes ☝ Fruc/Galactanes ☝📖
Laitue cultivée (de type Lollo rosso)	Portion 85 g	☺	7¼ 7¼	☹ 19½	☺ B ☺
Laitue d'hiver	Portion 85 g	☺	6½ 6½	☹ 19½	☺ CB ☺
Laitue pommée	Portion 85 g	☺	7¼ 7¼	☹ 19½	☺ B ☺
Maitake / polypore en touffes (champignon)	CS 15 g	60½ +50½ M	☺+ ×½ M ☺+ ×½ M	☹ ¾	☺ ☺
Morilles, crues	CS 15 g	☺	☺ ☺	☹ ¾	☺ ☺
Navet	Portion 85 g	☺	☺+ ×½ M ☺+ ×½ M	☹ 2½	☺ CB ☺
Navet / rutabaga	Portion 85 g	☺	☺+ ×1 M ☺+ ×1 M	☺ ☺	☺ CB ☺
Oignon	EL 15 g	☺	☺ ☺	☹ 6	1 CB 2
Oignon blanc	CS 15 g	☺	☺ ☺	☹ 6	1 CB 2
Olives noires	Portion 15 g	☺	☺ ☺	☹ 33¼	☺ ☺
Olives vertes	Portion 15 g	☺	☺ ☺	☹ 18	☺ ☺
Panais / pastinaca sativa	Portion 85 g	☺	☺+ ×¼ M ☺+ ×¼ M	☺ ☺	☺ C ☺
Patate douce	Portion 110 g	☺	☺ ☺	☺ ☺	☺ B ☺
Pâtisson (courge)	Portion 85 g	☺	4 4	☺ ☺	☺ CB ☺
Petits radis	Portion 85 g	☺	☺+ ×½ M ☺+ ×½ M	☺ 1	☺ C ☺
Piment rouge	Pièce(s) 43 g	☺	2¾ 2¾	☺ ☺	2½ B 5¼
Piment vert	Pièce(s) 43 g	☺	4½ 4½	☺ ☺	2½ B 5¼
Pleurotes, crues	Portion 85 g	☺	☺+ ×1¾ M ☺+ ×1¾ M	☹ ¼	☺ ☺
Poireau	Portion 85 g	☺	3¼ 3¼	☹ ¼	¾ G 1½

Légumes	M (mesure)	Lactose ↘ + M/🥛	Fructose* ↘↘ Fructose ↘	Sorbitol ↘↘ Sorbitol ↘	Fruc/Galactanes ↘↘ Fruc/Galactanes ↘📖
Poivron jaune	Portion 85 g	☺	½ ½	☺ ☺	☺ CB ☺
Poivron vert	Portion 85 g	☺	☺ ☺	☺ ☺	☺ B ☺
Potiron	Portion 85 g	☺	☺ ☺	☺ ☺	☺ B ☺
Pourpier / portulaca oleracea	Portion 85 g	☺	58¾ 58¾	☺ ☺	☺ ☺
Pousses de bambou	Portion 85 g	☺	19½ 19½	☺ ☺	☺ ☺
Pousses de luzerne cultivée	Portion 85 g	☺	14½ 14½	☺ ☺	☺ G ☺
Pousses de pois cuites	CS 15 g	☺	☺ ☺	☺ ☺	1¼ A 2½
Pousses de Soya	Portion 85 g	☺	☺ ☺	☹ ½	3¾ CB 7½
Racine de chicorée	Portion 2 g	☺	☺ ☺	☹ 8¾	½ E 1
Racine de gingembre, crue	Portion 4 g	☺	89¼ 89¼	☺ ☺	☺ B ☺
Racine de lotus	Portion 85 g	☺	☺ ☺	☺ ☺	☺ ☺
Radicchio	Portion 85 g	☺	2¼ 2¼	☺ ☺	¾ 1½
Roquette	Portion 85 g	☺	4¾ 4¾	☺ ☺	☺ ☺
Salade de chicorée	Portion 85 g	☺	☺ ☺	☹ 3	3¾ C 7½
Salade de chou à la mayonnaise et à l'ananas	Portion 100 g	☺	☺+ ×¼ M ☺+ ×¼ M	☹ 3¾	☺ B ☺
Salade de chou aux pommes et aux raisins sec	Portion 100 g	☺	½ ½	☹ ½	1 B 2

↘ *Niveau 0*: M (lactose) ×½
↘ *Niveau 1*: M (fructose) ×2
↘↘ *Niveau 2*: M (fructose ou sorbitol) ×4, autres ×2
↘↘↘ *Niveau 3*: M (sorbitol) ×7, autres ×3
📖: Sources pour les fructanes / galactanes

+ M/🥛 : Nombre de M supplémentaires par capsule de lactase forte
Fructose*: Fructose corrigé par rapport au sorbitol
☺+ [nombre] × M: Nombre de M fructose(*) supplémentaires que vous allez tolérer par portion de cet aliment, si vous consommez les deux en même temps

☹: Supprimer ; ☹¹: ¼ à partir du NT 1 ; ☹²: ¼ à partir du NT 2 ; ☹³: ¼ à partir du NT 3 ;
☺: N'en contient que de traces ; ☺: N'en contient pas du tout

Légumes	M (mesure)	Lactose ↙ + M/⊙	Fructose* ⊙ Fructose ⊙	Sorbitol ⊙ Sorbitol ↙	Fruc/Galactanes ⊙ Fruc/Galactanes ↙
Salade romaine	Portion 85 g	☺	1¼ 1¼	☹ 16¾	☺ CB ☺
Salade verte	Portion 85 g	☺	8¼ 8¼	☹ 16¾	☺ CB ☺
Shiitakes cuits	CS 15 g	☺	☺+ ×1 M ☺+ ×1 M	☹ ½	☺ ☺
Tempeh	Portion 85g	☺	3¼ 3¼	☹ ½	½ A 1
Tomates confites à l'huile	Portion 30 g	☺	¼ ¼	☹ ¼	2½ B 5¼
Tomates fraîches, cuites	Portion 85 g	☺	4¼ 4½	☹ ¾	6½ B 13
Tomates jaunes	Portion 85 g	☺	4½ 4¾	☹ 1	6½ B 13
Tomates vertes	Portion 85 g	☺	3 3¼	☹ ¾	6½ B 13
Topinambour	Prise(s) 1 g	☺	☺ ☺	☺ ☺	3¼ FB 6½
Volvaire volvacée, en boîte, égouttée	Portion 85 g	☺	☺ ☺	☹ ¼	☺ ☺
Salade romaine	Portion 85 g	☺	1¼ 1¼	☹ 16¾	☺ CB ☺
Salade verte	Portion 85 g	☺	8¼ 8¼	☹ 16¾	☺ CB ☺
Shiitakes cuits	CS 15 g	☺	☺+ ×1 M ☺+ ×1 M	☹ ½	☺ ☺
Tempeh	Portion 85g	☺	3¼ 3¼	☹ ½	½ A 1
Tomates confites à l'huile	Portion 30 g	☺	¼ ¼	☹ ¼	2½ B 5¼
Tomates fraîches, cuites	Portion 85 g	☺	4¼ 4½	☹ ¾	6½ B 13
Tomates jaunes	Portion 85 g	☺	4½ 4¾	☹ 1	6½ B 13
Tomates vertes	Portion 85 g	☺	3 3¼	☹ ¾	6½ B 13
Topinambour	Prise(s) 1 g	☺	☺ ☺	☺ ☺	3¼ FB 6½

Légumes	M (mesure)	Lactose ↓ + M/💊	Fructose* ☺ Fructose ☺	Sorbitol ☺ Sorbitol ↓	Fruc/Galactanes ☺ Fruc/Galactanes ↓📖
Volvaire volvacée, en boîte, égouttée	Portion 85 g	☺	☺ ☺	☹ ¼	☺ ☺

☺ *Niveau 0:* M (lactose) ×½
↓ *Niveau 1:* M (fructose) ×2
↯ *Niveau 2:* M (fructose ou sorbitol) ×4, autres ×2
↯ *Niveau 3:* M (sorbitol) ×7, autres ×3
📖: Sources pour les fructanes / galactanes

+ M/💊 : Nombre de M supplémentaires par capsule de lactase forte
Fructose*: Fructose corrigé par rapport au sorbitol
☺+ [nombre] × M: Nombre de M fructose(*) supplémentaires que vous allez tolérer par portion de cet aliment, si vous consommez les deux en même temps

☹: Supprimer ;   ☹¹: ¼ à partir du NT 1 ;   ☹²: ¼ à partir du NT 2 ;   ☹³: ¼ à partir du NT 3 ;
☺: N'en contient que de traces ;   ☺: N'en contient pas du tout

3.4 Glaces

Glaces	M (mesure)	Lactose ☻ + M/💊	Fructose* ☻ Fructose ☻	Sorbitol ☻ Sorbitol ☻	Fruc/Galactanes ☻ Fruc/Galactanes ☻📖
Barre de jus de fruit glacé	Pièce(s) 77 g	☻	☻+ ×1¼ M ☻+ ×1¼ M	☹ 4½	☻ ☻
Ben & Jerry's® IceCream, New York Super Fudge Chunk®	Portion 106 g	½ +½ M	67¼ 67¼	☹ ☻	3½ 7¼
Ben & Jerry's® IceCream, beurre de cacahuètes	Portion 115 g	½ +¼ M	☻+ ×5¼ M ☻+ ×5¼ M	☻ ☻	3¼ 6½
Ben & Jerry's® Ice Cream, caramel	Portion 106 g	½ +¼ M	☻+ ×4¾ M ☻+ ×4¾ M	☻ ☻	3 6¼
Ben & Jerry's® IceCream, Chocolate Fudge Brownie	Portion 110 g	¼ +¼ M	☻+ ×3 M ☻+ ×3 M	☹ ☻	1¼ 2¾
Ben & Jerry's® IceCream, Chunky Monkey®	Portion 107 g	¼ +¼ M	☻+ ×2¾ M ☻+ ×2¾ M	☹ ☻	2½ 5¼
Ben & Jerry's® Ice Cream, Clever Cookies®	Portion 107 g	½ +½ M	☻+ ×5 M ☻+ ×5 M	☻ ☻	3½ 7
Ben & Jerry's® Ice Cream, Cookie Dough	Portion 104 g	½ +¼ M	☻+ ×4¾ M ☻+ ×4¾ M	☻ ☻	3¼ 6½
Ben & Jerry's® Ice Cream, Fairly Nuts®	Portion 106 g	½ +¼ M	☻+ ×4¾ M ☻+ ×4¾ M	☻ ☻	3 6¼
Ben & Jerry's® Ice Cream, Half Baked®	Portion 108 g	¼ +¼ M	☻+ ×2¼ M ☻+ ×2¼ M	☻ ☻	2¼ 4¾
Ben & Jerry's® Ice Cream, vanille	Portion 103 g	½ +¼ M	☻+ ×4½ M ☻+ ×4½ M	☻ ☻	3¼ 6½
Cornet à glace (noisette)	Pièce(s) 96 g	1 +¾ M	☻+ ×2¼ M ☻+ ×2¼ M	☹ ☻	6¼ 12¾
Glace à l'eau	Pièce(s) 52 g	☻	☻+ ×1¼ M ☻+ ×1¼ M	☻ ☻	☻ ☻
Glace à l'eau sans sucre	Pièce(s) 55 g	☻	☻ ☻	☻ ☻	☻ ☻
Glace à la vanille sans lactose	Portion 65 g	4 +3¼ M	☻+ ×4¾ M ☻+ ×4¾ M	☻ ☻	23¼ 46½
Glace au chocolat	Portion 65 g	1 +1 M	☻+ ×¾ M ☻+ ×¾ M	☹ ☻	2¾ [G] 5¾
Glace au chocolat sans sucre	Cc 5 g	11½ +9½ M	¾ ☻	☹ ☹[2]	32¾ [G] 65½

Glases	M (mesure)	Lactose [1] + M/💊	Fructose* [0] Fructose [0]	Sorbitol [0] Sorbitol [1]	Fruc/Galactanes [0] Fruc/Galactanes [1] 📖
Glace sandwich	Pièce(s) 72 g	1¼ +1 M	☻+ ×1½ M ☻+ ×1½ M	☻ ☻	6¼ 12½
Glace sans sucre à l'asapartame	Cc 5 g	9¾ +8 M	2¼ ☺	☹ ¼	54¾ ☺
Häagen-Dazs® Frozen Yogurt, chocolat ou ca-fé	Portion 106 g	½ +½ M	☻+ ×¾ M ☻+ ×¾ M	☹ ☺	1¾ 3½
Häagen-Dazs® Frozen Yogurt, vanille et autres	Portion 106 g	½ +½ M	☻+ ×3 M ☻+ ×3 M	☻ ☻	3½ 7
Häagen-Dazs®, BAI-LEYS®	Portion 102 g	½ +¼ M	☻+ ×2¾ M ☻+ ×2¾ M	☹ ☺	1½ 3
Häagen-Dazs®, café	Portion 106 g	¼ +¼ M	☻+ ×2¾ M ☻+ ×2¾ M	☹ ☺	2½ 5¼
Häagen-Dazs®, cerise-vanille	Portion 101 g	½ +½ M	☻+ ×4½ M ☻+ ×4½ M	☻ ☻	3¼ 6½
Häagen-Dazs®, chocolat	Portion 106 g	¼ +¼ M	☻+ ×2¾ M ☻+ ×2¾ M	☹ ☺	1¼ 2¾
Häagen-Dazs®, Cookies & Cream	Portion 102 g	½ +¼ M	☻+ ×4½ M ☻+ ×4½ M	☻ ☻	3¼ 6½
Häagen-Dazs®, Crème Brûlée	Portion 107 g	½ +¼ M	☻+ ×4¾ M ☻+ ×4¾ M	☻ ☻	3 6¼
Häagen-Dazs®, fraises	Portion 106 g	½ +¼ M	☻+ ×4¾ M ☻+ ×4¾ M	☻ ☻	3 6¼
Häagen-Dazs®, mangue	Portion 106 g	¼ +¼ M	☻+ ×2¼ M ☻+ ×2¼ M	☻ ☻	2¼ 4¾
Häagen-Dazs®, nox de pécan	Portion 106 g	½ +½ M	☻+ ×4¾ M ☻+ ×4¾ M	☻ ☻	2¼ 4¾
Häagen-Dazs®, nox noire	Portion 106 g	½ +½ M	☻+ ×4¾ M ☻+ ×4¾ M	☻ ☻	1½ 3
Häagen-Dazs®, pistache	Portion 106 g	½ +½ M	☻+ ×4¾ M ☻+ ×4¾ M	☻ ☻	½ 1¼
Häagen-Dazs®, Rocky Road	Portion 104 g	¼ +¼ M	☻+ ×2¾ M ☻+ ×2¾ M	☹ ☺	2½ 5¼

[0] *Niveau 0:* M (lactose) ×½
[1] *Niveau 1:* M (fructose) ×2
[2] *Niveau 2:* M (fructose ou sorbitol) ×4, autres ×2
[3] *Niveau 3:* M (sorbitol) ×7, autres ×3
📖: Sources pour les fructanes / galactanes

+ M/💊 : Nombre de M supplémentaires par capsule de lactase forte
Fructose*: Fructose corrigé par rapport au sorbitol
☻+ [nombre] × M: Nombre de M fructose(*) supplémentaires que vous allez tolérer par portion de cet aliment, si vous consommez les deux en même temps

☹: Supprimer ; ☹[1]: ¼ à partir du NT 1 ; ☹[2]: ¼ à partir du NT 2 ; ☹[3]: ¼ à partir du NT 3 ;
☺: N'en contient que de traces ; ☻: N'en contient pas du tout

Glases	M (mesure)	Lactose ↯ + M/💊	Fructose* ☹ Fructose ☹	Sorbitol ☹ Sorbitol ↯	Fruc/Galactanes ☹ Fruc/Galactanes ↯📖
Häagen-Dazs®, Vanilla Chocolate Chip	Portion 106 g	½ +½ M	☺+ ×4¾ M ☺+ ×4¾ M	☺ ☺	3½ 7
Sorbet au chocolat	Portion 105 g	☺	☺+ ×3¼ M ☺+ ×3¼ M	☺ ☺	3 G 6¼
Sorbet de coco	Portion 106 g	18¾ +15½ M	☺+ ×5 M ☺+ ×5 M	☺ ☺	3¼ 6½
Sorbet de fruits	Portion 106 g	☺	☺+ ×5½ M ☺+ ×5½ M	☺ ☺	☺ ☺

3.5 Ingrédients

Ingrédients	M (mesure)	Lactose 1 + M/capsule	Fructose* 0 Fructose 0	Sorbitol 0 Sorbitol 1	Fruc/Galactanes 0 Fruc/Galactanes 1 📖
Ecorce d'orange	CS 15 g	☺	3¼ 3¼	☺ ☺	☺ ☺
Écorce de citron	CS 15 g	☺	☺ ☺	☺ ☺	☺ ☺
Farine d'épeautre	Portion 30 g	☺	☺+ ×¼ M ☺+ ×¼ M	☺ ☺	☺ A ☺
Farine d'orge	Portion 30 g	☺	☺ ☺	☺ ☺	6¼ AD 12¾
Farine de blé blanche	Portion 30 g	☺	33¼ 33¼	☺ ☺	1¼ AD 2¾
Farine de blé complet	Portion 30 g	☺	☺ ☺	☺ ☺	1¼ A 2¾
Farine de seigle	Portion 30 g	☺	27¾ 27¾	☺ ☺	1¼ A 2½
Grains de pâte sablée (comme dans un crumble)	Portion 19,56 g	68¼ +57 M	☺ ☺	☺ ☺	2¾ A 5¾
Levure chimique	Paquet 9 g	☺	☺ ☺	☺ ☺	☺ ☺
Semoule de blé dur	Portion 30 g	☺	☺ ☺	☺ ☺	1¼ AD 2¾
Son de blé	CS 15 g	☺	☺ ☺	☺ ☺	½ G 1

0 *Niveau 0:* M (lactose) ×½
1 *Niveau 1:* M (fructose) ×2
2 *Niveau 2:* M (fructose ou sorbitol) ×4, autres ×2
3 *Niveau 3:* M (sorbitol) ×7, autres ×3
📖: Sources pour les fructanes / galactanes

+ M/capsule : Nombre de M supplémentaires par capsule de lactase forte
Fructose*: Fructose corrigé par rapport au sorbitol
☺+ [nombre] × M: Nombre de M fructose(*) supplémentaires que vous allez tolérer par portion de cet aliment, si vous consommez les deux en même temps

☹: Supprimer ; ☹[1]: ¼ à partir du NT 1 ; ☹[2]: ¼ à partir du NT 2 ; ☹[3]: ¼ à partir du NT 3 ;
☺: N'en contient que de traces ; ☺: N'en contient pas du tout

3.6 Plats chauds

3.6.1 Accompagnements

Accompagnements	M (mesure)	Lactose ↓ + M/⬛	Fructose* ☺ Fructose ↓	Sorbitol ☺ Sorbitol ↓	Fruc/Galactanes ☺ Fruc/Galactanes ↓
Beignets de pommes de terre	Portion 70 g	☺	☺+ ×½ M ☺+ ×½ M	☹ 12¾	☺ B ☺
Boulettes à base de pain (« Semmelknödel »)	Portion 55 g	1¾ +1½ M	☺ ☺	☺ ☺	½ A 1
Boulettes de pommes de terre	Portion 140 g	45½ +37¾ M	☺+ ×¼ M ☺+ ×¼ M	☹ 35½	☺ C ☺
Boulgour, cuisiné maison	Portion 140 g	☺	☺ ☺	☺ ☺	☺ ☺
Couscous, cuit	Portion 140 g	☺	☺ ☺	☺ ☺	¼ A ¾
Falafel, à base de pois chiches	Portion 55 g	☺	☺ ☺	☹ 1¾	¾ G 1½
Gnocchi de blé au fromage	Portion 70 g	28 +23¼ M	☺ ☺	☺ ☺	1 A 2¼
Gnocchi de pommes de terre	Portion 188 g	2½ +2 M	☺ ☺	☺ ☺	14 A 28¼
Graines de quinoa cuites	Portion 140 g	☺	☺+ ×1¾ M ☺+ ×1¾ M	☺ ☺	2½ A 5
Gratin de pommes de terre	Portion 140 g	1 +¾ M	☺ ☺	☹ 7¾	6¼ B 12½
Haricots rouges, cuits	Portion 90 g	☺	☺ ☺	☺ ☺	¼ A ½
Lentilles, cuites	Portion 90 g	☺	☺ ☺	☺ ☺	¾ A 1½
Maïs dox	Portion 85 g	☺	☺+ ×¼ M ☺+ ×½ M	☹ 4	☺ B ☺
Nouilles de riz, frites	Portion 25 g	☺	☺ ☺	☺ ☺	☺ A ☺
Nouilles Fettuccini au blé complet, cuites dans de l'eau non salée	Portion 140 g	☺	☺+ ×¼ M ☺+ ×¼ M	☺ ☺	1 A 2
Petits Pois	CS 15 g	☺	9½ 12¼	☹ 3½	1¼ A 2½
Pois chiches, en conserve, égouttés	Portion 90 g	☺	☺ ☺	☹ 1	1½ A 3

Accompagnements	M (mesure)	Lactose ☝︎ + M/💊	Fructose* ☝︎ Fructose ☝︎	Sorbitol ☝︎ Sorbitol ☝︎	Fruc/Galactanes ☝︎ Fruc/Galactanes ☝︎ 📖
Pois gourmands	Portion	☺	☺+ ×3½ M	☺	¾ B
	85 g		☺+ ×3½ M	☺	1¾
Polenta au fromage	Portion	½	☺+ ×¼ M	☹	3¼ B
	240 g	+½ M	☺+ ×¼ M	20¾	6¾
Pomme de terre, bouillie, avec peau	Portion	☺	☺	☹	☺ B
	110 g		☺	45¼	☺
Pomme de terre, bouillie, sans peau	Portion	☺	☺	☹	☺ B
	110 g		☺	45¼	☺
Riz basmati, cuit dans de l'eau non salée	Portion	☺	☺	☺	☺ A
	140 g		☺	☺	☺
Spätzle	Portion	5¼	☺+ ×¼ M	☺	1 A
	140 g	+4¼ M	☺+ ×¼ M	☺	2

☝︎ *Niveau 0:* M (lactose) ×½
☝︎ *Niveau 1:* M (fructose) ×2
☝︎ *Niveau 2:* M (fructose ou sorbitol) ×4, autres ×2
☝︎ *Niveau 3:* M (sorbitol) ×7, autres ×3
📖: Sources pour les fructanes / galactanes

+ M/💊 : Nombre de M supplémentaires par capsule de lactase forte
Fructose*: Fructose corrigé par rapport au sorbitol
☺+ [nombre] × M: Nombre de M fructose(*) supplémentaires que vous allez tolérer par portion de cet aliment, si vous consommez les deux en même temps

☹: Supprimer ; ☹¹: ¼ à partir du NT 1 ; ☹²: ¼ à partir du NT 2 ; ☹³: ¼ à partir du NT 3 ;
☺: N'en contient que de traces ; ☺: N'en contient pas du tout

3.6.2 Cachettes de lactose

Cachettes de lactose	M (mesure)	Lactose ☺ + M/💊	Fructose* ☺ Fructose ☺	Sorbitol ☺ Sorbitol ☺	Fruc/Galactanes ☺ Fruc/Galactanes ☺📖
Boulettes de viande hachée	Portion 85 g	2¼ +1¾ M	☺ ☺	☹ ☺	☺ ☺
Cervelas	Portion 55 g	2¼ +1¾ M	☺+ ×¼ M ☺+ ×¼ M	☺ ☺	9 18
Gâteau de poulet	Portion 85 g	1½ +1¼ M	14 14	☹ 58¾	3¼ [B] 6½
Gratin	Portion 238 g	½ +½ M	☺ ☺	☺ ☺	☺ ☺
Köttbullar (boulettes de viande hachée suédoises)	Portion 140 g	1½ +1¼ M	☺ ☺	☹ 71¼	9 18
Pâte à tartiner au thon	Portion 85 g	5½ +4½ M	☺ ☺	☹ 14½	☺ ☺
Poisson sauce blanche	Portion 181 g	1½ +1¼ M	☺ ☺	☺ ☺	☺ ☺
Poulet à la crème	Portion 241 g	½ +¼ M	☺ ☺	☹ 13¾	☺ ☺
Poulet sauce de fromage	Portion 216 g	1 +¾ M	5 23	☹ ½	☺ ☺
Rôti de viande hachée	Portion 85 g	2¼ +2 M	☺+ ×¼ M ☺+ ×¼ M	☹ 3½	☺ ☺
Soufflé à la viande	Portion 110 g	1¼ +1 M	☺+ ×½ M ☺+ ×½ M	☹ ☺	1¾ [B] 3¾

3.6.3 Épices et sauces

Épices et sauces	M (mesure)	Lactose ↓ + M/💊	Fructose* ↓ Fructose ↓	Sorbitol ↓ Sorbitol ↓	Fruc/Galactanes ↓ Fruc/Galactanes ↓ 📖
Ail en poudre	Paquet 1 g	☺	☺ ☺	☺ ☺	3¼ ᶠᴮ 6½
Assaisonnement crème fraîche KRAFT®	Portion 30 g	☺	4½ 4½	☺ ☺	☺ ☺
Assaisonnement yaourt et herbes KRAFT®	Portion 30 g	☺	☺+ ×½ M ☺+ ×½ M	☹ 12¼	☺ ☺
Basilic	Paquet 1 g	☺	☺ ☺	☺ ☺	☺ ☺
Beurre au citron	CS 15 g	☺	☺ ☺	☹ 60½	☺ ☺
Bouillon ordinaire	Portion 8 g	☺	☺ ☺	☹ ☺	☺ ☺
Câpres	Paquet 1 g	☺	☺ ☺	☹ 70¼	☺ ☺
Cive	Paquet 1 g	☺	☺ ☺	☺ ☺	☺ ᴮ ☺
Coriandre	Paquet 1 g	☺	☺ ☺	☺ ☺	☺ ☺
Cresson	Paquet 1 g	☺	☺ ☺	☺ ☺	☺ ☺
Gingembre et wasabi	Paquet 1 g	☺	☺ ☺	☹ ☺	☺ ᴮ ☺
Gingembre moulu	Paquet 1 g	☺	89¼ 89¼	☺ ☺	☺ ᴮ ☺
Huile d'olive (p.ex. Bertolli®)	Portion 13 g	☺	☺ ☺	☺ ☺	☺ ☺
Huile de carthame	Portion 13,63 g	☺	☺ ☺	☺ ☺	☺ ☺
Huile de coco	Paquet 1 g	☺	☺ ☺	☺ ☺	☺ ☺

↓ *Niveau 0*: M (lactose) ×½
↓ *Niveau 1*: M (fructose) ×2
↓ *Niveau 2*: M (fructose ou sorbitol) ×4, autres ×2
↓ *Niveau 3*: M (sorbitol) ×7, autres ×3
📖: Sources pour les fructanes / galactanes

+ M/💊 : Nombre de M supplémentaires par capsule de lactase forte
Fructose*: Fructose corrigé par rapport au sorbitol
☺+ [nombre] × M: Nombre de M fructose(*) supplémentaires que vous allez tolérer par portion de cet aliment, si vous consommez les deux en même temps

☹: Supprimer ;   ☹¹: ¼ à partir du NT 1 ;   ☹²: ¼ à partir du NT 2 ;   ☹³: ¼ à partir du NT 3 ;
☺: N'en contient que de traces ;   ☺: N'en contient pas du tout

Épices et sauces	M (mesure)	Lactose ↓ + M/💊	Fructose* ☺ Fructose ↓	Sorbitol ☺ Sorbitol ↓	Fruc/Galactanes ☺ Fruc/Galactanes ↓📖
Huile de lin	Portion 13,63 g	☺	☺ ☺	☺ ☺	☺ ☺
Huile de maïs	Portion 13,63 g	☺	☺ ☺	☺ ☺	☺ ☺
Huile de nox	CS 15 g	☺	☺ ☺	☺ ☺	☺ ☺
Huile de palme	CS 15 g	☺	☺ ☺	☺ ☺	☺ ☺
Huile de pépins de courge	Portion 13,63 g	☺	☺ ☺	☺ ☺	☺ ☺
Huile de Soja	CS 15 g	☺	☺ ☺	☺ ☺	☺ ☺
Huile de tournesol	CS 15 g	☺	☺ ☺	☺ ☺	☺ ☺
Jus de viande	Portion 58 g	☺	☺ ☺	☹ ☺	☺ ☺
Ketchup	Portion 15 g	☺	☺+ ×¼ M ☺+ ×¼ M	☹ 3¾	☺ ☺
Ketchup, allégé en sel	Portion 15 g	☺	☺+ ×¼ M ☺+ ×¼ M	☹ 4¼	☺ ☺
Mayonnaise KRAFT®	Portion 15 g	☺	☺ ☺	☺ ☺	☺ ☺
Mayonnaise sans graisse KRAFT®	Portion 15 g	☺	☺ ☺	☺ ☺	☺ ☺
Menthe fraîche	Paquet 1 g	☺	☺ ☺	☺ ☺	☺ ☺
Miracle Whip® allégé KRAFT®	CS 15 g	80 +66½ M	☺ ☺	☺ ☺	☺ ☺
Miracle Whip® Balance KRAFT®	CS 15 g	☺	☺ ☺	☺ ☺	☺ ☺
Miracle Whip® KRAFT®	CS 15 g	☺	☺ ☺	☺ ☺	☺ ☺
Moutarde de Dijon	CS 15 g	☺	☺ ☺	☹ ☺	☺ ☺
Oignons printanier	Pièce(s) 15,7 g	☺	☺+ ×¼ M ☺+ ×¼ M	☹ 6	¼ G ¾
Origan	Paquet 1 g	☺	☺ ☺	☺ ☺	☺ ☺

Épices et sauces	M (mesure)	Lactose ↯ + M/💊	Fructose* ↯ Fructose ↯	Sorbitol ↯ Sorbitol ↯	Fruc/Galactanes ↯ Fruc/Galactanes ↯📖
Persil	Paquet 1 g	☺	☺ ☺	☺ ☺	☺ ☺
Pesto	Portion 62 g	☺	☺ ☺	☺ ☺	1¾ A 3¾
Pesto de tomates	Portion 85 g	☺	1¼ 1¼	☹ 1	7¾ B 15¾
Poivre de Cayenne	Paquet 1 g	☺	51 51	☺ ☺	☺ ☺
Poivre noir	Paquet 1 g	☺	☺ ☺	☺ ☺	☺ ☺
Raifort	Paquet 1 g	☺	☺ ☺	☺ ☺	☺ ☺
Rémoulade	CS 15 g	☺	☺ ☺	☹ ☺	☺ ☺
Romarin	Paquet 1 g	☺	☺ ☺	☺ ☺	☺ ☺
Saté	Portion 35 g	☺	☺ ☺	☹ 8¼	☺ G ☺
Sauce 57® (HEINZ®)	Portion 15,63 g	☺	☺+ ×¼ M ☺+ ×½ M	☹ 3¾	☺ ☺
Sauce à l'ail	CS 15 g	☺	☺ ☺	☺ ☺	☹ FB ☹
Sauce aigre-douce	CS 15 g	☺	½ ½	☹ 83¼	☺ ☺
Sauce au curry	Portion 59 g	2 +1½ M	☺ ☺	☹ 4	11¼ 22½
Sauce aux champignons	CS 15 g	75¼ +62¾ M	☺ ☺	☹ 2¼	☺ ☺
Sauce barbecue	Paquet 1 g	☺	☺ ☺	☹ 76¾	☺ ☺
Sauce blanche	CS 15 g	4 +3¼ M	☺ ☺	☺ ☺	22¼ 44½

↯ *Niveau 0*: M (lactose) ×½
↯ *Niveau 1*: M (fructose) ×2
↯ *Niveau 2*: M (fructose ou sorbitol) ×4, autres ×2
↯ *Niveau 3*: M (sorbitol) ×7, autres ×3
📖: Sources pour les fructanes / galactanes

+ M/💊 : Nombre de M supplémentaires par capsule de lactase forte
Fructose*: Fructose corrigé par rapport au sorbitol
☺+ [nombre] × M: Nombre de M fructose(*) supplémentaires que vous allez tolérer par portion de cet aliment, si vous consommez les deux en même temps

☹: Supprimer ;   ☹¹: ¼ à partir du NT 1 ;   ☹²: ¼ à partir du NT 2 ;   ☹³: ¼ à partir du NT 3 ;
☺: N'en contient que de traces ;   ☺: N'en contient pas du tout

Épices et sauces	M (mesure)	Lactose ↯ + M/⟿	Fructose* ↯ Fructose ↯	Sorbitol ↯ Sorbitol ↯	Fruc/Galactanes ↯ Fruc/Galactanes ↯
Sauce caramel, sans matière grasse	Portion 41 g	6 +5 M	☺+ ×6 M ☺+ ×6 M	☺ ☺	33¾ 67¾
Sauce chili	Portion 68 g	☺	2¾ 2¾	☹ ¼	☺ ☺
Sauce chocolat	CS 15 g	☺	☺+ ×1½ M ☺+ ×1½ M	☹ ☺	3 G 6
Sauce cocktail	Portion 68 g	☺	☺+ ×2 M ☺+ ×2 M	☹ ¾	☺ ☺
Sauce d'huître	Portion 32 g	☺	☺ ☺	☺ ☺	☺ ☺
Sauce de gingembre	Portion 32 g	☺	☺ ☺	☹ 9¼	☺ B ☺
Sauce de soja	CS 15 g	☺	☺ ☺	☹ 4½	3 A 6
Sauce Hamburger	Portion 203 g	☺	☺ ☺	☹ 12¼	☺ ☺
Sauce hollondaise	CS 15 g	5 +4¼ M	☺ ☺	☺ ☺	28½ 57
Sauce ranch	CS 15 g	☺	☺ ☺	☹ 18½	☺ ☺
Sauce salsa	CS 15 g	☺	6¼ 6¼	☹ 6¾	5½ 11¼
Sauce sandwich	CS 15 g	☺	☺ ☺	☹ ☺	☺ ☺
Sauce Taco, rouge	Portion 32,38 g	☺	2¾ 2¾	☹ 3	11 22
Sauce tomate	Portion 60 g	☺	☺+ ×¾ M ☺+ ×¾ M	☹ ¾	9¼ B 18½
Sauce vanille	CS 15 g	☺	☺ ☺	☺ ☺	☺ ☺
Soupe à l'oignon, concentrée	Portion 126 g	☺	☺+ ×1½ M ☺+ ×1½ M	☹ 2	¼ CB ¾
Tabasco®	CS 15 g	☺	☺ ☺	☺ ☺	☺ ☺
Tahini	Verre(s) 30 ml	☺	☺ ☺	☺ ☺	1 G 2¼
Thym séché	Paquet 1 g	☺	☺ ☺	☺ ☺	☺ ☺

Épices et sauces	M (mesure)	Lactose ½ + M/💊	Fructose* 0 Fructose 0	Sorbitol 0 Sorbitol 1	Fruc/Galactanes 0 Fruc/Galactanes 1 📖
Tzatziki / concombre à la grecque	Portion 30 g	4½ +3¾ M	38¾ 38¾	☹ 9¼	11½ FR 23¼
Vinaigre balsamique	Portion 15,94 g	😃	😃 😃	☹ 23	😃 😃
Vinaigre balsamique KRAFT®	Portion 30 g	😃	☺ ☺	☹ 22	😃 😃
Vinaigre d'alcool	Portion 14 g	😃	😃 😃	😃 😃	😃 😃
Vinaigre de cidre	Portion 14,94 g	😃	6¼ 16½	☹ 1¾	😃 😃
Vinaigre de vin rouge	CS 15 g	😃	☺ 😃	☹ 20	😃 😃
Vinaigrette au miel et à la moutarde	Portion 28 g	😃	4¾ 4¾	😃 😃	😃 😃
Vinaigrette française KRAFT®	Portion 30 g	😃	64 64	☹ ☺	😃 😃
Vinaigrette italienne KRAFT®	Portion 30 g	😃	😃+ ×¾ M 😃+ ×¾ M	😃 😃	😃 😃
Vinaigrettet Mille-Îles KRAFT®	CS 15 g	😃	😃+ ×¼ M 😃+ ×¼ M	😃 😃	😃 😃

0 *Niveau 0:* M (lactose) ×½
1 *Niveau 1:* M (fructose) ×2
2 *Niveau 2:* M (fructose ou sorbitol) ×4, autres ×2
3 *Niveau 3:* M (sorbitol) ×7, autres ×3
📖: Sources pour les fructanes / galactanes

+ M/💊 : Nombre de M supplémentaires par capsule de lactase forte
Fructose*: Fructose corrigé par rapport au sorbitol
😃+ [nombre] × M: Nombre de M fructose(*) supplémentaires que vous allez tolérer par portion de cet aliment, si vous consommez les deux en même temps

☹: Supprimer ; ☹[1]: ¼ à partir du NT 1 ; ☹[2]: ¼ à partir du NT 2 ; ☹[3]: ¼ à partir du NT 3 ;
☺: N'en contient que de traces ; 😃: N'en contient pas du tout

3.6.4 Plats cuisinés

Plats cuisinés	M (mesure)	Lactose ↯ + M/⬤	Fructose* ↯ Fructose ↯	Sorbitol ↯ Sorbitol ↯	Fruc/Galactanes ↯ Fruc/Galactanes ↯
Base de soupe	CS 15 g	☺	64 64	☹ 74	☺ ☺
Burger aux œufs brouillés	Pièce(s) 158 g	12 +10 M	☺+ ×9¼ M ☺+ ×9¼ M	☺ ☺	¼ A ½
Burrito (p.x. Taco Bell®)	Portion 140 g	25½ +21¼ M	☺ ☺	☹ 5¾	¼ A ¾
Chili con Carne (bœuf)	CS 15 g	☺	☺ ☺	☹ 55½	3 AC 6
Chop Suey au poulet	Portion 166 g	☺	☺ ☺	☹ ¼	¼ AB ¾
Chop Suey au tofu	Portion 166 g	☺	☺ ☺	☹ ¼	☺ ☺
Chutney aux tomates	Portion 15 g	☺	☺ ☺	☹ 5¼	33 66¼
Compote sucrée de fruits rouges	Portion 40 g	☺	☺+ ×5¼ M ☺+ ×5¼ M	☹ ¾	☺ ☺
Gratin de pâtes au jus de viande, au fromage et aux légumes	Portion 228 g	3¾ +3 M	☺ ☺	☹ 1¼	½ A 1
Gratin de riz à la sauce de tomates, au fromage et aux légumes	Portion 244 g	9¾ +8¼ M	☺+ ×1 M ☺+ ×1 M	☹ ¼	¼ A ¾
Hot Dog	Pièce(s) 199 g	☺	☺+ ×1¾ M ☺+ ×1¾ M	☹ 8¼	¼ A ½
Lasagne au bœuf haché	Portion 140 g	23¼ +19¼ M	☺+ ×¼ M ☺+ ×¼ M	☹ 1	¾ A 1½
Lasagne au fromage	Portion 140 g	25¾ +21½ M	11 12¼	☹ ¾	¾ A 1½
Lasagne aux épinards	Portion 140 g	8½ +7 M	9¾ 11	☹ ½	¾ A 1½
Lasagne de légumes	CS 15 g	66¾ +55½ M	☺ ☺	☹ 2¾	81½ A ☺
Maccharoni au fromage	Portion 217 g	21½ +18 M	☺ ☺	☺ ☺	½ A 1¼
Mélange de soupe de nouilles, sèche	Portion 16 g	☺	☺+ ×¼ M ☺+ ×¼ M	☺ ☺	6¼ CB 12½

Plats cuisinés	M (mesure)	Lactose ↓ + M/💊	Fructose* ↓ Fructose ↓	Sorbitol ↓ Sorbitol ↓	Fruc/Galactanes ↓ Fruc/Galactanes ↓📖
Milkshake à la fraise	Verre(s) 200 ml	¼ +¼ M	☺+ ×4¼ M ☺+ ×4¼ M	☹ 3¼	1¾ 3¾
Minestrone maison	Portion 245 g	☺	☺ ☺	☹ 1	¼ ½
Minestrone, petite portion	Portion 126 g	☺	☺ ☺	☹ ¾	½ 1
Nachos à la sauce au fromage	Portion 140 g	6¼ +5¼ M	☺ ☺	☹ 7¾	35¾ B 71½
Nouilles de riz asiatiques sautées aux légumes	Portion 200 g	☺	☺+ ×1 M ☺+ ×1 M	☹ 10	3¼ A 6½
Oeufs brouillés au bacon	Portion 110 g	2¼ +1¾ M	☺+ ×1¾ M ☺+ ×1¾ M	☺ ☺	12½ 25¼
Omelette au jambon	Portion 110 g	34¾ +29 M	☺+ ×1¾ M ☺+ ×1¾ M	☺ ☺	☺ ☺
Omelette aux saucisses, aux patates et aux oignons	Portion 110 g	52¼ +43½ M	☺+ ×1 M ☺+ ×1 M	☹ 6¾	¼ CB ½
Pad Thai végétarien	Portion 140 g	☺	☺ ☺	☹ 3¾	☺ A ☺
Paella	Portion 240 g	☺	2¼ 2¼	☹ 2¼	1 2
Pâtes aux aubergines	Portion 200 g	5 +4 M	☺ ☺	☺ ☺	27¾ 55½
Pizza Calzone	Pièce(s) 168 g	12¼ +10¼ M	☺ ☺	☹ 2¾	¼ A ½
Pizza Hut Breadsticks mozzarella	Pièce(s) 56 g	61½ +51¼ M	☺+ ×¼ M ☺+ ×¼ M	☺ ☺	1¼ A 2½
Pizza Hut® La Perso	Pièce(s) 256 g	16¾ +14 M	☺ ☺	☹ ¼	4¾ A 9½
Pizza Hut® Pepperoni, pâte Crust	Portion 140 g	30 +25 M	☺ ☺	☹ 1	¾ A 1½
Pizza Mxicaine (Taco Bell®)	Pièce(s) 213 g	13¾ +11½ M	23¼ 29¼	☹ 1	¼ A ¾

↓ *Niveau 0*: M (lactose) ×½
↓ *Niveau 1*: M (fructose) ×2
↓ *Niveau 2*: M (fructose ou sorbitol) ×4, autres ×2
↓ *Niveau 3*: M (sorbitol) ×7, autres ×3
📖: Sources pour les fructanes / galactanes

+ M/💊 : Nombre de M supplémentaires par capsule de lactase forte
Fructose*: Fructose corrigé par rapport au sorbitol
☺+ [nombre] × M: Nombre de M fructose(*) supplémentaires que vous allez tolérer par portion de cet aliment, si vous consommez les deux en même temps

☹: Supprimer ; ☹1: ¼ à partir du NT 1 ; ☹2: ¼ à partir du NT 2 ; ☹3: ¼ à partir du NT 3 ;
☺: N'en contient que de traces ; ☺: N'en contient pas du tout

Plats cuisinés	M (mesure)	Lactose ↓ + M/💊	Fructose* ↓ Fructose ↓	Sorbitol ↓ Sorbitol ↓	Fruc/Galactanes ↓ Fruc/Galactanes ↓📖
Pizza, maison ou restaurant, fromage, pâte fine	Pièce(s) 209 g	12¼ +10¼ M	☺+ ×¾ M ☺+ ×¾ M	☹ ¾	½ ᴬ 1
Pommes de terre sautées à la lyonnaise	Portion 70 g	☺	☺ ☺	☹ 15¾	☺ ☺
Potage aux haricots	CS 15 g	☺	☺ ☺	☹ ☺	3 ᴬᶜ 6
Potage aux pois	CS 15 g	☺	☺ ☺	☹ 5½	1¼ ᴬᴮ 2½
Poulet aigre-dox	CS 15 g	☺	2½ 2½	☹ ☺	☺ ☺
Poulet sésame	Portion 252 g	☺	☺ ☺	☹ 3¾	☺ ☺
Ratatouille	Portion 110 g	☺	☺ ☺	☹ 1¼	4 ᴮ 8
Ravioli avec frommage	Portion 170 g	88	☺ ☺	☺ ☺	¾ ᴬ 1½
Ravioli de courge	Portion 250 g	½ +½ M	☺+ ×¼ M ☺+ ×¼ M	☹ 40	½ ᴬ 1
Raviolis à la viande	Portion 250 g	☺	☺+ ×½ M ☺+ ×½ M	☹ ½	¼ ᴬ ¾
Raviolis aux épinards	Portion 250 g	5½ +4½ M	☺+ ×¼ M ☺+ ×¼ M	☹ ½	½ ᴬ 1
Rouleau de printemps	Portion 140 g	☺	21 21	☹ 2¾	1 2¼
Salade de patates au jambon, au vinaigre et à l'huile	Portion 140 g	☺	☺+ ×¼ M ☺+ ×¼ M	☹ 4¾	1 ᶜᴮ 2
Salade de patates aux oeufs et à la mayonnaise	Portion 140 g	☺	☺+ ×½ M ☺+ ×½ M	☹ 2	1 ᶜᴮ 2
Salade de pâtes aux légumes et à l'assaisonnement italien	Portion 140 g	☺	3¾ 3¾	☹ 1½	1½ ᴬ 3¼
Salade de pâtes avec des œufs, de la viande et de la mayonnaise	Portion 140 g	☺	☺+ ×¼ M ☺+ ×½ M	☹ 1¼	1½ ᴬ 3
Soupe aux boulettes de poulet	Portion 126 g	7¼ +6 M	☺ ☺	☹ 2¼	2¼ 4½
Soupe de lentilles	Portion 126 g	☺	☺ ☺	☹ 1	5½ ᴬᶜ 11¼

Plats cuisinés	M (mesure)	Lactose ↳ + M/ 💊	Fructose* ☹ Fructose ☹	Sorbitol ☹ Sorbitol ↳	Fruc/Galactanes ☹ Fruc/Galactanes ↳ 📖
Soupe de nouilles (bœuf)	Portion 126 g	☺	☺ ☺	☹ 4¼	4^A 8¼
Soupe de nouilles vietnamienne (Pho')	Portion 245 g	☺	☺ ☺	☹ 6¾	¾ 1¾
Soupe de patates au broccoli et au fromage	Portion 245 g	29¾ +24¾ M	☺ ☺	☹ 13½	½^AC 1
Soupe de pois	CS 15 g	☺	☺ ☺	☹ 20	3¼^AC 6¾
Soupe de poulet classique	Portion 245 g	☺	☺ ☺	☹ 1	1¼ 2½
Soupe de riz aux haricots rouges	Portion 51,03 g	☺	¼ ¼	☹ ¼	1¼^AC 2¾
Soupe végétarienne	Portion 126 g	☺	☺+ ×¼ M ☺+ ×¼ M	☹ 1	19¾ 39½
Soupe Wan-Tan au poulet	Portion 245 g	☺	☺ ☺	☹ 40¾	☺ ☺
Spaghetti à la Carbonara	Portion 201 g	13½ +11¼ M	☺+ ×¾ M ☺+ ×¾ M	☹ 6	½^A 1
Sushi (en chemise d'algues) au poisson et aux légumes	Portion 140 g	☺	☺ ☺	☹ 2	☺ ☺
Sushi au poisson	Portion 140 g	☺	10½ 32¼	☹ 2½	☺ ☺
Sushi aux légumes	Portion 140 g	☺	☺ ☺	☹ 1½	☺ ☺
Taco aux haricots rouges et au fromage	Portion 140 g	☺ +77½ M	12¾ 13	☹ 4¼	¼^A ½
Velouté aux patates	Portion 23 g	3¼ +2¾ M	☺ ☺	☹ 3	5 10
Velouté d'asperge	Portion 245 g	¼ +¼ M	40¾ 40¾	☹ 40¾	2¼ 4½
Velouté de broccoli	Portion 126 g	5 +4¼ M	☺ ☺	☹ 19¾	1^C 2¼

☹ *Niveau 0*: M (lactose) ×½
↳ *Niveau 1*: M (fructose) ×2
☹ *Niveau 2*: M (fructose ou sorbitol) ×4, autres ×2
☹ *Niveau 3*: M (sorbitol) ×7, autres ×3
📖: Sources pour les fructanes / galactanes

+ M/ 💊 : Nombre de M supplémentaires par capsule de lactase forte
Fructose*: Fructose corrigé par rapport au sorbitol
☺+ [nombre] × M: Nombre de M fructose(*) supplémentaires que vous allez tolérer par portion de cet aliment, si vous consommez les deux en même temps

☹: Supprimer ;   ☹[1]: ¼ à partir du NT 1 ;   ☹[2]: ¼ à partir du NT 2 ;   ☹[3]: ¼ à partir du NT 3 ;
☺: N'en contient que de traces ;   ☻: N'en contient pas du tout

Plats cuisinés	M (mesure)	Lactose 🗘 + M/💊	Fructose* 🗘 Fructose 🗘	Sorbitol 🗘 Sorbitol 🗘	Fruc/Galactanes 🗘 Fruc/Galactanes 🗘📖
Velouté de céleri	Portion	½	☺	☹	¼
	245 g	+½ M	☺	¼	½
Velouté de champignons	Portion	8½	☺	☹	½
	245 g	+7 M	☺	¼	1
Velouté de courge	Portion	13½	☺	☹	½ G
	245 g	+11¼ M	☺	2½	1
Velouté de poireau	Portion	¾	☺+ ×¼ M	☹	4¼ AB
	245 g	+½ M	☺+ ×¼ M	1¼	8½
Velouté de poulet	Portion	6½	☺	☹	37¼ CB
	126 g	+5½ M	☺	26¼	74¾
Velouté de tomates	Portion	¼	13	☹	1¼ B
	34,66 g	+0,24 M	13¾	2	2¾

3.6.5 Viande et poisson

Viande et poisson	M (mesure)	Lactose ↳ + M/⟅	Fructose* ↳ Fructose ↳	Sorbitol ↳ Sorbitol ↳	Fruc/Galactanes ↳ Fruc/Galactanes ↳📖
Bacon de bœuf	Portion 15 g	☺	☺ ☺	☺ ☺	☺ ☺
Bâtonnets de poisson	Portion 85 g	☺	☺ ☺	☺ ☺	2[A] 4
Bifteck	Portion 85 g	☺	☺ ☺	☺ ☺	☺ ☺
Bœuf saumuré	Portion 55 g	☺	☺ ☺	☺ ☺	☺ ☺
Braunschweiger	Portion 55 g	☺	☺ ☺	☺ ☺	☺ ☺
Calamars panés	Portion 85 g	☺	☺ ☺	☺ ☺	2¼[A] 4½
Caviar	CS 15 g	☺	☺ ☺	☺ ☺	☺ ☺
Crevettes à la marinade d'épices	Portion 85 g	☺	☺ ☺	☺ ☺	☺ ☺
Crevettes à la sauce parmesan	Portion 85 g	☺	☺ ☺	☺ ☺	☺ ☺
Crevettes panées	Portion 85 g	☺	☺ ☺	☺ ☺	2[A] 4
Croquettes de poisson	Portion 85 g	2¼ +1¾ M	☺ ☺	☹ ☺	1¾[A] 3½
Escalope de porc panée	Portion 85 g	☺	☺ ☺	☺ ☺	1¼[A] 2¾
Filet de dinde	Portion 85 g	☺	☺ ☺	☺ ☺	☺ ☺
Fricassée de poulet	Portion 244 g	☺	☺ ☺	☺ ☺	5¾[C] 11½
Gonnelle marinée au citron et au poivre	Portion 85 g	☺	☺ ☺	☺ ☺	☺ ☺

↳ *Niveau 0:* M (lactose) ×½
↳ *Niveau 1:* M (fructose) ×2
↳ *Niveau 2:* M (fructose ou sorbitol) ×4, autres ×2
↳ *Niveau 3:* M (sorbitol) ×7, autres ×3
📖: Sources pour les fructanes / galactanes

+ M/⟅ : Nombre de M supplémentaires par capsule de lactase forte
Fructose*: Fructose corrigé par rapport au sorbitol
☺+ [nombre] × M: Nombre de M fructose(*) supplémentaires que vous allez tolérer par portion de cet aliment, si vous consommez les deux en même temps

☹: Supprimer ; ☹[1]: ¼ à partir du NT 1 ; ☹[2]: ¼ à partir du NT 2 ; ☹[3]: ¼ à partir du NT 3 ;
☺: N'en contient que de traces ; ☺: N'en contient pas du tout

Viande et poisson	M (mesure)	Lactose ↓ + M/💊	Fructose* ☺/ Fructose ☺/	Sorbitol ☺/ Sorbitol ↓	Fruc/Galactanes ☺/ Fruc/Galactanes ↓📖
Goulache, bœuf	CS 15 g	☺	☺ ☺	☹ 4	☺ ☺
Hareng jeune salé	Portion 55 g	☺	☺ ☺	☺ ☺	☺ ☺
Moules	Portion 85 g	☺	☺ ☺	☺ ☺	☺ ☺
Moules fourrées aux oignons et aux champignons	Portion 140 g	24½ +20½ M	☺ ☺	☹ ½	3¼ CB 6¾
Pâté de foie	Portion 55 g	☺	☺ ☺	☺ ☺	☺ ☺
Poisson non traité et fruits de mer	Portion 85 g	☺	☺ ☺	☺ ☺	☺ ☺
Poulet cordon-bleu	Portion 140 g	32¼ +27 M	2 2	☺ ☺	1 A 2¼
Poulet rôti avec la peau	Portion 85 g	☺	☺ ☺	☺ ☺	☺ ☺
Ragoût de chevreuil	Portion 85 g	☺	☺ ☺	☺ ☺	☺ ☺
Saucisse de Francfort	Portion 55 g	☺	☺+ ×¼ M ☺+ ×¼ M	☺ ☺	☺ ☺
Saucisse du brasseur (bœuf)	Portion 55 g	☺	☺+ ×1 M ☺+ ×1 M	☺ ☺	☺ ☺
Saucisse grillée	Portion 55 g	☺	☺+ ×¼ M ☺+ ×¼ M	☺ ☺	☺ ☺
Saucisse grillée (bœuf)	Portion 55 g	☺	☺+ ×1 M ☺+ ×1 M	☺ ☺	☺ ☺
Saucisse grillée (dinde)	Portion 55 g	☺	☺+ ×1½ M ☺+ ×1½ M	☺ ☺	☺ ☺
Saucisse grillée à la bière	Portion 55 g	☺	☺+ ×¼ M ☺+ ×¼ M	☹ ☺	☺ ☺
Saucisse grillée fourrée fromage	Portion 55 g	☺	☺+ ×½ M ☺+ ×½ M	☹ ☺	☺ ☺
Saucisse grillée light	Portion 55 g	☺	☺+ ×2¾ M ☺+ ×2¾ M	☺ ☺	☺ ☺
Sauerbraten [bœuf braisé à l'aigre ; rôti mariné plusieurs jours dans une marinade à base de vinaigre Bacon]	Portion 159 g	☺	34¾ 34¾	☺ ☺	☺ ☺

Viande et poisson	M (mesure)	Lactose ☽ + M/ 🍪	Fructose* ☼ Fructose ☽	Sorbitol ☼ Sorbitol ☽	Fruc/Galactanes ☼ Fruc/Galactanes ☽ 📖
Saumon fumé	Portion 55 g	☺	☺ ☺	☺ ☺	☺ ☺
Thon en boîte, à l'huile	Portion 55 g	☺	☺ ☺	☺ ☺	☺ ☺
Travers de bœuf	Portion 85 g	☺	☺ ☺	☺ ☺	☺ ☺

☼ *Niveau 0:* M (lactose) ×½   + M/🍪 : Nombre de M supplémentaires par capsule de lactase forte
☽ *Niveau 1:* M (fructose) ×2   Fructose*:   Fructose corrigé par rapport au sorbitol
☾ *Niveau 2:* M (fructose ou sorbitol) ×4, autres ×2   ☺+ [nombre] × M: Nombre de M fructose(*) sup-
☿ *Niveau 3:* M (sorbitol) ×7, autres ×3   plémentaires que vous allez tolérer par portion de cet
📖: Sources pour les fructanes / galactanes   aliment, si vous consommez les deux en même temps
☹: Supprimer ;   ☹[1]: ¼ à partir du NT 1 ;   ☹[2]: ¼ à partir du NT 2 ;   ☹[3]: ¼ à partir du NT 3 ;
☺: N'en contient que de traces ;   ☺: N'en contient pas du tout

3.7 Plats froids

3.7.1 Céréales

Céréales	M (mesure)	Lactose ☻ + M/💊	Fructose* ☻ Fructose ☻	Sorbitol ☻ Sorbitol ☻	Fruc/Galactanes ☻ Fruc/Galactanes ☻📖
All-Bran® Original (Kellogg's®)	Portion 30 g	☺	☺+ ×¼ M ☺+ ×¼ M	☺ ☺	¼ A ¾
Barre de céréales au miel	Pièce(s) 27 g	17½ +14¾ M	5¾ ☺+ ×¾ M	☹ ☹²	½ A 1¼
Barre de céréales aux amandes	Pièce(s) 28 g	4 +3¼ M	1½ ☺+ ×¾ M	☹ ☹²	½ A 1¼
Barre de céréales aux canneberges et au chocolat noir	Pièce(s) 35 g	☺	☺+ ×4¼ M ☺+ ×4¼ M	☹ 71¼	½ A 1
Barre de céréales aux cerises et au chocolat noir	Pièce(s) 35 g	☺	☺+ ×1 M ☺+ ×1 M	☹ 1	½ A 1
Barre de céréales aux myrtilles	Pièce(s) 25 g	49 +40¾ M	☺+ ×½ M ☺+ ×¾ M	☹ ¾	¾ A 1½
Barre de céréales aux petits morceaux de chocolat	Pièce(s) 29 g	29½ +24¾ M	☺+ ×1 M ☺+ ×1 M	☹ ☺	½ A 1¼
Barre de céréales aux raisins	Pièce(s) 30 g	11¾ +9¾ M	½ ☺	☹ ☹²	½ A 1¼
Barre de céréales, banane	Pièce(s) 25 g	49 +40¾ M	☺+ ×½ M ☺+ ×¾ M	☹ ¾	¾ A 1½
Barre de céréales, coco	Pièce(s) 29 g	17¼ +14½ M	¾ ☺+ ×1¾ M	☹ ☹²	½ A 1¼
Céréale / muesli croustillant aux fruits	Portion 55 g	☺	☺+ ×1¼ M ☺+ ×1¼ M	☹ 25¾	¼ A ¾
Céréale / muesli croustillant aux nox et au miel	Portion 55 g	☺	☺+ ×1 M ☺+ ×1 M	☹ 18	¼ A ¾
Chaussons à la cannelle	Portion 30 g	☺	2 2	☺ ☺	1½ A 3
Cocoa Krispies® (Kellogg's®)	Portion 30 g	☺	☺ ☺	☹ ☺	1½ A 3
Corn Flakes (Kellogg's®)	Portion 30 g	☺	☺+ ×1½ M ☺+ ×1½ M	☹ ☺	1½ A 3

Céréales	M (mesure)	Lactose ↓ + M/💊	Fructose* ☹ Fructose ☹	Sorbitol ☹ Sorbitol ↓	Fruc/Galactanes ☹ Fruc/Galactanes ↓📖
Crunchy Nut Corn Flakes (Kellogg's®)	Portion 30 g	☺	23¾ 24	☹ 15	1½ A 3
Essentials Oat Bran Cereal (Quaker®)	Portion 55 g	☺	☺ ☺	☺ ☺	1¼ A 2¾
Flocons d'amarante	Portion 30 g	☺	3 3¾	☹ 2½	¾ G 1½
Froot Loops Kellogg's®	Portion 30 g	☺	☺ ☺	☹ ☺	½ A 1¼
Frosties (Kellogg's®)	Portion 30 g	☺	☺ ☺	☹ ☺	1½ A 3
Frosties (Kellogg's®) allégés	Portion 30 g	☺	☺+ ×¼ M ☺+ ×¼ M	☹ ☺	1½ A 3
Honey Smacks® (Kellogg's®)	Portion 30 g	☺	☺+ ×12 M ☺+ ×12 M	☹ 83¼	½ A 1¼
Lait écrémé (0% matière grasse)	Verre(s) 200 ml	¼ +0,21 M	☺ ☺	☺ ☺	1¼ 2¾
Lait écrémé allégé en lactose	Verre(s) 200 ml	☺	☺+ ×10 M ☺+ ×10 M	☺ ☺	☺ ☺
Lait écrémé allégé en lactose, avec calcium	Verre(s) 200 ml	☺	☺+ ×10 M ☺+ ×10 M	☺ ☺	☺ ☺
Millet	Portion 30 g	☺	☺ ☺	☺ ☺	☺ ☺
Muesli avec du raisin	Portion 55 g	☺	1 1	☹ 1	¼ A ¾
Mueslx® (Kellogg's®)	Portion 55 g	☺	☺+ ×¾ M ☺+ ×¾ M	☹ 2¾	¼ A ¾
Nestlé® CiniMinis®	Portion 30 g	☺	¼ ¼	☺ ☺	1½ A 3
Nestlé® Clusters®	Portion 55 g	☺	☺ ☺	☺ ☺	¼ A ¾
Nestlé® Cookie Crisp	Portion 30 g	☺	☺+ ×¼ M ☺+ ×¼ M	☹ ☺	¾ A 1¾

☹ *Niveau 0*: M (lactose) ×½
↓ *Niveau 1*: M (fructose) ×2
☹ *Niveau 2*: M (fructose ou sorbitol) ×4, autres ×2
☹ *Niveau 3*: M (sorbitol) ×7, autres ×3
📖: Sources pour les fructanes / galactanes

+ M/💊 : Nombre de M supplémentaires par capsule de lactase forte
Fructose*: Fructose corrigé par rapport au sorbitol
☺+ [nombre] × M: Nombre de M fructose(*) supplémentaires que vous allez tolérer par portion de cet aliment, si vous consommez les deux en même temps

☹: Supprimer ; ☹[1]: ¼ à partir du NT 1 ; ☹[2]: ¼ à partir du NT 2 ; ☹[3]: ¼ à partir du NT 3 ;
☺: N'en contient que de traces ; ☺: N'en contient pas du tout

Céréales	M (mesure)	Lactose ↓ + M/🥛	Fructose* ↺ Fructose ↓	Sorbitol ↺ Sorbitol ↓	Fruc/Galactanes ↺ Fruc/Galactanes ↓📖
Nestlé® Fitness®	Portion 30 g	☺	41½ 41½	☺ ☺	½ A 1¼
Nestlé® NESQUIK®, céréales croustillantes de petit déjeuner	Portion 30 g	☺	☺+ ×2 M ☺+ ×2 M	☹ ☺	½ A 1¼
Nestlé® Shreddies® au miel	Portion 30 g	☺	☺ ☺	☹ 37	½ A 1¼
Nestlé® Shreddies® Choco	CS 15 g	☺	¼ ¼	☹ ☺	1¼ A 2¾
Nestlé® Shreddies® Classic	Portion 30 g	☺	☺ ☺	☹ ☺	½ A 1¼
Rice Krispies® (Kellogg's®)	Portion 30 g	☺	☺ ☺	☺ ☺	1½ A 3
Special K® (Kellogg's) à la cannelle et aux nox	Portion 30 g	☺	☺ ☺	☺ ☺	½ A 1¼
Special K® (Kellogg's®)	Portion 30 g	☺	☺ ☺	☹ 41½	½ A 1¼
Special K® myrtilles (Kellogg's®)	Portion 30 g	☺	☺+ ×½ M ☺+ ×½ M	☹ 15	½ A 1¼
Special K® Original (Kellogg's®)	Portion 30 g	13 +10¾ M	☺ ☺	☺ ☺	½ A 1¼
Toppas® (Kellogg's®)	Portion 55 g	☺	☺+ ×¼ M ☺+ ×¼ M	☺ ☺	¼ A ¾
Wheaties® (General Mills)	Portion 30 g	☺	83¼ 83¼	☺ ☺	½ A 1¼

3.7.2 Charcuterie

Charcuterie	M (mesure)	Lactose ☹ + M/💊	Fructose* ☹ Fructose ☹	Sorbitol ☹ Sorbitol ☹	Fruc/Galactanes ☹ Fruc/Galactanes ☹📖
Beurre dox	Portion 14 g	☺	☺ ☺	☺ ☺	☺ ☺
Beurre salé	Portion 14 g	☺	☺ ☺	☺ ☺	☺ ☺
Brie	Portion 30 g	22 +18½ M	☺ ☺	☺ ☺	☺ ☺
Camembert	Portion 30 g	21½ +18 M	☺ ☺	☺ ☺	☺ ☺
Cheddar	Portion 30 g	43¼ +36 M	☺ ☺	☺ ☺	☺ ☺
Colby-Jack (fromage)	Portion 30 g	27¼ +22¾ M	☺ ☺	☺ ☺	☺ ☺
Confiture	Portion 20 g	☺	☺+ ×2¾ M ☺+ ×2¾ M	☹ 1¾	☺ ☺
Confiture allégée en sucre	Portion 20 g	☺	7 7	☹ 41½	☺ ☺
Confiture sans sucre à la saccharine	Portion 14 g	☺	2¼ 2¼	☹ 19¼	☺ ☺
Confiture sans sucre à l'aspartame	Portion 17 g	☺	15¾ 17½	☹ 5¼	☺ ☺
Confiture sans sucre au sucralose	Portion 17 g	☺	☺ ☺	☹ 65¼	☺ ☺
Confiture sans sucre ni édulcorant artificiel	CS 15 g	☺	¼ ¼	☹ ☹[2]	☺ ☺
Edam	Portion 30 g	6¾ +5¾ M	☺ ☺	☺ ☺	38¾ 77½
Fromage à pâte persillée / bleu	Portion 30 g	20 +16½ M	☺ ☺	☺ ☺	☺ ☺
Fromage à pâte persillée, liquide	Portion 30 g	1¾ +1¼ M	☺ ☺	☺ ☺	9¾ 19½

☹ *Niveau 0*: M (lactose) ×½
☹ *Niveau 1*: M (fructose) ×2
☹ *Niveau 2*: M (fructose ou sorbitol) ×4, autres ×2
☹ *Niveau 3*: M (sorbitol) ×7, autres ×3
📖: Sources pour les fructanes / galactanes

+ M/💊: Nombre de M supplémentaires par capsule de lactase forte
Fructose*: Fructose corrigé par rapport au sorbitol
☺+ [nombre] × M: Nombre de M fructose(*) supplémentaires que vous allez tolérer par portion de cet aliment, si vous consommez les deux en même temps

☹: Supprimer ; ☹[1]: ¼ à partir du NT 1 ; ☹[2]: ¼ à partir du NT 2 ; ☹[3]: ¼ à partir du NT 3 ;
☺: N'en contient que de traces ; ☺: N'en contient pas du tout

Charcuterie	M (mesure)	Lactose ↯ + M/🥛	Fructose* ↯ Fructose ↯	Sorbitol ↯ Sorbitol ↯	Fruc/Galactanes ↯ Fruc/Galactanes ↯📖
Fromage américain, à hamburger	Portion 30 g	4½ +3¾ M	☺ ☺	☺ ☺	25¾ 51½
Fromage blanc aux herbes	Portion 55 g	3½ +2¾ M	☺ ☺	☺ ☺	19¾ 39½
Fromage blanc light (1 % de mat.gr. Allégé en lactose)	Portion 110 g	3¼ +2¾ M	☺+ ×1¾ M ☺+ ×1¾ M	☺ ☺	18¾ 37¾
Fromage de chèvre	Portion 30 g	4½ +3¾ M	☺ ☺	☺ ☺	25½ 51
Fromage de soja, différents parfums	Portion 30 g	9 +7½ M	55½ 55½	☹ 18½	1¼ A 2¾
Fromage frais	Portion 30 g	2¾ +2¼ M	☺ ☺	☺ ☺	15¾ 31½
Fromage frais à tartiner	Portion 30 g	3 +2½ M	☺ ☺	☺ ☺	17¼ 34½
Fromage frais aux herbes	Portion 30 g	2½ +2 M	☺ ☺	☺ ☺	14 28
Fromage suisse	Portion 30 g	☺	☺+ ×¼ M ☺+ ×¼ M	☺ ☺	☺ ☺
Fromage suisse allégé en sel	Portion 30 g	☺	☺+ ×¼ M ☺+ ×¼ M	☺ ☺	☺ ☺
Fromage, 25 % de mat. gr.	Portion 30 g	37¼ +31 M	☺ ☺	☺ ☺	☺ ☺
Gorgonzola	Portion 30 g	20 +16½ M	☺ ☺	☺ ☺	☺ ☺
Gouda	Portion 30 g	4½ +3¾ M	☺ ☺	☺ ☺	25 50
Limburger	Portion 30 g	20¼ +17 M	☺ ☺	☺ ☺	☺ ☺
Margarine	Portion 14 g	31 +25¾ M	☺ ☺	☺ ☺	☺ ☺
Margarine à l'huile de lin	Portion 14 g	32¼ +27 M	☺ ☺	☺ ☺	☺ ☺
Margarine à l'huile de tournesol	Portion 14,19 g	30 +25 M	☺ ☺	☺ ☺	☺ ☺
Margarine allégée	Portion 9 g	21¾ +18 M	☺ ☺	☺ ☺	☺ ☺
Margarine de régime sans matière grasse	Portion 14 g	15½ +13 M	☺ ☺	☺ ☺	86¾ ☺

Charcuterie	M (mesure)	Lactose ☹ + M/💊	Fructose* ☹ Fructose ☹	Sorbitol ☹ Sorbitol ☹	Fruc/Galactanes ☹ Fruc/Galactanes ☹📖
Marmelade d'oranges sans sucre, à l'aspartame	Portion 17 g	☺	15¾ 17½	☹ 5¼	☺ ☺
Marmelade d'oranges sans sucre, à la saccharine	Portion 16 g	☺	2 2	☹ 16¾	☺ ☺
Marmelade d'oranges sans sucre, au sucralose	Portion 17 g	☺	☺ ☺	☹ 65¼	☺ ☺
Mascarpone	Portion 30 g	2½ +2 M	☺ ☺	☺ ☺	13¾ 27¾
Miel	Portion 21,19 g	☺	¼ ¼	☹ 1¼	☺ ☺
Mortadelle	Portion 55 g	☺	☺+ ×¼ M ☺+ ×¼ M	☺ ☺	☺ ☺
Munster	Portion 30 g	8¾ +7¼ M	☺ ☺	☺ ☺	49½ ☺
Nutella®	Portion 37 g	32¼ +27 M	67½ 67½	☹ 20¾	1¼ G 2¾
Roquefort	Portion 30 g	5 +4 M	☺ ☺	☺ ☺	27¾ 55½
Sauce au fromage	Portion 66 g	¼ +¼ M	☺ ☺	☺ ☺	1¾ 3¾
Saucisson italien au bœuf	Portion 55 g	☺	☺+ ×5¾ M ☺+ ×5¾ M	☺ ☺	☺ ☺
Saucisson italien, light	Portion 55 g	☺	☺+ ×½ M ☺+ ×½ M	☺ ☺	☺ ☺
Syrop d'érable	CS 15 g	☺	☺+ ×¼ M ☺+ ×¼ M	☺ ☺	☺ ☺
Tilsit (fromage)	Portion 30 g	5¼ +4¼ M	☺ ☺	☺ ☺	29½ 59

☹ *Niveau 0*: M (lactose) ×½
☹ *Niveau 1*: M (fructose) ×2
☹ *Niveau 2*: M (fructose ou sorbitol) ×4, autres ×2
☹ *Niveau 3*: M (sorbitol) ×7, autres ×3
📖: Sources pour les fructanes / galactanes

+ M/💊 : Nombre de M supplémentaires par capsule de lactase forte
Fructose*: Fructose corrigé par rapport au sorbitol
☺+ [nombre] × M: Nombre de M fructose(*) supplémentaires que vous allez tolérer par portion de cet aliment, si vous consommez les deux en même temps

☹: Supprimer ; ☹[1]: ¼ à partir du NT 1 ; ☹[2]: ¼ à partir du NT 2 ; ☹[3]: ¼ à partir du NT 3 ;
☺: N'en contient que de traces ; ☺: N'en contient pas du tout

3.7.3 Lait et produits laitiers

Lait et produits laitiers	M (mesure)	Lactose ↓ + M/🥛	Fructose* ↓ Fructose ↓	Sorbitol ↓ Sorbitol ↓	Fruc/Galactanes ↓ Fruc/Galactanes ↓📖
Babybel®, Cheddar	Pièce(s) 21 g	☺	☺ ☺	☺ ☺	☺ ☺
Babybel®, Original	Pièce(s) 21 g	12¾ +10½ M	☺ ☺	☺ ☺	70¾ ☺
Crème aigre	Portion 30 g	3¼ +2¾ M	☺ ☺	☺ ☺	19¼ 38½
Crème fouettée au chocolat	Portion 5 g	9¾ +8 M	☺ ☺	☹ ☺	54½ ☺
Crème liquide, 11% de mat.gr.	Portion 30 g	2¼ +1¾ M	☺ ☺	☺ ☺	12¾ 25¾
Danone® Activia (yaourt)	Pièce(s) 115 g	½ +¼ M	☺ ☺	☺ ☺	2¾ 5½
Danone® Aktiva®, vanille light	Pièce(s) 115 g	¼ +¼ M	¼ ¼	☺ ☺	2 4
Danone® yaourt au chocolat	Pièce(s) 150 g	½ +¼ M	☺ ☺	☺ ☺	1¼ 2½
Danone® yaourt au miel	Pièce(s) 150 g	½ +¼ M	¼ ¼	☹ 3¼	2¾ 5¾
Danone® yaourt aux fruits	Pièce(s) 115 g	¼ +¼ M	¼ ¼	☹ 10¾	2 4
Féta (fromage)	Portion 30 g	2¼ +2 M	☺ ☺	☺ ☺	13½ 27
Féta (fromage) sans graisse	Portion 30 g	¾ +¾ M	☺ ☺	☺ ☺	5 10¼
Fromage à fondue	Portion 53 g	☺	☺+ ×¼ M ☺+ ×¼ M	☹ 5	☺ ☺
Fromage de riz, diiférentes sortes	Portion 30 g	12 +10 M	☺ ☺	☺ ☺	67¼ A ☺
Glace vanille sans sucre	CS 15 g	3¼ +2½ M	¾ ☺	☹ ☹²	18¼ 36½
Kéfir	Portion 220 g	¼ +¼ M	☺ ☺	☺ ☺	1¾ 3¾
Lait à la fraise	Verre(s) 200 ml	¼ +¼ M	☺ ☺	☺ ☺	1¾ 3½
Lait à la mangue	Verre(s) 200 ml	¼ +¼ M	¼ ¼	☹ 1	2½ 5

Lait et produits laitiers	M (mesure)	Lactose ↳ + M/ 💊	Fructose* ♀ Fructose ♀	Sorbitol ♀ Sorbitol ↳	Fruc/Galactanes ♀ Fruc/Galactanes ↳ 📖
Lait concentré non sucré, 2 % de mat.gr.	Verre(s) 200 ml	¼ +0,22 M	☺ ☺	☺ ☺	1½ 3
Lait d'avoine	Verre(s) 200 ml	☻	☺ ☺	☺ ☺	¼ A ¾
Lait d'amande, vanille et autres saveurs, non sucré	Verre(s) 200 ml	☻	☺ ☺	☺ ☺	☹ A ☹²
Lait de riz nature	Verre(s) 200 ml	☻	☺+ ×¼ M ☺+ ×¼ M	☺ ☺	☺ A ☺
Lait de soja aux éducolrants artificiels	Verre(s) 200 ml	☻	4¾ 4¾	☹ 1½	☹ A ¼
Lait de soja, parfum vanille, édulcoré au sucre	Verre(s) 200 ml	☻	☺+ ×¾ M ☺+ ×¾ M	☹ 7	☹ A ¼
Lait entier	Verre(s) 200 ml	¼ +0,24 M	☺ ☺	☺ ☺	1½ 3
Milkshake à la vanille (Slim-Fast®)	Verre(s) 200 ml	2½ +2 M	☺ ☺	☺ ☺	14¼ 28¾
Mozzarella au lait entier	Portion 30 g	9¾ +8¼ M	☺ ☺	☺ ☺	55 ☺
Mozzarella sans graisse	Portion 30 g	½ +½ M	☺ ☺	☺ ☺	3½ 7¼
Parmesan sec	Portion 5 g	☻	☺ ☺	☺ ☺	☺ ☺
Parmesan sec sans graisse	Portion 5 g	☻ +75¾ M	☺ ☺	☺ ☺	☺ ☺
Poudre de pudding, différentes sortes	Portion 24,75 g	☻	☺ ☺	☺ ☺	☺ ☺
Pudding au chocolat	Pièce(s) 200 g	¾ +½ M	☺ ☺	☹ 25	1 G 2¼
Pudding au chocolat sans sucre	CS 15 g	89¼ +74¼ M	¾ ☺	☹ ☹²	21¼ G 42½

♀ Niveau 0: M (lactose) ×½
↳ Niveau 1: M (fructose) ×2
❤ Niveau 2: M (fructose ou sorbitol) ×4, autres ×2
♠ Niveau 3: M (sorbitol) ×7, autres ×3
📖: Sources pour les fructanes / galactanes

+ M/ 💊 : Nombre de M supplémentaires par capsule de lactase forte
Fructose*: Fructose corrigé par rapport au sorbitol
☺+ [nombre] × M: Nombre de M fructose(*) supplémentaires que vous allez tolérer par portion de cet aliment, si vous consommez les deux en même temps

☹: Supprimer ;   ☹¹: ¼ à partir du NT 1 ;   ☹²: ¼ à partir du NT 2 ;   ☹³: ¼ à partir du NT 3 ;
☻: N'en contient que de traces ;   ☺: N'en contient pas du tout

Lait et produits laitiers	M (mesure)	Lactose 🡇 + M/🍶	Fructose* 🡅 Fructose 🡇	Sorbitol 🡅 Sorbitol 🡇	Fruc/Galactanes 🡅 Fruc/Galactanes 🡇 📖
Ricotta au lait demi-écrémé	Portion 55 g	17½ +14½ M	☺ ☺	☺ ☺	☺ ☺
Riz au lait avec raisins secs	Pièce(s) 200 g	½ +¼ M	3¾ 8	☹ 1¼	3 6
Riz au lait avec raisins secs et nox de coco	Pièce(s) 200 g	½ +¼ M	27¾ ☺	☹ 1¼	3¼ 6½
Riz au lait nature	Pièce(s) 200 g	½ +¼ M	☺+ ×½ M ☺+ ×½ M	☺ ☺	2¾ 5¾
Tofu	Portion 85 g	☺	2¼ 2¼	☹ ¾	½ A 1
Yaourt aux céréales	Pièce(s) 250 g	¼ +0,24 M	☺ ☺	☹ 6½	1½ 3
Yaourt aux fraises	CS 15 g	2¾ +2¼ M	¾ ¾	☹ 60½	16 32¼
Yaourt caramel	Pièce(s) 100 g	½ +½ M	☺+ ×½ M ☺+ ×½ M	☺ ☺	4 8
Yaourt chocolat	Pièce(s) 150 g	½ +¼ M	66½ 66½	☺ ☺	3 6¼
Yaourt citron sans graisse	Pièce(s) 150 g	½ +¼ M	☺+ ×½ M ☺+ ×½ M	☺ ☺	3 6
Yaourt édulcoré à l'aspartame	CS 15 g	4 +3¼ M	☺ ☺	☺ ☺	22½ 45
Yaourt édulcoré au sucralose	Pièce(s) 250 g	¼ +¼ M	40 40	☺ ☺	1½ 3¼
Yaourt fraise	Pièce(s) 250 g	¼ +¼ M	4 4¼	☹ 2	1¾ 3½
Yaourt fraise sans graisse	Pièce(s) 250 g	¼ +¼ M	☺+ ×¾ M ☺+ ×¾ M	☹ 3½	1¾ 3½
Yaourt framboise sans graisse	Pièce(s) 250 g	¼ +¼ M	☺+ ×¾ M ☺+ ×¾ M	☹ 20	1¾ 3½
Yaourt griotte sans graisse	CS 15 g	5¼ +4½ M	☺ ☺	☹ 3¾	30¼ 60¾
Yaourt myrtille	Pièce(s) 250 g	¼ +¼ M	☺+ ×1 M ☺+ ×1 M	☺ ☺	1¾ 3½
Yaourt nature grec, allégé en graisse	Pièce(s) 250 g	¼ +¼ M	☺ ☺	☺ ☺	2½ 5
Yaourt nature sans graisse	Pièce(s) 150 g	¼ +0,22 M	☺ ☺	☺ ☺	1¼ 2¾

Lait et produits laitiers	M (mesure)	Lactose ↳ + M/ 💊	Fructose* ↳ Fructose ↳	Sorbitol ↳ Sorbitol ↳	Fruc/Galactanes ↳ Fruc/Galactanes ↳📖
Yaourt pêche sans graisse	Pièce(s) 250 g	¼ +¼ M	☺+ ×1 M ☺+ ×1 M	☹ 4¼	1¾ 3½
Yaourt probiotique	Pièce(s) 115 g	½ +¼ M	28¾ 31	☹ 14¼	3 6
Yaourt vanille sans graisse	Pièce(s) 150 g	¼ +¼ M	30¼ 33¼	☹ 13¼	2¼ 4½

↳ *Niveau 0*: M (lactose) ×½
↳ *Niveau 1*: M (fructose) ×2
↳ *Niveau 2*: M (fructose ou sorbitol) ×4, autres ×2
↳ *Niveau 3*: M (sorbitol) ×7, autres ×3
📖: Sources pour les fructanes / galactanes

+ M/ 💊 : Nombre de M supplémentaires par capsule de lactase forte
Fructose*: Fructose corrigé par rapport au sorbitol
☺+ [nombre] × M: Nombre de M fructose(*) supplémentaires que vous allez tolérer par portion de cet aliment, si vous consommez les deux en même temps

☹: Supprimer ;   ☹[1]: ¼ à partir du NT 1 ;   ☹[2]: ¼ à partir du NT 2 ;   ☹[3]: ¼ à partir du NT 3 ;
☺: N'en contient que de traces ;   ☻: N'en contient pas du tout

3.7.4 Pain

Pain	M (mesure)	Lactose + M/	Fructose* Fructose	Sorbitol Sorbitol	Fruc/Galactanes Fruc/Galactanes
Baguette	Tranche(s) 42 g	☺	☺ ☺	☺ ☺	1¾[A] 3½
Bretzels Bio	Tranche(s) 42 g	☺	☺+ ×½ M ☺+ ×½ M	☺ ☺	¾[A] 1½
Galette suédoise	Tranche(s) 42 g	☺	☺ ☺	☺ ☺	¼[A] ½
Pain à la farine de soja	Tranche(s) 42 g	3½ +3 M	11 11	☹ 2	1[A] 2
Pain au levain	Tranche(s) 42 g	☺	☺ ☺	☺ ☺	¾[A] 1½
Pain blanc	Tranche(s) 42 g	☺	1¼ 1¼	☺ ☺	1¼[A] 2½
Pain blanc de blé complet	Tranche(s) 42 g	☺	¾ ¾	☹ 26¼	¾[A] 1¾
Pain de blé aux raisins	Tranche(s) 42 g	☺	1¼ 1½	☹ 4¼	1¾[A] 3½
Pain de blé complet (triticale)	Tranche(s) 42 g	☺	2½ 2½	☺ ☺	1[A] 2
Pain de blé, coloré	Tranche(s) 42 g	☺	1¼ 1¼	☺ ☺	1[A] 2¼
Pain de mie (blé complet) à la cannelle et au sucre	Tranche(s) 42 g	49½ +41¼ M	1½ 1½	☺ ☺	¾[A] 1¾
Pain de mie avec du beurre	Tranche(s) 42 g	62½ +52 M	1¾ 1¾	☺ ☺	1¼[A] 2½
Pain de pommes de terre	Tranche(s) 34 g	6¼ +5¼ M	☺ ☺	☹ ☺	1½[A] 3
Pain de riz	Tranche(s) 42 g	☺	☺ ☺	☺ ☺	☺[A] ☺
Pain de seigle	Tranche(s) 42 g	☺	☺ ☺	☺ ☺	¾[A] 1¾
Pain focaccia	Tranche(s) 42 g	☺	☺ ☺	☺ ☺	1¼[A] 2½
Pain muffin anglais	Tranche(s) 42 g	☺	38¼ 38¼	☺ ☺	1¾[A] 3½
Pain sans gluten	Tranche(s) [illegible] g	☺	☺ ☺	☺ ☺	3½[A] [illegible]

Pain	M (mesure)	Lactose ↓ + M/💊	Fructose* 👁 Fructose ↓	Sorbitol 👁 Sorbitol ↓	Fruc/Galactanes 👁 Fruc/Galactanes ↓ 📖
Petit pain de seigle	Tranche(s)	☺	☺ ☺	☺ ☺	¾ A
	42 g				1¾
Petit pain viennois	Tranche(s)	☺	☺ ☺	☺ ☺	1¼ A
	42 g				2½
Pumpernickel	Tranche(s)	☺	☺ ☺	☺ ☺	½ A
	42 g				1¼

👁 *Niveau 0:* M (lactose) ×½
↓ *Niveau 1:* M (fructose) ×2
↯ *Niveau 2:* M (fructose ou sorbitol) ×4, autres ×2
↯ *Niveau 3:* M (sorbitol) ×7, autres ×3
📖: Sources pour les fructanes / galactanes

+ M/💊 : Nombre de M supplémentaires par capsule de lactase forte
Fructose*: Fructose corrigé par rapport au sorbitol
☺+ [nombre] × M: Nombre de M fructose(*) supplémentaires que vous allez tolérer par portion de cet aliment, si vous consommez les deux en même temps

☹: Supprimer ;   ☹¹: ¼ à partir du NT 1 ;   ☹²: ¼ à partir du NT 2 ;   ☹³: ¼ à partir du NT 3 ;
☺: N'en contient que de traces ;   ☺: N'en contient pas du tout

3.7.5 Pâtisseries

Pâtisseries	M (mesure)	Lactose ↯ + M/💊	Fructose* ↯ Fructose ↯	Sorbitol ↯ Sorbitol ↯	Fruc/Galactanes ↯ Fruc/Galactanes ↯📖
Biscotti au chocolat et aux nox	Pièce(s) 20,5 g	☺	☺ ☺	☹ ☺	2½ A 5
Biscuit à la cannelle	Pièce(s) 13 g	☺	☺ ☺	☹ 42½	4¾ A 9¾
Biscuit à la crème de cacahuètes	Pièce(s) 12,5 g	☺	☺ ☺	☹ ☺	4 A 8¼
Biscuit à la crème de citron sans sucre	Pièce(s) 19,5 g	32½ +27 M	☺ ☺	☺ ☺	2½ A 5¼
Biscuit à la menthe	Pièce(s) 8 g	32½ +27 M	☺ ☺	☹ ☺	6¼ A 12½
Biscuit au caramel au beure et chocolat	Pièce(s) 14,5 g	52¼ +43½ M	10¼ ☺	☹ ¾	3½ A 7
Biscuit au chocolat, vernissé	Pièce(s) 10 g	☺	☺ ☺	☹ ☺	5 A 10¼
Biscuit au citron	Pièce(s) 15,5 g	☺	☺ ☺	☺ ☺	4 A 8¼
Biscuit au sirop	Pièce(s) 15 g	☺	☺ ☺	☺ ☺	3¼ A 6¾
Biscuit aux raisins secs	Pièce(s) 26 g	23¾ +19¾ M	☺ ☺	☹ 10¼	2¼ A 4¾
Biscuit de blé	Pièce(s) 13 g	45¾ +38 M	☺ ☺	☺ ☺	3¾ A 7½
Biscuit de blé sans sucre	Pièce(s) 11 g	☺	½ ☺	☹ ☹ [2]	4½ A 9
Biscuit double fourré à la vanille	Pièce(s) 15 g	9 +7½ M	☺ ☺	☺ ☺	3 A 6¼
Biscuit double fourré au chocolat	Pièce(s) 14,5 g	☺	☺ ☺	☹ ☺	3½ A 7
Biscuit double fourré sans sucre	Pièce(s) 12 g	☺	13¾ ☺	☹ ☹	4¼ A 8½
Biscuit glacé sans sucre	Pièce(s) 15 g	☺	☺ ☺	☺ ☺	3¼ A 6½
Biscuit sucré mou	Pièce(s) 13,5 g	☺	☹ [1] ☹ [1]	☺ ☺	4¾ A 9½
Biscuits au beurre de cachuètes	Pièce(s) 34 g	23¾ +19¾ M	2 2	☹ 10¾	1½ A 3

Pâtisseries	M (mesure)	Lactose [1] + M/capsule	Fructose* [0] Fructose [0]	Sorbitol [0] Sorbitol [1]	Fruc/Galactanes [0] Fruc/Galactanes [1] 🕮
Biscuits au caramel	Pièce(s) 15,5 g	12¼ +10¼ M	½ ½	☹ ☺	3 [A] 6¼
Brownie au chocolat sans graisse	Pièce(s) 44 g	3 +2½ M	71 71	☹ ☺	1 [A] 2¼
Brownie aux nox	Pièce(s) 30,5 g	☻	☻+ ×4¼ M ☻+ ×4¼ M	☹ ☺	1¾ [A] 3½
Brownies chocolat à l'OREO®	Pièce(s) 42,5 g	☺	¼ ¼	☹ ☺	1 [A] 2¼
Chausson aux pommes	Pièce(s) 89 g	9 +7½ M	½ ½	☹ ¼	½ [A] 1¼
Chocolate Chip Cookie (cookie aux petits morceaux de chocolat)	Pièce(s) 10 g	☻	☻ ☻	☹ ☺	2½ [A] 5¼
Chocolate glacé au chocolat	Pièce(s) 29 g	☻	☻+ ×½ M ☻+ ×½ M	☹ ☺	1¾ [A] 3¾
Cookie aux nox de macadamia et au chocolat blanc	Pièce(s) 38 g	6¾ +5½ M	☺ ☺	☻ ☻	½ [A] 1¼
Crêpe	Pièce(s) 55 g	1¼ +1 M	☻ ☻	☻ ☻	¾ [A] 1¾
Croissant aux fruits	Pièce(s) 74 g	3½ +3 M	☻+ ×2½ M ☻+ ×2½ M	☹ 2	½ [A] 1¼
Croissant fourré au chocolat	Pièce(s) 69 g	3½ +3 M	☻+ ×1 M ☻+ ×1 M	☹ ☺	¾ [A] 1½
Crumble aux pommes	Pièce(s) 52 g	☻	☻+ ×5¼ M ☻+ ×5¼ M	☻ ☻	1 [A] 2
Donut / beignet américain	Pièce(s) 105 g	2¼ +2 M	☻ ☻	☻ ☻	½ [A] 1
Donut à la nox de coco	Pièce(s) 79 g	4¾ +4 M	☻ ☻	☻ ☻	½ [A] 1¼
Donut sucré	Pièce(s) 72,5 g	4¾ +4 M	☻ ☻	☻ ☻	¾ [A] 1½

[0] *Niveau 0:* M (lactose) ×½
[1] *Niveau 1:* M (fructose) ×2
[2] *Niveau 2:* M (fructose ou sorbitol) ×4, autres ×2
[3] *Niveau 3:* M (sorbitol) ×7, autres ×3
🕮: Sources pour les fructanes / galactanes

+ M/capsule : Nombre de M supplémentaires par capsule de lactase forte
Fructose*: Fructose corrigé par rapport au sorbitol
☻+ [nombre] × M: Nombre de M fructose(*) supplémentaires que vous allez tolérer par portion de cet aliment, si vous consommez les deux en même temps

☹: Supprimer ; ☹[1]: ¼ à partir du NT 1 ; ☹[2]: ¼ à partir du NT 2 ; ☹[3]: ¼ à partir du NT 3 ;
☺: N'en contient que de traces ; ☻: N'en contient pas du tout

Pâtisseries	M (mesure)	Lactose ↓ + M/💊	Fructose* ↓ Fructose ↓	Sorbitol ↓ Sorbitol ↓	Fruc/Galactanes ↓ Fruc/Galactanes ↓📖
Donut vernissé	Pièce(s)	4¾	☺	☺	½ A
	77 g	+4 M	☺	☺	1¼
Gâteau à la crème au café	Portion	½	☺+ ×2¼ M	☹	½ A
	87,5 g	+¼ M	☺+ ×2¼ M	☺	1
Gâteau au chocolat	Pièce(s)	☺	☺+ ×½ M	☹	1¾ A
	29 g		☺+ ×½ M	☺	3¾
Gâteau au fromage maison	Pièce(s)	½	☺+ ×½ M	☺	☹ A
	220 g	+½ M	☺+ ×½ M	☺	¼
Gâteau aux carottes	Pièce(s)	☺	☺+ ×¼ M	☹	2 A
	27,72 g		☺+ ×¼ M	8	4
Gaufres de blé (lait, gras, œufs)	Pièce(s)	1	☺+ ×¼ M	☺	½ A
	95 g	+¾ M	☺+ ×¼ M	☺	1
Gaufres de son de blé	Pièce(s)	¾	☺+ ×¼ M	☺	¼ A
	95 g	+¾ M	☺+ ×¼ M	☺	¾
Halva	Portion	☺	☺+ ×1½ M	☺	1¼ A
	40 g		☺+ ×1½ M	☺	2¾
Kanelbulle (brioche à la cannelle) glacée	Pièce(s)	9	☺+ ×8¼ M	☺	1 A
	44 g	+7½ M	☺+ ×8¼ M	☺	2¼
Muffin à la banane	Pièce(s)	2½	☺+ ×¼ M	☹	¼ A
	113 g	+2 M	☺+ ×¼ M	29¼	¾
Muffin à la courge	Pièce(s)	1¾	☺+ ×¼ M	☹	¼ A
	113 g	+1¼ M	☺+ ×¼ M	14½	¾
Muffin à la farine d'avoine	Pièce(s)	1¼	☺+ ×¼ M	☺	½ A
	113 g	+1 M	☺+ ×¼ M	☺	1
Muffin anglais aux raisins secs	Pièce(s)	1¼	2	☹	¾ A
	66 g	+1 M	2½	2¼	1½
Muffin aux carottes	Pièce(s)	1½	☺	☹	¼ A
	113 g	+1¼ M	☺	3¼	¾
Muffin aux myrtilles	Pièce(s)	1½	☺	☺	¼ A
	113 g	+1¼ M	☺	☺	¾
Oreo®	Pièce(s)	☺	☺	☹	4¼ A
	12 g		☺	☺	8½
Oreo® sans sucre	Pièce(s)	☺	13¾	☹	4¼ A
	12 g		☺	☹	8½
Pain d'épice	Pièce(s)	☺	6¼	☹	2 A
	32,4 g		6¼	6½	4
Pain de patate douce	Tranche(s)	☺	☺	☺	1½ A
	42 g		☺	☺	3¼

Pâtisseries	M (mesure)	Lactose 1 + M/💊	Fructose* 0 Fructose 0	Sorbitol 0 Sorbitol 1	Fruc/Galactanes 0 Fruc/Galactanes 1 📖
Pain perdu	Pièce(s) 131 g	1¼ +1 M	☺+ ×½ M ☺+ ×½ M	☺ ☺	¼[A] ¾
Palmier (pâtisserie)	Pièce(s) 59 g	4¼ +3½ M	☺ ☺	☺ ☺	1[A] 2
Pancake	Pièce(s) 35 g	5¼ +4¼ M	☺ ☺	☺ ☺	1½[A] 3
Pancake maison	Pièce(s) 44 g	2½ +2 M	☺ ☺	☺ ☺	1[A] 2¼
Pancake, mx préparé au blé noir	Pièce(s) 44 g	☺	☺ ☺	☹ 3¾	1¼[A] 2½
Pâtisseries au caramel	Pièce(s) 71 g	8¾ +7¼ M	☺+ ×¾ M ☺+ ×¾ M	☺ ☺	½[D] 1
Pâtisseries au praliné	Portion 14 g	☺	☺ ☺	☺ ☺	3½[A] 7¼
Pâtisseries glacées au pudding	Pièce(s) 125 g	3 +2½ M	☺ ☺	☺ ☺	¼[D] ½
Petit gâteau au gingembre	Pièce(s) 7,5 g	☺	☺ ☺	☺ ☺	8½[A] 17¼
Petit gâteau aux amandes	Pièce(s) 12,4 g	☺	☺ ☺	☺ ☺	3[A] 6
Petit-beurre	Pièce(s) 4 g	☺	☺ ☺	☺ ☺	10[A] 20
Petit-beurre (short-bread) sans sucre	Pièce(s) 3,75 g	☺	1½ ☺	☹ ☹[2]	10½[A] 21¼
Petit-beurre (shortrbread)	Pièce(s) 11,34 g	18½ +15½ M	☺ ☺	☺ ☺	3¼[A] 6¾
Petits fours parfum orange	Pièce(s) 3,75 g	32½ +27 M	☺ ☺	☺ ☺	12¼[A] 24¾
Pop-corn au beurre	Portion 30 g	36¾ +30¾ M	☺ ☺	☺ ☺	☺[CB] ☺
Spéculoos	Pièce(s) 10 g	☺	☺ ☺	☺ ☺	6¼[A] 12¾

0 *Niveau 0:* M (lactose) ×½
1 *Niveau 1:* M (fructose) ×2
+ M/💊 : Nombre de M supplémentaires par capsule de lactase forte
Fructose*: Fructose corrigé par rapport au sorbitol
2 *Niveau 2:* M (fructose ou sorbitol) ×4, autres ×2
3 *Niveau 3:* M (sorbitol) ×7, autres ×3
📖: Sources pour les fructanes / galactanes
☺+ [nombre] × M: Nombre de M fructose(*) supplémentaires que vous allez tolérer par portion de cet aliment, si vous consommez les deux en même temps

☹: Supprimer ; ☹[1]: ¼ à partir du NT 1 ; ☹[2]: ¼ à partir du NT 2 ; ☹[3]: ¼ à partir du NT 3 ;

☺: N'en contient que de traces ; ☺: N'en contient pas du tout

Pâtisseries	M (mesure)	Lactose ↓ + M/💊	Fructose* ☹ Fructose ☹	Sorbitol ☹ Sorbitol ↓	Fruc/Galactanes ☹ Fruc/Galactanes ↓📖
Strudel aux pommes	Pièce(s)	☺	¼	☹	¾ A
	64 g		¼	¼	1¾
Tarte à la rhubarbe	Pièce(s)	☺	☺	☺	¼ A
	122 g		☺	☺	¾
Tarte aux cerises	Pièce(s)	☺	1	☹	¼ A
	122 g		☺+ ×1½ M	☹²	¾
Tarte aux fraises	Pièce(s)	☺	1¾	☹	¼ A
	122 g		2	¾	¾
Tarte aux pêches	Pièce(s)	☺	2¾	☹	¼ A
	122 g		5¾	1	¾
Tarte aux pommes	Pièce(s)	☺	¾	☹	1¼ A
	45 g		1	½	2½
Tiramisu	Portion	2½	☺	☺	12 A
	55 g	+2 M	☺	☺	24
Twx®	Pièce(s)	2	☺+ ×1½ M	☺	1¾ A
	51 g	+1¾ M	☺+ ×1½ M	☺	3½

3.7.6 Snacks salés et noix

Snacks salés et nox	M (mesure)	Lactose ↯ + M/⏺	Fructose⁺ ↯ Fructose ↯	Sorbitol ↯ Sorbitol ↯	Fruc/Galactanes ↯ Fruc/Galactanes ↯ 📖
Amandes	Poignée(s) 30 g	☺	☺ ☺	☺ ☺	½ ᴳ 1¼
Bâtonnets de pommes de terre	Poignée(s) 21 g	☺	☺ ☺	☹ 79¼	10¾ ᴬ 21½
Bâtonnets salés	Poignée(s) 21 g	☺	☺ ☺	☺ ☺	1½ ᴬ 3¼
Bâtonnets sésame	Poignée(s) 21 g	☺	☺ ☺	☹ ☺	1½ ᴬ 3¼
Beurre de cacahuètes non salé	Portion 32 g	☺	☺+ ×¼ M ☺+ ×¼ M	☺ ☺	☺ ᴳ ☺
Biscotte	Portion 7 g	☺	☺ ☺	☺ ☺	1½ ᴬ 3
Cacahuètes grillées, salées	Poignée(s) 30 g	☺	☺ ☺	☺ ☺	☺ ᴳ ☺
Châtaignes grillées	Portion 30 g	☺	☺ ☺	☹ 3	☺ ☺
Chips au sel et au poivre	Poignée(s) 21 g	☺	54 54	☹ ☺	10¾ ᴬ 21½
Chips de soja	Poignée(s) 21 g	5¼ +4¼ M	15 15	☹ 1	2 ᴬ 4
Chips salés	Poignée(s) 21 g	☺	41¾ 41¾	☹ 79¼	10¾ ᴬ 21½
Cracker salé, semblable à Tuc®	Portion 30 g	☺	☺ ☺	☺ ☺	¼ ᴬ ½
Crackers au fromage	Pièce(s) 3 g	☺	☺ ☺	☺ ☺	3½ ᴬ 7
Curlys croustillans Old Dutch	Poignée(s) 21 g	4 +3¼ M	☺ ☺	☹ ☺	7¼ ᴬ 14½
Gaufre de riz	Pièce(s) 9 g	☺	☺ ☺	☺ ☺	☺ ᴳ ☺

↯ *Niveau 0*: M (lactose) ×½
↯ *Niveau 1*: M (fructose) ×2
↯ *Niveau 2*: M (fructose ou sorbitol) ×4, autres ×2
↯ *Niveau 3*: M (sorbitol) ×7, autres ×3
📖: Sources pour les fructanes / galactanes

+ M/ ⏺ : Nombre de M supplémentaires par capsule de lactase forte
Fructose*: Fructose corrigé par rapport au sorbitol
☺+ [nombre] × M: Nombre de M fructose(*) supplémentaires que vous allez tolérer par portion de cet aliment, si vous consommez les deux en même temps

☹: Supprimer ;   ☹¹: ¼ à partir du NT 1 ;   ☹²: ¼ à partir du NT 2 ;   ☹³: ¼ à partir du NT 3 ;
☺: N'en contient que de traces ;   ☺: N'en contient pas du tout

Snacks salés et nox	M (mesure)	Lactose ↓ + M/💊	Fructose* ↓ Fructose ↓	Sorbitol ↓ Sorbitol ↓	Fruc/Galactanes ↓ Fruc/Galactanes ↓📖
Graines de chia	Poignée(s) 30 g	☺	☺ ☺	☺ ☺	1¼ G 2¾
Graines de lin	CS 15 g	☺	☺ ☺	☺ ☺	2 G 4¼
Graines de tournesol	Poignée(s) 30 g	☺	☺ ☺	☺ ☺	2 G 4
Lait de coco	Verre(s) 200 ml	☺	☺+ ×1 M ☺+ ×1 M	☺ ☺	1¾ G 3½
Lay's® Chips Mxi Craquantes, Sel et vinaigre	Poignée(s) 21 g	☺	41¾ 41¾	☹ 79¼	10¾ A 21½
Lay's® Chips, Nature	Poignée(s) 21 g	☺	41¾ 41¾	☹ 79¼	10¾ A 21½
Lay's® Deep Ridged Saveur Barbecue	Poignée(s) 21 g	☺	54 54	☹ ☺	10¾ A 21½
Lay's® Deep Ridged Saveur Sour Cream & Onion	Poignée(s) 21 g	☺	41¾ 41¾	☹ 79¼	10¾ A 21½
Nachos	Poignée(s) 21 g	28 +23¼ M	☺ ☺	☹ ☺	10 A 20
Nachos au parfum fromage	Poignée(s) 21 g	☺	☺ ☺	☹ ☺	10¾ A 21½
Noisettes	Poignée(s) 30 g	☺	☺ ☺	☹ 8¼	2¾ G 5¾
Nox	Poignée(s) 30 g	☺	☺ ☺	☺ ☺	2¾ G 5¾
Nox de cajou	Poignée(s) 30 g	☺	☺ ☺	☺ ☺	¼ G ¾
Nox de coco	Portion 15 g	☺	☺+ ×¼ M ☺+ ×¼ M	☺ ☺	24½ G 49
Nox de coco rapée	Poignée(s) 30 g	☺	☺+ ×¾ M ☺+ ×¾ M	☺ ☺	12¼ 24½
Nox de coco rapée et sucrée	Poignée(s) 30 g	☺	20¾ 20¾	☺ ☺	☺ ☺
Nox de ginkgo	Poignée(s) 30 g	☺	☺ ☺	☺ ☺	☺ ☺
Nox de Macadamia	Poignée(s) 30 g	☺	☺ ☺	☺ ☺	☺ ☺
Nox du Brésil	Poignée(s) 30 g	☺	☺ ☺	☺ ☺	☺ ☺

Snacks salés et nox	M (mesure)	Lactose ↘ + M/💊	Fructose* ↘ Fructose ↘	Sorbitol ↘ Sorbitol ↘	Fruc/Galactanes ↘ Fruc/Galactanes ↘ 📖
Pecannuss	Poignée(s)	☺	☺ ☺	☺ ☺	2¾ G
	30 g				5¾
Pépins de courge	Poignée(s)	☺	☺ ☺	☺ ☺	2¾ G
	30 g				5¾
Pignons	Poignée(s)	☺	☺ ☺	☺ ☺	2¾ G
	30 g				5¾
Pistaches	Poignée(s)	☺	☺ ☺	☺ ☺	¼ G
	21 g				¾
Pop-corn sucré	Poignée(s)	☺	☺+ ×1 M	☺	☺ C
	21 g		☺+ ×1 M	☺	☺
Pringles® Original	Poignée(s)	☺	76¾	☹	10¾ A
	21 g		76¾	☺	21½
Pringles® Sel et	Poignée(s)	☺	41¾	☹	10¾ A
vinaigre	21 g		41¾	79¼	21½
Pringles® Sour cream	Poignée(s)	☺	41¾	☹	10¾ A
et oignons	21 g		41¾	79¼	21½
Pringles® Txas BBQ	Poignée(s)	☺	37	☹	10¾ A
	21 g		37	79¼	21½
Rondelles d'oignon	Portion	☺	☺ ☺	☹ ☺	10¼ AC
	30 g				20¾
Tortilla de blé, frite	Pièce(s)	☺	☺ ☺	☺ ☺	¾ A
	58 g				1¾
Tranche de pain grillé	Portion	☺	☺+ ×¼ M	☹	½ A
très fine	15 g		☺+ ×¼ M	☺	1¼

↘ *Niveau 0:* M (lactose) ×½
↘ *Niveau 1:* M (fructose) ×2
↘ *Niveau 2:* M (fructose ou sorbitol) ×4, autres ×2
↘ *Niveau 3:* M (sorbitol) ×7, autres ×3
📖: Sources pour les fructanes / galactanes

+ M/💊 : Nombre de M supplémentaires par capsule de lactase forte
Fructose*: Fructose corrigé par rapport au sorbitol
☺+ [nombre] × M: Nombre de M fructose(*) supplémentaires que vous allez tolérer par portion de cet aliment, si vous consommez les deux en même temps

☹: Supprimer ; ☹[1]: ¼ à partir du NT 1 ; ☹[2]: ¼ à partir du NT 2 ; ☹[3]: ¼ à partir du NT 3 ;
☺: N'en contient que de traces ; ☺: N'en contient pas du tout

3.7.7 Sucreries

Sucreries	M (mesure)	Lactose ↯ + M/🥛	Fructose* ☹ Fructose ☹	Sorbitol ☹ Sorbitol ↯	Fruc/Galactanes ☹ Fruc/Galactanes ↯📖
After Eight®	Pièce(s) 8 g	10¼ +8½ M	☺ ☺	☺ ☺	57¾ ☺
Amandes grillées	Poignée(s) 30 g	☺	2 2	☹ 5½	½ G 1¼
Barre chocolatée à la nox de coco	Pièce(s) 42 g	45¼ +37¾ M	☺ ☺	☺ ☺	☺ ☺
Barre Mars® ou semblable	Pièce(s) 49,9 g	1¾ +1½ M	☺+ ×8¾ M ☺+ ×8¾ M	☺ ☺	6½ G 13¼
Bonbon beurre	Pièce(s) 3,75 g	☺	☺ ☺	☹ ☹	☺ ☺
Bonbons	Pièce(s) 6 g	☺	☺+ ×¾ M ☺+ ×¾ M	☺ ☺	☺ ☺
Bonbons au caramel	Pièce(s) 6,9 g	8 +6½ M	☺+ ×½ M ☺+ ×½ M	☺ ☺	44¾ 89¾
Bonbons crème	Pièce(s) 7 g	40¾ +34 M	☺ ☺	☺ ☺	☺ ☺
Bonbons Mamba aux fruits	Portion 40 g	☺	☺ ☺+ ×22¼ M	☹ ☹	☺ ☺
Bonbons Mamba aux fruits amers	Portion 40 g	☺	☹² ☺+ ×17½ M	☹ ☹	☺ ☺
Bonbons sans sucre	Pièce(s) 3 g	☺	☹¹ ☺	☹ ☹	☺ ☺
Cachuètes enrobées de sucre rouge	Poignée(s) 30 g	☺	☺+ ×1¾ M ☺+ ×1¾ M	☺ ☺	☺ G ☺
Chewing-gum	Pièce(s) 3 g	☺	☺ ☺	☺ ☺	☺ ☺
Chewing-gum sans sucre	Pièce(s) 2 g	☺	¼ ☺	☹ ☹²	☺ ☺
Chocolat au lait	Tablette(s) 125 g	¼ +¼ M	☺ ☺	☺ ☺	¼ G ¾
Chocolat au lait avec céréales	Tablette(s) 125 g	½ +½ M	☺ ☺	☹ 40	¼ A ¾
Chocolat au lait avec céréales, sans sucre	Pièce(s) 12 g	26½ +22 M	80 80	☹ ☹	4½ A 9
Chocolat au lait, sans sucre	Pièce(s) 12 g	32½ +27 M	80 80	☹ ☹	4½ 9

Sucreries	M (mesure)	Lactose ↯ + M/💊	Fructose* ↯ Fructose ↯	Sorbitol ↯ Sorbitol ↯	Fruc/Galactanes ↯ Fruc/Galactanes ↯ 📖
Chocolat blanc	Pièce(s) 12 g	2½ +2 M	☺ ☺	☺ ☺	14 28¼
Chocolat noir sans sucre	Pièce(s) 12 g	26¾ +22¼ M	34 34	☹ ☹	4¼ 8¾
Chocolat noir, 52%	Tablette(s) 125 g	1¼ +1 M	☺ ☺	☹ 8	¼ ¾
Chocolat noir, 65%	Tablette(s) 125 g	7½ +6¼ M	☺ ☺	☹ 6½	¼ ¾
Chocolat noir, 80%	Tablette(s) 125 g	☺	☺ ☺	☹ 5	¼ ¾
Collier en sucre	Pièce(s) 21 g	☺	☺+ ×3¼ M ☺+ ×3¼ M	☺ ☺	☺ ☺
Gaufre à la mousse sucrée	Pièce(s) 28,5 g	☺	☺+ ×13¾ M ☺+ ×13¾ M	☹ ☺	4¼ ᴬ 8½
Gélatine	Pièce(s) 1,75 g	☺	☺ ☺	☺ ☺	☺ ☺
Gélatine sans sucre	Pièce(s) 5 g	☺	☺ ☺	☺ ☺	☺ ☺
Gommes fruitées	Poignée(s) 30 g	☺	☺+ ×12¼ M ☺+ ×12¼ M	☺ ☺	☺ ☺
Gommes fruitées dinosaure	Poignée(s) 30 g	☺	☺+ ×3½ M ☺+ ×3½ M	☹ ☺	☺ ☺
Gommes fruitées sans sucre	Cc 5 g	☺	10 ☺	☹ ☹³	☺ ☺
Gommes gelifiées	Poignée(s) 30 g	☺	☺+ ×3½ M ☺+ ×3½ M	☹ ☺	☺ ☺
Gommes gélifiées au jus de fruits	Poignée(s) 30 g	☺	☺+ ×3½ M ☺+ ×3½ M	☹ ☺	☺ ☺
Gommes gélifiées aux fruits aigres	Poignée(s) 30 g	☺	☺+ ×2¼ M ☺+ ×2¼ M	☺ ☺	☺ ☺
Gommes gélifiées aux fruits aigres, sans sucre	Cc 5 g	☺	☺ ☺	☹ ☹	☺ ☺

↯ *Niveau 0*: M (lactose) ×½
↯ *Niveau 1*: M (fructose) ×2
↯ *Niveau 2*: M (fructose ou sorbitol) ×4, autres ×2
↯ *Niveau 3*: M (sorbitol) ×7, autres ×3
📖: Sources pour les fructanes / galactanes

+ M/💊 : Nombre de M supplémentaires par capsule de lactase forte
Fructose*:   Fructose corrigé par rapport au sorbitol
☺+ [nombre] × M: Nombre de M fructose(*) supplémentaires que vous allez tolérer par portion de cet aliment, si vous consommez les deux en même temps

☹: Supprimer ;   ☹¹: ¼ à partir du NT 1 ;   ☹²: ¼ à partir du NT 2 ;   ☹³: ¼ à partir du NT 3 ;
☺: N'en contient que de traces ;   ☺: N'en contient pas du tout

Sucreries	M (mesure)	Lactose ☹ + M/💊	Fructose* ☹ Fructose ☹	Sorbitol ☹ Sorbitol ☹	Fruc/Galactanes ☹ Fruc/Galactanes ☹📖
Gommes gelifiées sans sucre	Cc 5 g	☺	10 ☺	☹ ☹³	☺ ☺
Jelly Beans®	Poignée(s) 30 g	☺	☺+ ×9¾ M ☺+ ×9¾ M	☺ ☺	☺ ☺
Jelly Beans®, sans sucre	Cc 5 g	☺	12¼ ☺	☹ ☹	☺ ☺
Kit Kat®	Pièce(s) 43 g	2 +1¾ M	☺ ☺	☹ ☺	2 ᴬ 4¼
Kit Kat® chocolat blanc	Pièce(s) 42 g	¾ +½ M	☺ ☺	☺ ☺	1½ ᴬ 3¼
M & M's®	Portion 40 g	2½ +2 M	☺ ☺	☺ ☺	8¾ 17¾
Marshmallow	Portion 30 g	☺	☺+ ×4½ M ☺+ ×4½ M	☺ ☺	☺ ☺
Mélasse	CS 15 g	☺	3¾ 3¾	☺ ☺	☺ ☺
Mentos®	Pièce(s) 3 g	☺	☺ ☺	☺ ☺	☺ ☺
Milky Way®	Pièce(s) 60,4 g	1¾ +1½ M	☺+ ×3¾ M ☺+ ×3¾ M	☺ ☺	6¼ 12½
Nougat	Tablette(s) 125 g	☺	☺+ ×18 M ☺+ ×18 M	☺ ☺	¼ ¾
Pastille rafraichissante à la menthe	Portion 2 g	☺	☺+ ×¼ M ☺+ ×¼ M	☺ ☺	☺ ☺
Pastilles rafraichissante à la menthe sans sucre	Portion 2 g	☺	¼ ☺	☹ ☹³	☺ ☺
Pâte d'amandes	Portion 28,38 g	☺	☺ ☺	☹ 20½	½ ᴳ 1¼
Pâtes gelifiées	Poignée(s) 30 g	☺	☺+ ×3½ M ☺+ ×3½ M	☹ ☺	☺ ☺
Pâtes gelifiées sans sucre	Cc 5 g	☺	10 ☺	☹ ☹³	☺ ☺
Praline au caramel, sans sucre	Pièce(s) 8,6 g	74½ +62 M	21¾ ☺	☹ ☹	☺ ☺
Praline au chocolat avec fruits	Pièce(s) 15 g	56½ +47 M	☺+ ×¼ M ☺+ ×¼ M	☹ 31½	5½ ᴳ 11¼
Praline au chocolat noir avec fruits	Pièce(s) 15 g	56½ +47 M	☺+ ×¼ M ☺+ ×¼ M	☹ 31½	5½ ᴳ 11¼

Sucreries	M (mesure)	Lactose ☹ + M/💊	Fructose* ☹ Fructose ☹	Sorbitol ☹ Sorbitol ☹	Fruc/Galactanes ☹ Fruc/Galactanes ☹📖
Praline au chocolat noir sans sucre, avec fruits	Pièce(s) 17 g	37¾ +31¼ M	☹² ☺	☹ ☹	4¾ ᴳ 9¾
Pralines aux nox	Pièce(s) 55 g	3½ +2¾ M	☺+ ×1¼ M ☺+ ×1¼ M	☺ ☺	1¼ ᴳ 2¾
Pralines de truffes	Pièce(s) 16,2 g	2½ +2 M	☺ ☺	☺ ☺	2¾ 5½
Raisins secs enrobés de chocolat	Poignée(s) 30 g	2¾ +2¼ M	☺+ ×¼ M ☺+ ×¼ M	☹ 3¼	3¼ ᴳ 6½
Réglisse	Pièce(s) 11 g	☺	☺+ ×1½ M ☺+ ×1½ M	☺ ☺	☺ ☺
Riesen® chocolat	Pièce(s) 9 g	12¾ +10½ M	½ ☺+ ×2¾ M	☹ ☹³	71 ☺
Smarties®	Poignée(s) 30 g	☺	☺+ ×55 M ☺+ ×55 M	☺ ☺	☺ ☺
Snickers®	Pièce(s) 58,7 g	1½ +1¼ M	☺+ ×7 M ☺+ ×7 M	☺ ☺	5¾ 11½
Starburst®	Pièce(s) 5 g	☺	☺+ ×½ M ☺+ ×½ M	☹ 30¼	☺ ☺
Sucette	Pièce(s) 17 g	☺	☺+ ×2½ M ☺+ ×2½ M	☺ ☺	☺ ☺
Sucette sans sucre	Pièce(s) 14 g	☺	☹ ☺	☹ ☹	☺ ☺
Tic Tacs®	2 pièces 1,15 g	☺	☺ ☺	☺ ☺	☺ ☺
Toblerone® noir	Pièce(s) 25 g	7¼ +6 M	☺ ☺	☹ 40	1½ 3¼
Toblerone® au lait	Pièce(s) 25 g	1½ +1¼ M	☺ ☺	☺ ☺	1½ 3
Toblerone® blanc	Pièce(s) 25 g	1 +1 M	☺ ☺	☺ ☺	6¾ 13½
Toffee	Pièce(s) 8,6 g	☺	☺+ ×4¼ M ☺+ ×4¼ M	☺ ☺	☺ ☺

☹ *Niveau 0*: M (lactose) ×½
☹ *Niveau 1*: M (fructose) ×2
☹ *Niveau 2*: M (fructose ou sorbitol) ×4, autres ×2
☹ *Niveau 3*: M (sorbitol) ×7, autres ×3
📖: Sources pour les fructanes / galactanes

+ M/💊 : Nombre de M supplémentaires par capsule de lactase forte
Fructose*: Fructose corrigé par rapport au sorbitol
☺+ [nombre] × M: Nombre de M fructose(*) supplémentaires que vous allez tolérer par portion de cet aliment, si vous consommez les deux en même temps

☹: Supprimer ;   ☹¹: ¼ à partir du NT 1 ;   ☹²: ¼ à partir du NT 2 ;   ☹³: ¼ à partir du NT 3 ;
☺: N'en contient que de traces ;   ☺: N'en contient pas du tout

Sucreries	M (mesure)	Lactose ⅟ + M/💊	Fructose* ⁰ Fructose ⁰	Sorbitol ⁰ Sorbitol ⅟	Fruc/Galactanes ⁰ Fruc/Galactanes ⅟📖
Toffifee®	Pièce(s) 8,2 g	7½ +6¼ M	½ ☺+ ×¼ M	☹ ☹²	42¾ 85½
Werther's Original® (caramel au beurre)	Pièce(s) 4 g	17¾ +14¾ M	☺+ ×½ M ☺+ ×½ M	☺ ☺	☺ ☺

3.8 Produits de sportifs

Produits de sportifs	M (mesure)	Lactose ↯ + M/🍬	Fructose* ↯ Fructose ↯	Sorbitol ↯ Sorbitol ↯	Fruc/Galactanes ↯ Fruc/Galactanes ↯📖
Barre de protéines	Pièce(s) 65 g	39¼ +32¾ M	¾ ¾	☹ 76¾	☺ ☺
Boisson d'électrolytes	Verre(s) 200 ml	☺	☺+ ×9¾ M ☺+ ×9¾ M	☺ ☺	☺ ☺
Clif Bar®, beurre de cacahuètes	Pièce(s) 68 g	☺	☺+ ×10¼ M ☺+ ×10¼ M	☹ 2½	☺ ☺
Clif Bar®, Chocolate Chip	Pièce(s) 68 g	9 +7½ M	☺+ ×10 M ☺+ ×10 M	☹ 2¼	¾ 1½
Clif Bar®, Oatmeal Raisin Walnut	Pièce(s) 68 g	☺	☺+ ×10¼ M ☺+ ×10½ M	☹ 1¾	1¾ ^{AG} 3½
Gatorade®, poudre, toutes sortes	Verre(s) 200 ml	☺	☺+ ×10½ M ☺+ ×10½ M	☺ ☺	☺ ☺
Gatorade®, toutes sortes	Verre(s) 200 ml	7½ +6¼ M	☺+ ×1¼ M ☺+ ×1¼ M	☺ ☺	41½ 83¼
Glaceau® VitaminWater Defense®	Verre(s) 200 ml	☺	☹² ☹²	☺ ☺	☺ ☺
Glaceau® VitaminWater Essential®	Verre(s) 200 ml	☺	☹² ☹²	☺ ☺	☺ ☺
Glaceau® VitaminWater Ignite®	Verre(s) 200 ml	☺	☹² ☹²	☺ ☺	☺ ☺
Glaceau® VitaminWater Multi-V®	Verre(s) 200 ml	☺	☹¹ ☹¹	☹ ☹²	☺ ☺
Glaceau® VitaminWater Power-C®	Verre(s) 200 ml	☺	☹² ☹²	☺ ☺	☺ ☺
Glaceau® VitaminWater Restore®	Verre(s) 200 ml	☺	☹² ☹²	☺ ☺	☺ ☺
Power Bar® Energize Bar, Banana Punch	Pièce(s) 65 g	☺	¼ ¼	☹ ☺	10½ ^{A} 21
Power Bar® Energize Bar, Berry	Pièce(s) 65 g	☺	¼ ¼	☹ 19	10½ ^{A} 21

↯ *Niveau 0*: M (lactose) ×½　　+ M/🍬 : Nombre de M supplémentaires par capsule de lactase forte
↯ *Niveau 1*: M (fructose) ×2　　Fructose*:　Fructose corrigé par rapport au sorbitol
↯ *Niveau 2*: M (fructose ou sorbitol) ×4, autres ×2　　☺+ [nombre] × M: Nombre de M fructose(*) sup-
↯ *Niveau 3*: M (sorbitol) ×7, autres ×3　　plémentaires que vous allez tolérer par portion de cet
📖: Sources pour les fructanes / galactanes　　aliment, si vous consommez les deux en même temps

☹: Supprimer ;　☹¹: ¼ à partir du NT 1 ;　☹²: ¼ à partir du NT 2 ;　☹³: ¼ à partir du NT 3 ;
☺: N'en contient que de traces ;　☺: N'en contient pas du tout

Produits de sportifs	M (mesure)	Lactose ↯ + M/💊	Fructose* ⚘ Fructose ⚘	Sorbitol ⚘ Sorbitol ↯	Fruc/Galactanes ⚘ Fruc/Galactanes ↯📖
Power Bar® Energize Bar, chocolat	Pièce(s) 65 g	☺	¼ ¼	☹ 76¾	3¼ ᴬᴳ 6¾
Power Bar® Energize Bar, Cookies & Cream	Pièce(s) 65 g	☺	¼ ¼	☹ ☺	10½ ᴬ 21
Power Bar® Energize Bar, vanille	Pièce(s) 65 g	☺	¼ ¼	☹ ☺	10½ ᴬ 21
Power Bar® Natural Energy Cereal, Cacao Crunch	Pièce(s) 65 g	2¾ +2¼ M	☺+ ×5¾ M ☺+ ×5¾ M	☹ 10¾	¼ ᴬᴳ ½
Powerade®, toutes sortes	Verre(s) 200 ml	7½ +6¼ M	☺+ ×1¼ M ☺+ ×1¼ M	☺ ☺	41½ 83¼
Powerbar® Protein Plus 20 g, beurre de cacahuètes	Pièce(s) 61 g	3 +2½ M	☹² ☹²	☹ ☹	17 34¼
Powerbar® Protein Plus 20 g, Brownie	Pièce(s) 70 g	2 +1½ M	☺+ ×1½ M ☺+ ×1½ M	☹ ☺	3¼ ᴳ 6½
Powerbar® Protein Plus 20 g, chocolat	Pièce(s) 61 g	3 +2½ M	☹¹ ☹¹	☹ ☹	4 ᴳ 8¼

3.9 Restaurants rapides

3.9.1 Burger King®

Burger King®	M (mesure)	Lactose ↳ + M/💊	Fructose* ↳ Fructose ↳	Sorbitol ↳ Sorbitol ↳	Fruc/Galactanes ↳ Fruc/Galactanes ↳ 📖
Assiette de crêpes (3 crêpes, margarine, sirop)	Pièce(s) 187 g	½ +½ M	☺+ ×6 M ☺+ ×6 M	☺ ☺	¼ A ½
Cheeseburger	Pièce(s) 121 g	11½ +9½ M	51½ 59	☹ 3¼	¼ A ¾
Filet de poisson BK®	Pièce(s) 228 g	☺	☺ ☺	☹ 21¾	☹ A ¼
Frites	Portion 70 g	☺	☺ ☺	☹ 35½	☺ ☺
Frites de pommes	Portion 140 g	☺	☹² ☹²	☹ ☹²	☺ ☺
Hamburger	Pièce(s) 109 g	☺	57¼ 65½	☹ 3¼	½ A 1
Milkshake à la vanille	Portion 238 g	☹² +0,13 M	☺+ ×5¾ M ☺+ ×5¾ M	☺ ☺	¾ 1¾
Milkshake au chocolat	Portion 231 g	☹² +0,15 M	☺+ ×7¼ M ☺+ ×7¼ M	☺ ☺	½ 1
Milkshake aux fraises	Portion 229 g	☹² +0,15 M	☺+ ×5¼ M ☺+ ×5¼ M	☹ 3¼	1 2
Muffin anglais avec bacon, œuf et fromage	Pièce(s) 131 g	11½ +9½ M	☺+ ×1 M ☺+ ×1 M	☺ ☺	¼ A ¾
Onion Rings (beignets d'oignon)	Portion 70 g	☺	☺+ ×1½ M ☺+ ×1½ M	☹ ¾	¼ AC ½
Salade BLT avec tendre poulet grillé (sans vinaigrette)	Portion 140 g	79¼ +66 M	5¾ 5¾	☹ 3	☺ ☺
Sandwich CROUSTIPOULET®	Pièce(s) 149 g	☺	1½ 1½	☹ 67	5¾ A 11½

↳ *Niveau 0*: M (lactose) ×½   + M/💊 : Nombre de M supplémentaires par capsule de lactase forte
↳ *Niveau 1*: M (fructose) ×2   Fructose*: Fructose corrigé par rapport au sorbitol
↳ *Niveau 2*: M (fructose ou sorbitol) ×4, autres ×2   ☺+ [nombre] × M: Nombre de M fructose(*) sup-
↳ *Niveau 3*: M (sorbitol) ×7, autres ×3   plémentaires que vous allez tolérer par portion de cet
📖: Sources pour les fructanes / galactanes   aliment, si vous consommez les deux en même temps

☹: Supprimer ;   ☹¹: ¼ à partir du NT 1 ;   ☹²: ¼ à partir du NT 2 ;   ☹³: ¼ à partir du NT 3 ;
☺: N'en contient que de traces ;   ☺: N'en contient pas du tout

Burger King®	M (mesure)	Lactose ↯ + M/💊	Fructose* ↯ Fructose ↯	Sorbitol ↯ Sorbitol ↯	Fruc/Galactanes ↯ Fruc/Galactanes ↯📖
Sandwich tendre poulet grillé	Pièce(s) 264 g	☺	8 8½	☹ 2½	☹A ¼
Sauce aigre-douce	Portion 30 g	☺	¼ ¼	☹ 41½	☺ ☺
Sauce barbecue (Heinz®)	Portion 31 g	☺	☺+ ×1¼ M ☺+ ×1¼ M	☹ 2¼	☺ ☺
Sauce pimentée jalapeno	Portion 31 g	☺	☺+ ×1 M ☺+ ×1 M	☹ 2¾	☺ ☺
Sauce piquante pour onion rings	Portion 31 g	☺	☺ ☺	☹ 64½	☺ ☺
Sauce piquante pour taco	Portion 35 g	☺	2½ 2½	☹ 2¾	☺ ☺
Sundaes Caramel	Portion 141 g	¼ +¼ M	☺+ ×8½ M ☺+ ×8½ M	☺ ☺	2 4
Sundaes Chocolat fondant	Portion 141 g	¼ +¼ M	☺+ ×6¾ M ☺+ ×6¾ M	☺ ☺	1½ 3¼
Sundaes Fraise	Portion 141 g	¼ +¼ M	☺+ ×2½ M ☺+ ×2½ M	☹ 2½	2¼ 4¾
Sundaes mini M & M's®	Portion 204 g	¼ +0,23 M	☺+ ×6¾ M ☺+ ×6¾ M	☺ ☺	1¼ 2¾
Sundaes Oreo®	Portion 204 g	¼ +¼ M	☺+ ×7¼ M ☺+ ×7¼ M	☹ 49	1¾ 3½
Vinaigrette balsamique KRAFT®	Portion 30 g	☺	☺ ☺	☺ ☺	☺ ☺
Whopper® avec fromage	Pièce(s) 315 g	5¾ +4¾ M	2¾ 2¾	☹ 1	☹A ¼
Wrap au poulet (Ranch)	Pièce(s) 137 g	5 +4¼ M	☺ ☺	☹ 36¼	¼ A ½

3.9.2 KFC®

KFC®	M (mesure)	Lactose ↓ + M/⊙	Fructose* ↻ Fructose ↓	Sorbitol ↻ Sorbitol ↓	Fruc/Galactanes ↻ Fruc/Galactanes ↓📖
Cobette	Pièce(s) 95 g	☺	☺ ☺	☹ 2½	1¼ G 2½
Coleslaw (salade de chou)	Portion 100 g	☺	☺+ ×¼ M ☺+ ×¼ M	☹ 2¾	1 B 2
Crispy Tenders®	Pièce(s) 52 g	☺	☺ ☺	☺ ☺	3¼ A 6½
Hot Wings®	Portion 85 g	☺	☺ ☺	☺ ☺	☺ ☺
Pièces de poulet	Pièce(s) 175 g	☺	☺ ☺	☺ ☺	¾ A 1¾
Purée de pommes de terre au jus de viande	Portion 140 g	½ +½ M	☺ ☺	☹ 35½	4 8¼
Salade So Salad Brazer	Portion 100 g	☺	2 2	☹ 4	☺ ☺
Salade So Salad Crispy	Portion 140 g	☺	2¼ 2¼	☹ 17¾	1 A 2¼
Sauce aigre-douce	Portion 30 g	☺	¼ ¼	☹ 37	☺ ☺
Sauce BBQ	Portion 31 g	☺	☺+ ×1¼ M ☺+ ×1¼ M	☹ 2¼	☺ ☺
Sauce Creamy Curry	Portion 29,4 g	6 +5 M	☺+ ×1 M ☺+ ×1 M	☺ ☺	34½ 69
Sauce Yummy	Portion 30 g	4¾ +3¾ M	☺ ☺	☺ ☺	26½ 53
Twister® avec sauce	Pièce(s) 240 g	☺	17¼ 18¾	☹ 2	☹ A ¼
Twister® sans sauce	Pièce(s) 218 g	☺	19 20¾	☹ 2	☹ A ¼

↻ *Niveau 0*: M (lactose) ×½
↓ *Niveau 1*: M (fructose) ×2
↯ *Niveau 2*: M (fructose ou sorbitol) ×4, autres ×2
↯ *Niveau 3*: M (sorbitol) ×7, autres ×3
📖: Sources pour les fructanes / galactanes

+ M/⊙: Nombre de M supplémentaires par capsule de lactase forte
Fructose*: Fructose corrigé par rapport au sorbitol
☺+ [nombre] × M: Nombre de M fructose(*) supplémentaires que vous allez tolérer par portion de cet aliment, si vous consommez les deux en même temps

☹: Supprimer ;   ☹¹: ¼ à partir du NT 1 ;   ☹²: ¼ à partir du NT 2 ;   ☹³: ¼ à partir du NT 3 ;
☺: N'en contient que de traces ;   ☺: N'en contient pas du tout

3.9.3 McDonald's®

McDonald's®	M (mesure)	Lactose ↘ + M/🥛	Fructose* ↘ Fructose ↘	Sorbitol ↘ Sorbitol ↘	Fruc/Galactanes ↘ Fruc/Galactanes ↘📖
Banania Chaud	Tasse(s)	¼	☺+ ×2 M	☺	2
	150 ml	+¼ M	☺+ ×2 M	☺	4
Big Mac®	Pièce(s)	9¾	5	☹	¼ A
	215 g	+8¼ M	5	6½	½
Cheeseburger	Pièce(s)	9¾	3¾	☹	¼ A
	114 g	+8¼ M	3¾	5	¾
Chicken McNuggets®	Pièce(s)	☺	☺	☺	10¾ A
	16,25 g		☺	☺	21½
Double Cheese	Pièce(s)	4¾	4½	☹	¼ A
	165 g	+4 M	4½	4¼	½
Frappé chocolat	Tasse(s)	¼	☺+ ×4 M	☹	2¼
	150 ml	+¼ M	☺+ ×4 M	22	4¾
Frappés vanille et autres	Portion	¼	☺+ ×¼ M	☹	1½
	206 g	+¼ M	☺+ ×¼ M	12	3¼
Frites	Portion	☺	☺	☹	☺
	70 g		☺	35½	☺
Hamburger	Pièce(s)	☺	3¾	☹	½ A
	100 g		4	5	1
Hamburger Royal Delxe®	Pièce(s)	☺	48	☹	¼ A
	173 g		57¾	2½	½
Jus d'orange	Verre(s)	☺	1½	☹	☺
	200 ml		1½	¼	☺
La Petite Pomme	Pièce(s)	☺	¼	☹	☺
	34 g		½	¼	☺
La Sauce Vinaigrette Huile d'Olive et Vinaigre Balsamique	Portion 30 g	☺	☺ ☺	☺ ☺	☺ ☺
McChicken®	Pièce(s)	☺	1½	☹	¼ A
	143 g		1½	69¾	¾
McDouble®	Pièce(s)	9¾	4¼	☹	¼ A
	151 g	+8¼ M	4¼	4¼	½
McFish®	Pièce(s)	19¾	2	☹	¼ A
	142 g	+16½ M	2	70¼	¾
McFlurry® Smarties®	Portion	☹²	☺+ ×3½ M	☺	1
	228 g	+0,18 M	☺+ ×3½ M	☺	2¼
McRib®	Pièce(s)	☺	☺+ ×¾ M	☹	¼ A
	200 g		☺+ ×¾ M	1¼	½

McDonald's®	M (mesure)	Lactose 1 + M/💊	Fructose* 0 Fructose 0	Sorbitol 0 Sorbitol 1	Fruc/Galactanes 0 Fruc/Galactanes 1 📖
McSundae® au caramel	Portion 182 g	¼ +¼ M	☻+ ×6¾ M ☻+ ×6¾ M	☻ ☻	1¾ 3¾
McSundae® au chocolat	Portion 179 g	¼ +¼ M	☻+ ×7½ M ☻+ ×7½ M	☹ 55¾	1¼ G 2½
Muffin Chocolat	Pièce(s) 33 g	☻	☻+ ×½ M ☻+ ×½ M	☹ ☺	¾ A 1½
Salade d'accompagnement	Portion 100 g	☻	3¾ 3¾	☹ 2½	☻ ☻
Sauce à la moutarde	Portion 20 g	☺	☻+ ×1¼ M ☻+ ×1¼ M	☻ ☻	☺ ☺
Sauce César	Portion 30 g	☻	¼ ¼	☹ 41½	☻ ☻
Sauce Classic Barbecue	Portion 31 g	☻	☻+ ×1½ M ☻+ ×1½ M	☹ 1¾	☻ ☻
Sauce Creamy	Portion 30 g	18¼ +15¼ M	26¾ 79¼	☹ 7¼	☺ ☺
Sauce Goût Fumé	Portion 31 g	☻	☻+ ×1¾ M ☻+ ×1¾ M	☹ 2¾	☻ ☻
Smoothies, toutes saveurs	Verre(s) 200 ml	2¾ +2¼ M	3¾ 4¼	☹ 1¼	15½ 31
Snack Wrap® TS	Pièce(s) 118 g	62 +51½ M	☻ ☻	☹ 84½	¼ A ½

0 *Niveau 0:* M (lactose) ×½
1 *Niveau 1:* M (fructose) ×2
2 *Niveau 2:* M (fructose ou sorbitol) ×4, autres ×2
3 *Niveau 3:* M (sorbitol) ×7, autres ×3
📖: Sources pour les fructanes / galactanes

+ M/💊: Nombre de M supplémentaires par capsule de lactase forte
Fructose*: Fructose corrigé par rapport au sorbitol
☻+ [nombre] × M: Nombre de M fructose(*) supplémentaires que vous allez tolérer par portion de cet aliment, si vous consommez les deux en même temps

☹: Supprimer ; ☹[1]: ¼ à partir du NT 1 ; ☹[2]: ¼ à partir du NT 2 ; ☹[3]: ¼ à partir du NT 3 ;

☺: N'en contient que de traces ; ☻: N'en contient pas du tout

3.9.4 Subway®

Subway®	M (mesure)	Lactose ↙ + M/⌽	Fructose* ↙ Fructose ↙	Sorbitol ↙ Sorbitol ↙	Fruc/Galactanes ↙ Fruc/Galactanes ↙📖
Bacon xtra	Portion 15 g	☺	☺ ☺	☺ ☺	☺ ☺
Cookie Chocolate Chip	Pièce(s) 45 g	☺	☺+ ×1 M ☺+ ×1 M	☹ ☺	½ A 1
Cookie Chocolate Chip M&M's®	Pièce(s) 45 g	9 +7½ M	☺+ ×½ M ☺+ ×½ M	☹ ☺	½ A 1
Cookie Double Chocolate Chip	Pièce(s) 45 g	☺	☺+ ×1 M ☺+ ×1 M	☹ ☺	½ A 1
Cookie White Chip Macadamia Nut	Pièce(s) 45 g	6¾ +5½ M	☺ ☺	☺ ☺	½ A 1
Fromage cheddar Monterey	Portion 30 g	43¼ +36 M	☺ ☺	☺ ☺	☺ ☺
Fromage fondu / crème de gruyère	Portion 30 g	4½ +3¾ M	☺ ☺	☺ ☺	25¾ 51½
Moutarde	Portion 5 g	☺	☺ ☺	☺ ☺	☺ ☺
Pain avoine-miel (Honey Oat), 15 cm	Pièce(s) 89 g	¾ +½ M	2½ 2½	☹ 6½	¼ A ¾
Pain blé complet-seigle	Pièce(s) 78 g	☺	1 1	☺ ☺	¼ A ¾
Pain origan-fromage, 15 cm	Pièce(s) 75 g	☺	☺+ ×½ M ☺+ ×½ M	☺ ☺	¾ A 1½
Sandwich au jambon, avec pain blanc et légumes, 15 cm	Pièce(s) 219 g	12½ +10½ M	¾ ¾	☹ 1¼	¼ A ½
Sandwich au thon, avec pain blanc et légumes, 15 cm	Pièce(s) 233 g	12½ +10½ M	¾ ¾	☹ 1¼	☹ A ¼
Sandwich blanc de poulet grillé au pain blanc et aux légumes, 15 cm	Pièce(s) 233 g	12½ +10½ M	1¾ 1¾	☹ 1¼	☹ A ¼
Sandwich BMT italien® au pain blanc et aux légumes, 15 cm	Pièce(s) 226 g	12½ +10½ M	¾ ¾	☹ 1¼	¼ A ½
Sandwich dinde et jambon, au pain blanc et aux légumes, 15 cm	Pièce(s) 219 g	12½ +10½ M	¾ ¾	☹ 1¼	¼ A ½

Subway®	M (mesure)	Lactose ↳ + M/⚪	Fructose* ↻ Fructose ↻	Sorbitol ↻ Sorbitol ↳	Fruc/Galactanes ↻ Fruc/Galactanes ↳📖
Sandwich dinde, au pain blanc et aux légumes, 15 cm	Pièce(s) 219 g	12½ +10½ M	¾ ¾	☹ 1¼	¼ A ½
Sandwich poulet Teriyaki au pain blanc avec légumes, 15 cm	Pièce(s) 276 g	12½ +10½ M	22½ 25¾	☹ 1¼	☹A ¼
Sandwich rosbif au pain blanc avec légumes, sans mayonnaise, 15 cm	Pièce(s) 233 g	12½ +10½ M	¾ ¾	☹ 1¼	☹A ¼
Sandwich Spicy Italian au pain blanc et aux légumes, 15 cm	Pièce(s) 222 g	12½ +10½ M	¾ ¾	☹ 1¼	¼ A ½
Sandwich Steak & Cheese au pain blanc et aux légumes, 15 cm	Pièce(s) 245 g	☺	1 1	☹ 1¼	☹A ¼
Sauce BBQ	Portion 30 g	☺	☺ ☺	☹ ☺	☺ ☺
Sauce chipotle sud-ouest	Portion 30 g	7¼ +6 M	☺ ☺	☺ ☺	40½ 81
Sauce miel et moutarde	Portion 30 g	☺	4½ 4½	☺ ☺	☺ ☺
VEGGIE DELITE® au pain blanc et aux légumes, 15 cm	Pièce(s) 162 g	12½ +10½ M	¾ ¾	☹ 1½	¼ A ½
VEGGIE DELITE®, salade sans assaisonnement	Portion 100 g	34¼ +28½ M	83¼ ☺	☹ 2¼	☺ ☺
Vinaigre et huile	Portion 14,94 g	☺	☺ ☺	☹ 20¼	☺ ☺
Vinaigrette oignon dox (Sweet Onion)	Portion 30 g	☺	☺+ ×1 M ☺+ ×1 M	☹ 55½	½ 1¼
Wrap sans fourrage	Pièce(s) 103 g	☺	☺ ☺	☺ ☺	½ A 1

↻ *Niveau 0*: M (lactose) ×½
↳ *Niveau 1*: M (fructose) ×2
↲ *Niveau 2*: M (fructose ou sorbitol) ×4, autres ×2
↳ *Niveau 3*: M (sorbitol) ×7, autres ×3
📖: Sources pour les fructanes / galactanes

+ M/⚪: Nombre de M supplémentaires par capsule de lactase forte
Fructose*: Fructose corrigé par rapport au sorbitol
☺+ [nombre] × M: Nombre de M fructose(*) supplémentaires que vous allez tolérer par portion de cet aliment, si vous consommez les deux en même temps

☹: Supprimer ; ☹¹: ¼ à partir du NT 1 ; ☹²: ¼ à partir du NT 2 ; ☹³: ¼ à partir du NT 3 ;
☺: N'en contient que de traces ; ☺: N'en contient pas du tout

SUGGESTIONS

J'espère que le régime a été efficace pour vous et a amélioré le bien-être de votre ventre. C'est la première édition et d'autres suivront. Toute contribution peut nous aider à rendre ce projet encore plus pratique pour tous ceux qui sont affectés. Vos suggestions et astuces sont donc les bienvenues ! Veuillez donc simplement m'écrire un mail comportant vos expériences et vos souhaits. Car il existe encore des zones d'ombre, tant au niveau scientifique qu'au niveau légal, et de nouveaux aliments arrivent sur le marché en permanence. Pour mettre une fois pour toutes les dragons-bloc sous les verrous, il est crucial que nous tenions à jour notre base de savoir et de données, comportant tout ce que nous savons du traitement de la maladie. Si vous faites des suggestions ou des contributions, cela va également bénéficier à de nombreuses autres personnes affectées par la maladie, et ce dans le monde entier. Vous pouvez aussi les aider en partageant vos NT individuels, afin que nous puissions optimiser les NTB donnés ici. Pour ce faire, veuillez nous rendre visite sur www.Laxiba.fr/tb

Est-ce que le régime fonctionne pour vous ? Souhaitez-vous en plus avoir les quantités de portion disponibles d'un seul coup d'œil ?

Vous souhaitez un coaching personnel pour vous familiariser encore mieux avec la stratégie de régime proposée ici, ou pour donner de nouvelles idées à vos employés, sous forme d'un atelier concernant l'alimentation saine et les stratégies de gestion du stress ? Dans ce cas, rendez-nous visite sur www.Laxiba.fr. Nous nous réjouissons à l'avance de faire votre connaissance.
Pour finir, je vous souhaite bon courage et surtout une bonne santé !

Je vous salue très cordialement,

Votre auteur,

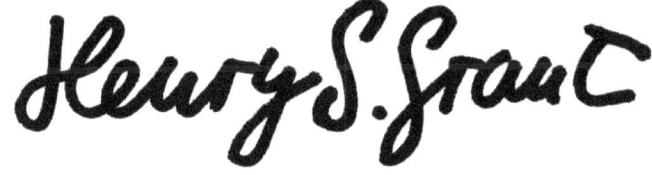

Henry S. Grant
Henry@AmericanDietPublishing.com

Tableaux A Mots-Reperes

Dans la liste suivante, vous trouverez à nouveau tous les aliments listés dans les tableaux précédents, par ordre alphabétique cette fois. Les désignations et les sigles sont toujours les mêmes ; à ceci près que le niveau de sortie pour les calculs par rapport au fructose a changé. On ne vous indique ici que la valeur corrigée par rapport au sorbitol, et ce pour les NT 0 et 1.

TABLEAUX À MOTS-REPÈRES	M (mesure)	Lactose ↳ + M/ 💊	Fructose* ↴ Fructose ↴	Sorbitol ↴ Sorbitol ↳	Fruc/Galactanes ↴ Fruc/Galactanes ↳ 📖
7UP®	Verre(s) 200 ml	☺	☹ ☹²	☺ ☺	☺ ☺
7UP® light	Verre(s) 200 ml	☺	☺ ☺	☺ ☺	☺ ☺
Abricot	Pièce(s) 35 g	☺	☺+ ×¾ M ☺+ ×¼ M	☹ ¾	☺ ☺
Abricots séchés, cuits et sucrés	Pièce(s) 20 g	☺	☺+ ×1¼ M ☺+ ×½ M	☹ 1¼	☺ ☺
Abricots séchés, non sucrés	Pièce(s) 20 g	☺	☺+ ×7¾ M ☺+ ×3¾ M	☹ ¼	☺ ☺
After Eight®	Pièce(s) 8 g	10¼ +8½ M	☺ ☺	☺ ☺	57¾ ☺
Ail en poudre	Paquet 1 g	☺	☺ ☺	☺ ☺	3¼ ᶠᴮ 6½
Ail, frais	Portion 4 g	☺	☺ ☺	☺ ☺	¾ ᶠᴮ 1½
Airelles rouges	Portion 140 g	☺	☺+ ×9¼ M ☺+ ×4½ M	☹ 35½	☺ ☺
Alcool de prune et soda	Verre(s) 200 ml	☺	☺+ ×¾ M ☺+ ×¼ M	☹ 1½	☺ ☺
Algue brune, crue	Portion 85 g	☺	☺ ☺	☺ ☺	☺ ☺

↴ *Niveau 0*: M (lactose) ×½
↳ *Niveau 1*: M (fructose) ×2
↴ *Niveau 2*: M (fructose ou sorbitol) ×4, autres ×2
↳ *Niveau 3*: M (sorbitol) ×7, autres ×3
📖: Sources pour les fructanes / galactanes

+ M/ 💊 : Nombre de M supplémentaires par capsule de lactase forte
Fructose*: Fructose corrigé par rapport au sorbitol
☺+ [nombre] × M: Nombre de M fructose(*) supplémentaires que vous allez tolérer par portion de cet aliment, si vous consommez les deux en même temps

☹: Supprimer ;   ☹¹: ¼ à partir du NT 1 ;   ☹²: ¼ à partir du NT 2 ;   ☹³: ¼ à partir du NT 3 ;
☺: N'en contient que de traces ;   ☺: N'en contient pas du tout

Tableaux à Mots-Repères	M (mesure)	Lactose ⌄ + M/💊	Fructose* ⌄ Fructose ⌄	Sorbitol ⌄ Sorbitol ⌄	Fruc/Galactanes ⌄ Fruc/Galactanes ⌄ 📖
All-Bran® Original (Kellogg's®)	Portion 30 g	☺	☺+ ×¼ M ☺	☺ ☺	¼ A ¾
Amandes	Poignée(s) 30 g	☺	☺ ☺	☺ ☺	½ G 1¼
Amandes grillées	Poignée(s) 30 g	☺	2 4¼	☹ 5½	½ G 1¼
Amaretto	Verre(s) 200 ml	☺	☺+ ×4½ M ☺+ ×2¼ M	☹ ¼	☺ ☺
Ananas	Portion 140 g	☺	¾ 1¾	☹ ¾	2¼ CB 4½
Ananas séché	Portion 40 g	☺	½ 1¼	☹ ½	2 CB 4
Aquavit	Verre(s) 200 ml	☺	☺ ☺	☺ ☺	☺ ☺
Artichauts	CS 15 g	☺	☺ ☺	☹ 23¾	1 FB 2¼
Asperge	Portion 85 g	☺	1½ 3¼	☹ 9¾	½ FB 1¼
Assaisonnement crème fraîche KRAFT®	Portion 30 g	☺	4½ 9	☺ ☺	☺ ☺
Assaisonnement yaourt et herbes KRAFT®	Portion 30 g	☺	☺+ ×½ M ☺+ ×¼ M	☹ 12¼	☺ ☺
Aubergines	Portion 85 g	☺	3½ 7¼	☹ 2½	☺ B ☺
Avocat	Portion 30 g	☺	☺+ ×1 M ☺+ ×½ M	☺ ☺	☺ B ☺
Babybel®, Cheddar	Pièce(s) 21 g	☺	☺ ☺	☺ ☺	☺ ☺
Babybel®, Original	Pièce(s) 21 g	12¾ +10½ M	☺ ☺	☺ ☺	70¾ ☺
Bacon de bœuf	Portion 15 g	☺	☺ ☺	☺ ☺	☺ ☺
Baguette	Tranche(s) 42 g	☺	☺ ☺	☺ ☺	1¾ A 3½
Baies de sureau	Portion 140 g	☺	¼ ½	☺ ☺	☺ ☺
Banane	Pièce(s) 118 g	☺	☺+ ×¼ M ☺	☹ 9¼	¾ FB 1½

Tableaux à Mots-Repères	M (mesure)	Lactose ↯ + M/💊	Fructose* ↯ Fructose ↯	Sorbitol ↯ Sorbitol ↯	Fruc/Galactanes ↯ Fruc/Galactanes ↯📖
Banane plantain cuite	Pièce(s) 223 g	☺	¾ 1¾	☺ ☺	¼ FB ¾
Barre chocolatée à la noix de coco	Pièce(s) 42 g	45¼ +37¾ M	☺ ☺	☺ ☺	☺ ☺
Barre de céréales au miel	Pièce(s) 27 g	17½ +14¾ M	5¾ 11¾	☹ ☹²	½ A 1¼
Barre de céréales aux amandes	Pièce(s) 28 g	4 +3¼ M	1½ 3¼	☹ ☹²	½ A 1¼
Barre de céréales aux canneberges et au chocolat noir	Pièce(s) 35 g	☺	☺+ ×4¼ M ☺+ ×2 M	☹ 71¼	½ A 1
Barre de céréales aux cerises et au chocolat noir	Pièce(s) 35 g	☺	☺+ ×1 M ☺+ ×½ M	☹ 1	½ A 1
Barre de céréales aux myrtilles	Pièce(s) 25 g	49 +40¾ M	☺+ ×½ M ☺+ ×¼ M	☹ ¾	¾ A 1½
Barre de céréales aux petits morceaux de chocolat	Pièce(s) 29 g	29½ +24¾ M	☺+ ×1 M ☺+ ×½ M	☹ ☺	½ A 1¼
Barre de céréales aux raisins	Pièce(s) 30 g	11¾ +9¾ M	½ 1	☹ ☹²	½ A 1¼
Barre de céréales, banane	Pièce(s) 25 g	49 +40¾ M	☺+ ×½ M ☺+ ×¼ M	☹ ¾	¾ A 1½
Barre de céréales, coco	Pièce(s) 29 g	17¼ +14½ M	¾ 1½	☹ ☹²	½ A 1¼
Barre de jus de fruit glacé	Pièce(s) 77 g	☺	☺+ ×1¼ M ☺+ ×½ M	☹ 4½	☺ ☺
Barre de protéines	Pièce(s) 65 g	39¼ +32¾ M	¾ 1¾	☹ 76¾	☺ ☺
Barre Mars® ou semblable	Pièce(s) 49,9 g	1¾ +1½ M	☺+ ×8¾ M ☺+ ×4¼ M	☺ ☺	6½ G 13¼
Base de soupe	CS 15 g	☺	64 ☺	☹ 74	☺ ☺

↯ *Niveau 0*: M (lactose) ×½
↯ *Niveau 1*: M (fructose) ×2
↯ *Niveau 2*: M (fructose ou sorbitol) ×4, autres ×2
↯ *Niveau 3*: M (sorbitol) ×7, autres ×3
📖 : Sources pour les fructanes / galactanes

+ M/💊 : Nombre de M supplémentaires par capsule de lactase forte
Fructose*: Fructose corrigé par rapport au sorbitol
☺+ [nombre] × M: Nombre de M fructose(*) supplémentaires que vous allez tolérer par portion de cet aliment, si vous consommez les deux en même temps

☹: Supprimer ; ☹¹: ¼ à partir du NT 1 ; ☹²: ¼ à partir du NT 2 ; ☹³: ¼ à partir du NT 3 ;
☺: N'en contient que de traces ; ☺: N'en contient pas du tout

Tableaux à Mots-Repères	M (mesure)	Lactose ↯ + M/⊙	Fructose* ↯ Fructose ↯	Sorbitol ↯ Sorbitol ↯	Fruc/Galactanes ↯ Fruc/Galactanes ↯
Basilic	Paquet 1 g	☺	☺ ☺	☺ ☺	☺ ☺
Bâtonnets de poisson	Portion 85 g	☺	☺ ☺	☺ ☺	2 [A] 4
Bâtonnets de pommes de terre	Poignée(s) 21 g	☺	☺ ☺	☹ 79¼	10¾ [A] 21½
Bâtonnets salés	Poignée(s) 21 g	☺	☺ ☺	☺ ☺	1½ [A] 3¼
Bâtonnets sésame	Poignée(s) 21 g	☺	☺ ☺	☹ ☺	1½ [A] 3¼
Beignets de pommes de terre	Portion 70 g	☺	☺+ ×½ M ☺+ ×¼ M	☹ 12¾	☺ [B] ☺
Ben & Jerry's Ice Cream, New York Super Fudge Chunk®	Portion 106 g	½ +½ M	67¼ ☺	☹ ☺	3½ 7¼
Ben & Jerry's® Ice Cream, beurre de cacahuètes	Portion 115 g	½ +¼ M	☺+ ×5¼ M ☺+ ×2½ M	☺ ☺	3¼ 6½
Ben & Jerry's® Ice Cream, caramel	Portion 106 g	½ +¼ M	☺+ ×4¾ M ☺+ ×2¼ M	☺ ☺	3 6¼
Ben & Jerry's® Ice Cream, Chocolate Fudge Brownie	Portion 110 g	¼ +¼ M	☺+ ×3 M ☺+ ×1½ M	☹ ☺	1¼ 2¾
Ben & Jerry's® Ice Cream, Chunky Monkey®	Portion 107 g	¼ +¼ M	☺+ ×2¾ M ☺+ ×1¼ M	☹ ☺	2½ 5¼
Ben & Jerry's® Ice Cream, Clever Cookies®	Portion 107 g	½ +½ M	☺+ ×5 M ☺+ ×2½ M	☺ ☺	3½ 7
Ben & Jerry's® Ice Cream, Cookie Dough	Portion 104 g	½ +¼ M	☺+ ×4¾ M ☺+ ×2¼ M	☺ ☺	3¼ 6½
Ben & Jerry's® Ice Cream, Fairly Nuts®	Portion 106 g	½ +¼ M	☺+ ×4¾ M ☺+ ×2¼ M	☺ ☺	3 6¼
Ben & Jerry's® Ice Cream, Half Baked®	Portion 108 g	¼ +¼ M	☺+ ×2¼ M ☺+ ×1 M	☺ ☺	2¼ 4¾
Ben & Jerry's® Ice Cream, vanille	Portion 103 g	½ +¼ M	☺+ ×4½ M ☺+ ×2¼ M	☺ ☺	3¼ 6½
Bette / poirée	Portion 85 g	☺	☺+ ×½ M ☺+ ×¼ M	☺ ☺	☺ ☺

Tableaux à Mots-Repères	M (mesure)	Lactose ☹/ + M/💊	Fructose* ☹/ Fructose ☹/	Sorbitol ☹/ Sorbitol ☹/	Fruc/Galactanes ☹/ Fruc/Galactanes ☹/📖
Betterave rouge	Portion 85 g	☺	58¾ ☺	☹ 3¼	1¼ B 2½
Betterave rouge au vinaigre	Portion 30 g	☺	☺ ☺	☹ 15	3 CB 6
Beurre au citron	CS 15 g	☺	☺ ☺	☹ 60½	☺ ☺
Beurre de cacahuètes non salé	Portion 32 g	☺	☺+ ×¼ M ☺	☺ ☺	☺ G ☺
Beurre doux	Portion 14 g	☺	☺ ☺	☺ ☺	☺ ☺
Beurre salé	Portion 14 g	☺	☺ ☺	☺ ☺	☺ ☺
Bière	Verre(s) 200 ml	☺	50 ☺	☹ 10	☺ ☺
Bière anglaise	Verre(s) 200 ml	☺	50 ☺	☹ 10	☺ ☺
Bière forte	Verre(s) 200 ml	☺	50 ☺	☹ 10	☺ ☺
Bière, sans alcool	Verre(s) 200 ml	☺	☺+ ×2¼ M ☺+ ×1 M	☺ ☺	☺ ☺
Bifteck	Portion 85 g	☺	☺ ☺	☺ ☺	☺ ☺
Biscotte	Portion 7 g	☺	☺ ☺	☺ ☺	1½ A 3
Biscotti au chocolat et aux noix	Pièce(s) 20,5 g	☺	☺ ☺	☹ ☺	2½ A 5
Biscuit à la cannelle	Pièce(s) 13 g	☺	☺ ☺	☹ 42½	4¾ A 9¾
Biscuit à la crème de cacahuètes	Pièce(s) 12,5 g	☺	☺ ☺	☹ ☺	4 A 8¼
Biscuit à la crème de citron sans sucre	Pièce(s) 19,5 g	32½ +27 M	☺ ☺	☺ ☺	2½ A 5¼

☹ *Niveau 0*: M (lactose) ×½
☹ *Niveau 1*: M (fructose) ×2
☹ *Niveau 2*: M (fructose ou sorbitol) ×4, autres ×2
☹ *Niveau 3*: M (sorbitol) ×7, autres ×3
📖: Sources pour les fructanes / galactanes

+ M/💊: Nombre de M supplémentaires par capsule de lactase forte
Fructose*: Fructose corrigé par rapport au sorbitol
☺+ [nombre] × M: Nombre de M fructose(*) supplémentaires que vous allez tolérer par portion de cet aliment, si vous consommez les deux en même temps

☹: Supprimer ; ☹¹: ¼ à partir du NT 1 ; ☹²: ¼ à partir du NT 2 ; ☹³: ¼ à partir du NT 3 ;
☺: N'en contient que de traces ; ☺: N'en contient pas du tout

Tableaux à Mots-Repères	M (mesure)	Lactose ↓ + M/💊	Fructose* ⚕ Fructose ⚕	Sorbitol ⚕ Sorbitol ↓	Fruc/Galactanes ⚕ Fruc/Galactanes ↓📖
Biscuit à la menthe	Pièce(s) 8 g	32½ +27 M	☺ ☺	☹ ☺	6¼ ᴬ 12½
Biscuit au caramel au beure et chocolat	Pièce(s) 14,5 g	52¼ +43½ M	10¼ 20½	☹ ¾	3½ ᴬ 7
Biscuit au chocolat, vernissé	Pièce(s) 10 g	☺	☺ ☺	☹ ☺	5 ᴬ 10¼
Biscuit au citron	Pièce(s) 15,5 g	☺	☺ ☺	☺ ☺	4 ᴬ 8¼
Biscuit au sirop	Pièce(s) 15 g	☺	☺ ☺	☺ ☺	3¼ ᴬ 6¾
Biscuit aux raisins secs	Pièce(s) 26 g	23¾ +19¾ M	☺ ☺	☹ 10¼	2¼ ᴬ 4¾
Biscuit de blé	Pièce(s) 13 g	45¾ +38 M	☺ ☺	☺ ☺	3¾ ᴬ 7½
Biscuit de blé sans sucre	Pièce(s) 11 g	☺	½ 1¼	☹ ☹²	4½ ᴬ 9
Biscuit double fourré à la vanille	Pièce(s) 15 g	9 +7½ M	☺ ☺	☺ ☺	3 ᴬ 6¼
Biscuit double fourré au chocolat	Pièce(s) 14,5 g	☺	☺ ☺	☹ ☺	3½ ᴬ 7
Biscuit double fourré sans sucre	Pièce(s) 12 g	☺	13¾ 27¾	☹ ☹	4¼ ᴬ 8½
Biscuit glacé sans sucre	Pièce(s) 15 g	☺	☺ ☺	☺ ☺	3¼ ᴬ 6½
Biscuit sucré mou	Pièce(s) 13,5 g	☺	☹ ¼	☺ ☺	4¾ ᴬ 9½
Biscuits au beurre de cachuètes	Pièce(s) 34 g	23¾ +19¾ M	2 4	☹ 10¾	1½ ᴬ 3
Biscuits au caramel	Pièce(s) 15,5 g	12¼ +10¼ M	½ 1	☹ ☺	3 ᴬ 6¼
Bloody Mary	Verre(s) 200 ml	☺	1¾ 3½	☹ ½	☺ ☺
Bœuf saumuré	Portion 55 g	☺	☺ ☺	☺ ☺	☺ ☺
Boisson d'électrolytes	Verre(s) 200 ml	☺	☺+ ×9¾ M ☺+ ×4¾ M	☺ ☺	☺ ☺
Bonbon beurre	Pièce(s) 3,75 g	☺	☺ ☺	☹ ☹	☺ ☺

Tableaux à Mots-Repères	M (mesure)	Lactose ⌄ + M/💊	Fructose* ⌄ Fructose ⌄	Sorbitol ⌄ Sorbitol ⌄	Fruc/Galactanes ⌄ Fruc/Galactanes ⌄ 📖
Bonbons	Pièce(s) 6 g	☺	☺+ ×¾ M ☺+ ×¼ M	☺ ☺	☺ ☺
Bonbons au caramel	Pièce(s) 6,9 g	8 +6½ M	☺+ ×½ M ☺+ ×¼ M	☺ ☺	44¾ 89¾
Bonbons crème	Pièce(s) 7 g	40¾ +34 M	☺ ☺	☺ ☺	☺ ☺
Bonbons Mamba aux fruits	Portion 40 g	☺	☺ ☺	☹ ☹	☺ ☺
Bonbons Mamba aux fruits amers	Portion 40 g	☺	☹ ☹²	☹ ☹	☺ ☺
Bonbons sans sucre	Pièce(s) 3 g	☺	☹ ¼	☹ ☹	☺ ☺
Bouillon ordinaire	Portion 8 g	☺	☺ ☺	☹ ☺	☺ ☺
Boulettes à base de pain (« Semmelknödel »)	Portion 55 g	1¾ +1½ M	☺ ☺	☺ ☺	½ ᴬ 1
Boulettes de pommes de terre	Portion 140 g	45½ +37¾ M	☺+ ×¼ M ☺	☹ 35½	☺ ᶜ ☺
Boulettes de viande hachée	Portion 85 g	2¼ +1¾ M	☺ ☺	☹ ☺	☺ ☺
Boulgour, cuisiné maison	Portion 140 g	☺	☺ ☺	☺ ☺	☺ ☺
Bourbon (whiskey)	Verre(s) 200 ml	☺	☺ ☺	☺ ☺	☺ ☺
Bourgogne blanc	Verre(s) 200 ml	☺	31¼ 62½	☹ ¾	☺ ☺
Bourgogne rouge	Verre(s) 200 ml	☺	17¾ 35½	☹ ½	☺ ☺
Brandy	Verre(s) 200 ml	☺	☺ ☺	☺ ☺	☺ ☺
Brandy aromatisé	Verre(s) 200 ml	☺	☺+ ×4½ M ☺+ ×2¼ M	☹ ¼	☺ ☺

⌄ *Niveau 0*: M (lactose) ×½
⌄ *Niveau 1*: M (fructose) ×2
⌄ *Niveau 2*: M (fructose ou sorbitol) ×4, autres ×2
⌄ *Niveau 3*: M (sorbitol) ×7, autres ×3
📖: Sources pour les fructanes / galactanes

+ M/💊 : Nombre de M supplémentaires par capsule de lactase forte
Fructose*: Fructose corrigé par rapport au sorbitol
☺+ [nombre] × M: Nombre de M fructose(*) supplémentaires que vous allez tolérer par portion de cet aliment, si vous consommez les deux en même temps

☹: Supprimer ;   ☹¹: ¼ à partir du NT 1 ;   ☹²: ¼ à partir du NT 2 ;   ☹³: ¼ à partir du NT 3 ;
☺: N'en contient que de traces ;   ☺: N'en contient pas du tout

Tableaux à Mots-Repères	M (mesure)	Lactose ☹ + M/💊	Fructose* ☺ Fructose ☹	Sorbitol ☺ Sorbitol ☹	Fruc/Galactanes ☺ Fruc/Galactanes ☹ 📖
Braunschweiger	Portion 55 g	☺	☺ ☺	☺ ☺	☺ ☺
Bretzels Bio	Tranche(s) 42 g	☺	☺+ ×½ M ☺+ ×¼ M	☺ ☺	¾ A 1½
Brie	Portion 30 g	22 +18½ M	☺ ☺	☺ ☺	☺ ☺
Broccoli	Portion 85 g	16¾ +14 M	3 6	☺ ☺	½ B 1¼
Brownie au chocolat sans graisse	Pièce(s) 44 g	3 +2½ M	71 ☺	☹ ☺	1 A 2¼
Brownie aux noix	Pièce(s) 30,5 g	☺	☺+ ×4¼ M ☺+ ×2 M	☹ ☺	1¾ A 3½
Brownies chocolat à l'OREO®	Pièce(s) 42,5 g	☺	¼ ¾	☹ ☺	1 A 2¼
Bulbe de céleri, cuite	CS 15 g	☺	13¼ 26½	☹ ¾	☺ ☺
Bulbe de fenouil	Portion 85 g	☺	☺+ ×¾ M ☺+ ×¼ M	☹ 2	1¼ B 2¾
Burger aux œufs brouillés	Pièce(s) 158 g	12 +10 M	☺+ ×9¼ M ☺+ ×4½ M	☺ ☺	¼ A ½
Burger King® Assiette de crêpes (3 crêpes, margarine, sirop)	Pièce(s) 187 g	½ +½ M	☺+ ×6 M ☺+ ×3 M	☺ ☺	¼ A ½
Burger King® Cheeseburger	Pièce(s) 121 g	11½ +9½ M	51½ ☺	☹ 3¼	¼ A ¾
Burger King® Filet de poisson BK®	Pièce(s) 228 g	☺	☺ ☺	☹ 21¾	☹ A ¼
Burger King® Frites	Portion 70 g	☺	☺ ☺	☹ 35½	☺ ☺
Burger King® Frites de pommes	Portion 140 g	☺	☹ ☹²	☹ ☹²	☺ ☺
Burger King® Hamburger	Pièce(s) 109 g	☺	57¼ ☺	☹ 3¼	½ A 1
Burger King® Milkshake à la vanille	Portion 238 g	☹² +0,13 M	☺+ ×5¾ M ☺+ ×2¾ M	☺ ☺	¾ 1¾
Burger King® Milkshake au chocolat	Portion 231 g	☹² +0,15 M	☺+ ×7¼ M ☺+ ×3½ M	☺ ☺	½ 1
Burger King® Milkshake aux fraises	Portion 229 g	☹² +0,15 M	☺+ ×5¼ M ☺+ ×2½ M	☹ 3¼	1 2

Tableaux à Mots-Repères	M (mesure)	Lactose ↙ + M/ 💊	Fructose* ♀ Fructose ♀	Sorbitol ♀ Sorbitol ↙	Fruc/Galactanes ♀ Fruc/Galactanes ↙ 📖
Burger King® Muffin anglais avec bacon, œuf et fromage	Pièce(s) 131 g	11½ +9½ M	☺+ ×1 M ☺+ ×½ M	☺ ☺	¼ A ¾
Burger King® Onion Rings (beignets d'oignon)	Portion 70 g	☺	☺+ ×1½ M ☺+ ×¾ M	☹ ¾	¼ AC ½
Burger King® Salade BLT avec tendre poulet grillé (sans vinaigrette)	Portion 140 g	79¼ +66 M	5¾ 11½	☹ 3	☺ ☺
Burger King® Sandwich CROUSTIPOULET®	Pièce(s) 149 g	☺	1½ 3¼	☹ 67	5¾ A 11½
Burger King® Sandwich tendre poulet grillé	Pièce(s) 264 g	☺	8 16¼	☹ 2½	☹ A ¼
Burger King® Sauce aigre-douce	Portion 30 g	☺	¼ ½	☹ 41½	☺ ☺
Burger King® Sauce barbecue (Heinz®)	Portion 31 g	☺	☺+ ×1¼ M ☺+ ×½ M	☹ 2¼	☺ ☺
Burger King® Sauce pimentée jalapeno	Portion 31 g	☺	☺+ ×1 M ☺+ ×½ M	☹ 2¾	☺ ☺
Burger King® Sauce piquante pour onion rings	Portion 31 g	☺	☺ ☺	☹ 64½	☺ ☺
Burger King® Sauce piquante pour taco	Portion 35 g	☺	2½ 5¼	☹ 2¾	☺ ☺
Burger King® Sundaes Caramel	Portion 141 g	¼ +¼ M	☺+ ×8½ M ☺+ ×4¼ M	☺ ☺	2 4
Burger King® Sundaes Chocolat fondant	Portion 141 g	¼ +¼ M	☺+ ×6¾ M ☺+ ×3¼ M	☺ ☺	1½ 3¼
Burger King® Sundaes Fraise	Portion 141 g	¼ +¼ M	☺+ ×2½ M ☺+ ×1¼ M	☹ 2½	2¼ 4¾
Burger King® Sundaes mini M & M's®	Portion 204 g	¼ +0,23 M	☺+ ×6¾ M ☺+ ×3¼ M	☺ ☺	1¼ 2¾
Burger King® Sundaes Oreo®	Portion 204 g	¼ +¼ M	☺+ ×7¼ M ☺+ ×3½ M	☹ 49	1¾ 3½

♀ *Niveau 0*: M (lactose) ×½
↙ *Niveau 1*: M (fructose) ×2
↯ *Niveau 2*: M (fructose ou sorbitol) ×4, autres ×2
↯ *Niveau 3*: M (sorbitol) ×7, autres ×3
📖: Sources pour les fructanes / galactanes

+ M/ 💊 : Nombre de M supplémentaires par capsule de lactase forte
Fructose*: Fructose corrigé par rapport au sorbitol
☺+ [nombre] × M: Nombre de M fructose(*) supplémentaires que vous allez tolérer par portion de cet aliment, si vous consommez les deux en même temps

☹: Supprimer ; ☹[1]: ¼ à partir du NT 1 ; ☹[2]: ¼ à partir du NT 2 ; ☹[3]: ¼ à partir du NT 3 ;
☺: N'en contient que de traces ; ☺: N'en contient pas du tout

Tableaux à mots-repères	M (mesure)	Lactose ☞ + M/🥛	Fructose* ☞ Fructose ☞	Sorbitol ☞ Sorbitol ☞	Fruc/Galactanes ☞ Fruc/Galactanes ☞📖
Burger King® Vinaigrette balsamique KRAFT®	Portion 30 g	☺	☺ ☺	☺ ☺	☺ ☺
Burger King® Whopper® avec fromage	Pièce(s) 315 g	5¾ +4¾ M	2¾ 5¾	☹ 1	☹ A ¼
Burger King® Wrap au poulet (Ranch)	Pièce(s) 137 g	5 +4¼ M	☺ ☺	☹ 36¼	¼ A ½
Burrito (p.ex. Taco Bell®)	Portion 140 g	25½ +21¼ M	☺ ☺	☹ 5¾	¼ A ¾
Cacahuètes grillées, salées	Poignée(s) 30 g	☺	☺ ☺	☺ ☺	☺ G ☺
Cacao maison	Tasse(s) 150 ml	¼ +¼ M	27¾ 55½	☹ 66½	2 4
Cachuètes enrobées de sucre rouge	Poignée(s) 30 g	☺	☺+ ×1¾ M ☺+ ×¾ M	☺ ☺	☺ G ☺
Café américain	Tasse(s) 150 ml	☺	☺ ☺	☺ ☺	☺ ☺
Café américain au sirop	Tasse(s) 150 ml	☺	☺ ☺	☺ ☺	☺ ☺
Café au lait	Tasse(s) 150 ml	1 +¾ M	☺ ☺	☺ ☺	6½ 13
Café décaféiné	Tasse(s) 150 ml	☺	☺ ☺	☺ ☺	☺ ☺
Café instantané	Tasse(s) 150 ml	☺	8¼ 16½	☹ ☹ 2	☺ ☺
Café irlandais (Irish Coffee) avec crème fouettée	Tasse(s) 150 ml	3¾ +3 M	☺ ☺	☺ ☺	21 42
Café latte au sirop	Tasse(s) 150 ml	½ +¼ M	☺ ☺	☺ ☺	3 6
Café latte sans sirop	Tasse(s) 150 ml	¼ +¼ M	☺ ☺	☺ ☺	2¾ 5½
Café sans sucre	Tasse(s) 150 ml	☺	☺ ☺	☹ 66½	☺ ☺
Café turc sans sirop	Tasse(s) 150 ml	½ +¼ M	☺+ ×1¾ M ☺+ ×¾ M	☺ ☺	3 6
Calamars panés	Portion 85 g	☺	☺ ☺	☺ ☺	2¼ A 4½
Calvados	Verre(s) 200 ml	☺	☺ ☺	☺ ☺	☺ ☺

Tableaux à Mots-Repères	M (mesure)	Lactose ↳ + M/⬤	Fructose* ↳ Fructose ↳	Sorbitol ↳ Sorbitol ↳	Fruc/Galactanes ↳ Fruc/Galactanes ↳📖
Camembert	Portion 30 g	21½ +18 M	☺ ☺	☺ ☺	☻ ☺
Campari®	Verre(s) 200 ml	☺	☺+ ×4½ M ☺+ ×2¼ M	☹ ¼	☺ ☺
Canneberges fraîches	Portion 55 g	☺	☺+ ×2¾ M ☺+ ×1¼ M	☹ 45¼	☺ ☺
Canneberges séchées	Portion 40 g	☺	☺+ ×3¼ M ☺+ ×1½ M	☹ 41½	☺ ☺
Cantaloup	Portion 140 g	☺	1 2	☹ 14¼	2[B] 4¼
Cape Cod	Verre(s) 200 ml	☺	☺+ ×5 M ☺+ ×2½ M	☹ 25	☺ ☺
Cappuccino en bouteille	Tasse(s) 150 ml	½ +½ M	☺ ☺	☺ ☺	4 8
Cappuccino sans caféine	Tasse(s) 150 ml	½ +¼ M	☺ ☺	☺ ☺	2¾ 5¾
Cappuccino sans caféine, au sirop	Tasse(s) 150 ml	½ +¼ M	☺ ☺	☺ ☺	3 6¼
Câpres	Paquet 1 g	☺	☺ ☺	☹ 70¼	☺ ☺
Capri-Sun®, toutes sortes	Verre(s) 200 ml	☺	☺+ ×1 M ☺+ ×½ M	☹ 2	☺ ☺
Carambole	Pièce(s) 91 g	☺	☺+ ×¼ M ☺	☹ 1¼	☺ ☺
Carottes crues	Pièce(s) 61 g	☺	☺ ☺	☹ ¾	☺[B] ☺
Carottes cuites	Portion 85 g	☺	☺ ☺	☹ ½	☺[B] ☺
Caviar	CS 15 g	☺	☺ ☺	☺ ☺	☺ ☺
Céleri en branches	CS 15 g	☺	☺ ☺	☹ 1	☺[C] ☺

↳ *Niveau 0*: M (lactose) ×½
↳ *Niveau 1*: M (fructose) ×2
↳ *Niveau 2*: M (fructose ou sorbitol) ×4, autres ×2
↳ *Niveau 3*: M (sorbitol) ×7, autres ×3
📖: Sources pour les fructanes / galactanes

+ M/⬤ : Nombre de M supplémentaires par capsule de lactase forte
Fructose*: Fructose corrigé par rapport au sorbitol
☺+ [nombre] × M: Nombre de M fructose(*) supplémentaires que vous allez tolérer par portion de cet aliment, si vous consommez les deux en même temps

☹: Supprimer ;   ☹[1]: ¼ à partir du NT 1 ;   ☹[2]: ¼ à partir du NT 2 ;   ☹[3]: ¼ à partir du NT 3 ;
☺: N'en contient que de traces ;   ☺: N'en contient pas du tout

Tableaux à Mots-Repères	M (mesure)	Lactose ↓ + M/💊	Fructose* ☹ Fructose ☹	Sorbitol ☹ Sorbitol ↓	Fruc/Galactanes ☹ Fruc/Galactanes ↓📖
Céréale / muesli croustillant aux fruits	Portion 55 g	☺	☺+ ×1¼ M ☺+ ×½ M	☹ 25¾	¼ A ¾
Céréale / muesli croustillant aux noix et au miel	Portion 55 g	☺	☺+ ×1 M ☺+ ×½ M	☹ 18	¼ A ¾
Cervelas	Portion 55 g	2¼ +1¾ M	☺+ ×¼ M ☺	☺ ☺	☺ ☺
Chai (thé)	Verre(s) 236 ml	☺	☺ ☺	☺ ☺	☺ ☺
Champagne	Verre(s) 200 ml	☺	31¼ 62½	☹ ¾	☺ ☺
Champignons	CS 15 g	☺	☺+ ×¼ M ☺	☹ ¾	12¼ B 24½
Champignons de Paris	CS 15 g	☺	☺+ ×½ M ☺+ ×¼ M	☹ ½	12¼ B 24½
Champignons sautés au beurre	Portion 70 g	☺	☺ ☺	☹ ¼	2½ B 5¼
Chardonnay	Verre(s) 200 ml	☺	31¼ 62½	☹ ¾	☺ ☺
Châtaignes grillées	Portion 30 g	☺	☺ ☺	☹ 3	☺ ☺
Châtaignes, bouillies, cuites à la vapeur	Portion 30 g	☺	☺ ☺	☹ 6	☺ ☺
Chausson aux pommes	Pièce(s) 89 g	9 +7½ M	½ 1¼	☹ ¼	½ A 1¼
Chaussons à la cannelle	Portion 30 g	☺	2 4¼	☺ ☺	1½ A 3
Chayote, cuite	Portion 130 g	☺	6¼ 12¾	☺ ☺	☺ B ☺
Cheddar	Portion 30 g	43¼ +36 M	☺ ☺	☺ ☺	☺ ☺
Cherry Coke®	Verre(s) 200 ml	☺	½ 1¼	☺ ☺	☺ ☺
Chewing-gum	Pièce(s) 3 g	☺	☺ ☺	☺ ☺	☺ ☺
Chewing-gum sans sucre	Pièce(s) 2 g	☺	¼ ¾	☹ ☹2	☺ ☺
Chicorée (boisson)	Tasse(s) 150 ml	☺	☺ ☺	☹ 11	☹ E ☹

Tableaux à Mots-Repères	M (mesure)	Lactose 1 + M/capsule	Fructose* 0 Fructose 0	Sorbitol 0 Sorbitol 1	Fruc/Galactanes 0 Fruc/Galactanes 1 📖
Chicorée (feuilles)	Portion 85 g	😀	5¼ 10½	☹ 39	2¼ [B] 4½
Chili con Carne (bœuf)	CS 15 g	😀	☺ ☺	☹ 55½	3 [AC] 6
Chips au sel et au poivre	Poignée(s) 21 g	😀	54 ☺	☹ ☺	10¾ [A] 21½
Chips de banane	Portion 40 g	😀	3¾ 7¾	☹ 12½	½ [FB] 1¼
Chips de soja	Poignée(s) 21 g	5¼ +4¼ M	15 30	☹ 1	2 [A] 4
Chips salés	Poignée(s) 21 g	😀	41¾ 83½	☹ 79¼	10¾ [A] 21½
Chocolat au lait	Tablette(s) 125 g	¼ +¼ M	😀 😀	😀 😀	¼ [G] ¾
Chocolat au lait avec céréales	Tablette(s) 125 g	½ +½ M	😀 😀	☹ 40	¼ [A] ¾
Chocolat au lait avec céréales, sans sucre	Pièce(s) 12 g	26½ +22 M	80 ☺	☹ ☹	4½ [A] 9
Chocolat au lait, sans sucre	Pièce(s) 12 g	32½ +27 M	80 ☺	☹ ☹	4½ 9
Chocolat blanc	Pièce(s) 12 g	2½ +2 M	😀 😀	😀 😀	14 28¼
Chocolat chaud caramel Starbucks®	Tasse(s) 150 ml	¼ +¼ M	33¼ 66½	☹ 66½	2 4
Chocolat chaud, blanc	Tasse(s) 150 ml	¼ +¼ M	😀+ ×½ M 😀+ ×¼ M	😀 😀	2 4
Chocolat noir sans sucre	Pièce(s) 12 g	26¾ +22¼ M	34 68¼	☹ ☹	4¼ 8¾
Chocolat noir, 52%	Tablette(s) 125 g	1¼ +1 M	😀 😀	☹ 8	¼ ¾
Chocolat noir, 65%	Tablette(s) 125 g	7½ +6¼ M	😀 😀	☹ 6½	¼ ¾

0 *Niveau 0:* M (lactose) ×½
1 *Niveau 1:* M (fructose) ×2

+ M/capsule : Nombre de M supplémentaires par capsule de lactase forte

Fructose*: Fructose corrigé par rapport au sorbitol

2 *Niveau 2:* M (fructose ou sorbitol) ×4, autres ×2
3 *Niveau 3:* M (sorbitol) ×7, autres ×3
📖: Sources pour les fructanes / galactanes

😀+ [nombre] × M: Nombre de M fructose(*) supplémentaires que vous allez tolérer par portion de cet aliment, si vous consommez les deux en même temps

☹: Supprimer ; ☹[1]: ¼ à partir du NT 1 ; ☹[2]: ¼ à partir du NT 2 ; ☹[3]: ¼ à partir du NT 3 ;

☺: N'en contient que de traces ; 😀: N'en contient pas du tout

Tableaux à Mots-Repères	M (mesure)	Lactose ↻ + M/💊	Fructose* ↻ Fructose ↻	Sorbitol ↻ Sorbitol ↻	Fruc/Galactanes ↻ Fruc/Galactanes ↻📖
Chocolat noir, 80%	Tablette(s) 125 g	☺	☺ ☺	☹ 5	¼ ¾
Chocolate Chip Cookie (cookie aux petits morceaux de chocolat)	Pièce(s) 10 g	☺	☺ ☺	☹ ☺	2½ A 5¼
Chocolate glacé au chocolat	Pièce(s) 29 g	☺	☺+ ×½ M ☺+ ×¼ M	☹ ☺	1¾ A 3¾
Chop Suey au poulet	Portion 166 g	☺	☺ ☺	☹ ¼	¼ AB ¾
Chop Suey au tofu	Portion 166 g	☺	☺ ☺	☹ ¼	☺ ☺
Chou blanc	Portion 85 g	☺	☺+ ×¾ M ☺+ ×¼ M	☹ 58¾	1¼ B 2½
Chou cavalier, cru	Portion 85 g	☺	☺ ☺	☺ ☺	1¼ B 2½
Chou de Bruxelles	Portion 85 g	☺	☺ ☺	☺ ☺	1 B 2
Chou de Chine / bok choy	Portion 85 g	☺	☺+ ×¼ M ☺	☹ 23½	☺ B ☺
Chou de Milan	Portion 85 g	☺	☺ ☺	☹ 39	1½ B 3
Chou frisé	Portion 85 g	☺	☺ ☺	☹ ¾	☺ ☺
Chou rouge	Portion 85 g	☺	☺+ ×¼ M ☺	☺ ☺	1¼ B 2½
Choucroute	CS 15 g	☺	☺ ☺	☹ ¾	7 B 14¼
Chou-fleur	Portion 85 g	☺	☺ ☺	☹ 2½	☺ CB ☺
Chou-fleur Romanesco	Portion 85 g	☺	1 2	☺ ☺	☺ B ☺
Chou-rave, cuit	Portion 85 g	☺	☺+ ×¼ M ☺	☹ 13	☺ ☺
Chutney aux tomates	Portion 15 g	☺	☺ ☺	☹ 5¼	33 66¼
Citron	Pièce(s) 58 g	☺	☺ ☺	☺ ☺	7¾ B 15½
Cive	Paquet 1 g	☺	☺ ☺	☺ ☺	☺ B ☺

Tableaux à Mots-Repères	M (mesure)	Lactose ↓ + M/💊	Fructose* ⚕ Fructose ⚕	Sorbitol ⚕ Sorbitol ↓	Fruc/Galactanes ⚕ Fruc/Galactanes ↓📖
Clémentine	Portion 140 g	☺	7 14¼	☺ ☻	2¼ ᴮ 4½
Clif Bar®, beurre de cacahuètes	Pièce(s) 68 g	☺	☺+ ×10¼ M ☻+ ×5 M	☹ 2½	☺ ☻
Clif Bar®, Chocolate Chip	Pièce(s) 68 g	9 +7½ M	☺+ ×10 M ☻+ ×5 M	☹ 2¼	¾ 1½
Clif Bar®, Oatmeal Raisin Walnut	Pièce(s) 68 g	☺	☺+ ×10¼ M ☻+ ×5 M	☹ 1¾	1¾ ᴬᴳ 3½
Coca Cola®	Verre(s) 200 ml	☺	½ 1¼	☺ ☻	☺ ☻
Coca Cola® citron vert	Verre(s) 200 ml	☺	½ 1¼	☺ ☻	☺ ☻
Coca Cola® Light®	Verre(s) 200 ml	☺	☺ ☻	☺ ☻	☺ ☻
Cocoa Krispies® (Kellogg's®)	Portion 30 g	☺	☺ ☻	☹ ☻	1½ ᴬ 3
Cognac	Verre(s) 200 ml	☺	☺ ☻	☺ ☻	☺ ☻
Coing (fruit du cognassier)	CS 15 g	☺	1¼ 2¾	☺ ☻	☺ ☻
Cointreau®	Verre(s) 200 ml	☺	☺+ ×4½ M ☺+ ×2¼ M	☹ ¼	☺ ☻
Coke Zero®	Verre(s) 200 ml	☺	☺ ☻	☺ ☻	☺ ☻
Colby-Jack (fromage)	Portion 30 g	27¼ +22¾ M	☺ ☻	☺ ☻	☺ ☻
Collier en sucre	Pièce(s) 21 g	☺	☺+ ×3¼ M ☺+ ×1½ M	☺ ☻	☺ ☻
Compote de pommes non sucrée	CS 15 g	☺	¾ 1½	☹ 1	21½ ᶜᴮ 43
Compote de pommes sucréé	CS 15 g	☺	1½ 3	☹ ¾	21½ ᶜᴮ 43

⚕ *Niveau 0*: M (lactose) ×½
↓ *Niveau 1*: M (fructose) ×2
↯ *Niveau 2*: M (fructose ou sorbitol) ×4, autres ×2
↯ *Niveau 3*: M (sorbitol) ×7, autres ×3
📖: Sources pour les fructanes / galactanes

+ M/💊 : Nombre de M supplémentaires par capsule de lactase forte
Fructose*: Fructose corrigé par rapport au sorbitol
☺+ [nombre] × M: Nombre de M fructose(*) supplémentaires que vous allez tolérer par portion de cet aliment, si vous consommez les deux en même temps

☹: Supprimer ; ☹¹: ¼ à partir du NT 1 ; ☹²: ¼ à partir du NT 2 ; ☹³: ¼ à partir du NT 3 ;
☺: N'en contient que de traces ; ☻: N'en contient pas du tout

Tableaux à Mots-Repères	M (mesure)	Lactose ↓ + M/💊	Fructose* ☺ Fructose ☺	Sorbitol ☺ Sorbitol ↓	Fruc/Galactanes ☺ Fruc/Galactanes ↓📖
Compote sucrée de fruits rouges	Portion 40 g	☺	☺+ ×5¼ M ☺+ ×2½ M	☹ ¾	☺ ☺
Concombre	Portion 85 g	☺	4¾ 9¾	☹ 1	☺ B ☺
Concombre cru avec peau	Portion 85 g	☺	5¼ 10½	☹ 1	☺ B ☺
Confiture	Portion 20 g	☺	☺+ ×2¾ M ☺+ ×1¼ M	☹ 1¾	☺ ☺
Confiture allégée en sucre	Portion 20 g	☺	7 14	☹ 41½	☺ ☺
Confiture sans sucre à la saccharine	Portion 14 g	☺	2¼ 4¾	☹ 19¼	☺ ☺
Confiture sans sucre à l'aspartame	Portion 17 g	☺	15¾ 31¾	☹ 5¼	☺ ☺
Confiture sans sucre au sucralose	Portion 17 g	☺	☺ ☺	☹ 65¼	☺ ☺
Confiture sans sucre ni édulcorant artificiel	CS 15 g	☺	¼ ½	☹ ☹ [2]	☺ ☺
Cookie aux noix de macadamia et au chocolat blanc	Pièce(s) 38 g	6¾ +5½ M	☺ ☺	☺ ☺	½ A 1¼
Coriandre	Paquet 1 g	☺	☺ ☺	☺ ☺	☺ ☺
Corn Flakes (Kellogg's®)	Portion 30 g	☺	☺+ ×1½ M ☺+ ×¾ M	☹ ☺	1½ A 3
Cornet à glace (noisette)	Pièce(s) 96 g	1 +¾ M	☺+ ×2¼ M ☺+ ×1 M	☹ ☺	6¼ 12¾
Cornichons	Portion 30 g	☺	☺+ ×¼ M ☺	☹ 4¼	1 G 2¼
Corossol	Portion 140 g	☺	1¼ 2¾	☺ ☺	☺ ☺
Courge butternut	Portion 130 g	☺	☺ ☺	☺ ☺	½ G 1¼
Courge cireuse	Portion 85 g	☺	☺ ☺	☺ ☺	☺ CB ☺
Courge d'hiver	Portion 130 g	☺	1¾ 3¾	☺ ☺	☺ CB ☺
Compote sucrée de fruits rouges	Portion 40 g	☺	☺+ ×5¼ M ☺+ ×2½ M	☹ ¾	☺ ☺

Tableaux à Mots-Repères	M (mesure)	Lactose ↙ + M/ 💊	Fructose* ↴ Fructose ↴	Sorbitol ↴ Sorbitol ↙	Fruc/Galactanes ↴ Fruc/Galactanes ↙📖
Courge spaghetti	Portion 85 g	☺	☺+ ×¼ M ☺	☺ ☺	☺ CB ☺
Courgettes	Portion 85 g	☺	2¼ 4¾	☺ ☺	2 CB 4
Couscous, cuit	Portion 140 g	☺	☺ ☺	☺ ☺	¼ A ¾
Cracker salé, semblable à Tuc®	Portion 30 g	☺	☺ ☺	☺ ☺	¼ A ½
Crackers au fromage	Pièce(s) 3 g	☺	☺ ☺	☺ ☺	3½ A 7
Crème aigre	Portion 30 g	3¼ +2¾ M	☺ ☺	☺ ☺	19¼ 38½
Crème chantilly	Portion 7 g	☺	☺ ☺	☺ ☺	☺ ☺
Crème chantilly sans matière grasse	Portion 5 g	18¾ +15¾ M	☺+ ×¼ M ☺	☺ ☺	☺ ☺
Crème de Cacao® (liqueur)	Verre(s) 200 ml	☺	☺ ☺	☹ 2½	☺ ☺
Crème de Menthe	Verre(s) 200 ml	☺	☺+ ×4½ M ☺+ ×2¼ M	☹ ¼	☺ ☺
Crème fouettée au chocolat	Portion 5 g	9¾ +8 M	☺ ☺	☹ ☺	54½ ☺
Crème liquide (20% de mat.gr.)	Portion 15 g	5¼ +4½ M	☺ ☺	☺ ☺	30¼ 60½
Crème liquide, 11% de mat.gr.	Portion 30 g	2¼ +1¾ M	☺ ☺	☺ ☺	12¾ 25¾
Crêpe	Pièce(s) 55 g	1¼ +1 M	☺ ☺	☺ ☺	¾ A 1¾
Cresson	Paquet 1 g	☺	☺ ☺	☺ ☺	☺ ☺
Crevettes à la marinade d'épices	Portion 85 g	☺	☺ ☺	☺ ☺	☺ ☺

↴ *Niveau 0*: M (lactose) ×½   + M/💊 : Nombre de M supplémentaires par capsule de lactase forte
↙ *Niveau 1*: M (fructose) ×2   Fructose*:   Fructose corrigé par rapport au sorbitol
↴ *Niveau 2*: M (fructose ou sorbitol) ×4, autres ×2   ☺+ [nombre] × M: Nombre de M fructose(*) sup-
↙ *Niveau 3*: M (sorbitol) ×7, autres ×3   plémentaires que vous allez tolérer par portion de cet
📖: Sources pour les fructanes / galactanes   aliment, si vous consommez les deux en même temps

☹: Supprimer ;   ☹¹: ¼ à partir du NT 1 ;   ☹²: ¼ à partir du NT 2 ;   ☹³: ¼ à partir du NT 3 ;
☺: N'en contient que de traces ;   ☺: N'en contient pas du tout

Tableaux à mots-repères	M (mesure)	Lactose ↓ + M/⬤	Fructose* ☺ Fructose ☺	Sorbitol ☺ Sorbitol ↓	Fruc/Galactanes ☺ Fruc/Galactanes ↓📖
Crevettes à la sauce parmesan	Portion 85 g	☺	☺ ☺	☺ ☺	☺ ☺
Crevettes panées	Portion 85 g	☺	☺ ☺	☺ ☺	2 A 4
Croissant aux fruits	Pièce(s) 74 g	3½ +3 M	☺+ ×2½ M ☺+ ×1¼ M	☹ 2	½ A 1¼
Croissant fourré au chocolat	Pièce(s) 69 g	3½ +3 M	☺+ ×1 M ☺+ ×½ M	☹ ☺	¾ A 1½
Croquettes de poisson	Portion 85 g	2¼ +1¾ M	☺ ☺	☹ ☺	1¾ A 3½
Crumble aux pommes	Pièce(s) 52 g	☺	☺+ ×5¼ M ☺+ ×2½ M	☺ ☺	1 A 2
Crunchy Nut Corn Flakes (Kellogg's®)	Portion 30 g	☺	23¾ 47½	☹ 15	1½ A 3
Curaçao	Verre(s) 200 ml	☺	☺+ ×4½ M ☺+ ×2¼ M	☹ ¼	☺ ☺
Curlys croustillans Old Dutch	Poignée(s) 21 g	4 +3¼ M	☺ ☺	☹ ☺	7¼ A 14½
Daiquiri	Verre(s) 200 ml	☺	☺ ☺	☺ ☺	☺ ☺
Danone® Activia (yaourt)	Pièce(s) 115 g	½ +¼ M	☺ ☺	☺ ☺	2¾ 5½
Danone® Aktiva®, vanille light	Pièce(s) 115 g	¼ +¼ M	¼ ¾	☺ ☺	2 4
Danone® yaourt au chocolat	Pièce(s) 150 g	½ +¼ M	☺ ☺	☺ ☺	1¼ 2½
Danone® yaourt au miel	Pièce(s) 150 g	½ +¼ M	¼ ½	☹ 3¼	2¾ 5¾
Danone® yaourt aux fruits	Pièce(s) 115 g	¼ +¼ M	¼ ½	☹ 10¾	2 4
Dattes	Portion 40 g	☺	☺ ☺	☺ ☺	☺ ☺
Donut / beignet américain	Pièce(s) 105 g	2¼ +2 M	☺ ☺	☺ ☺	½ A 1
Donut à la noix de coco	Pièce(s) 79 g	4¾ +4 M	☺ ☺	☺ ☺	½ A 1¼
Donut sucré	Pièce(s) 72,5 g	4¾ +4 M	☺ ☺	☺ ☺	¾ A 1½

Tableaux à mots-repères	M (mesure)	Lactose (1) + M/(capsule)	Fructose* (0) Fructose (0)	Sorbitol (0) Sorbitol (1)	Fruc/Galactanes (0) Fruc/Galactanes (1) 📖
Donut vernissé	Pièce(s) 77 g	4¾ +4 M	☺ ☺	☺ ☺	½ A 1¼
Double chocolat chaud Starbucks®	Tasse(s) 150 ml	¼ +¼ M	37 74	☹ 66½	2 4
Dr. Pepper® Zero	Verre(s) 200 ml	☺	☺ ☺	☺ ☺	☺ ☺
Eau gazeuse	Verre(s) 200 ml	☺	☺ ☺	☺ ☺	☺ ☺
Eau gazeuse/pétillante	Verre(s) 200 ml	☺	☺ ☺	☺ ☺	☺ ☺
Eau plate	Verre(s) 200 ml	☺	☺ ☺	☺ ☺	☺ ☺
Eau-de-vie de prune	Verre(s) 200 ml	☺	☺+ ×4½ M ☺+ ×2¼ M	☹ ¼	☺ ☺
Échalotes	CS 15 g	☺	☺ ☺	☺ ☺	¼ CB ½
Ecorce d'orange	CS 15 g	☺	3¼ 6½	☺ ☺	☺ ☺
Écorce de citron	CS 15 g	☺	☺ ☺	☺ ☺	☺ ☺
Edam	Portion 30 g	6¾ +5¾ M	☺ ☺	☺ ☺	38¾ 77½
Édulcorant (Splenda®)	Portion 0 g	☺	☺ ☺	☺ ☺	☺ ☺
Édulcorant (Zsweet®)	Portion 5 g	☺	☺ ☺	☹ ☹	☺ ☺
Églantine	Portion 140 g	☺	☺+ ×½ M ☺+ ×¼ M	☺ ☺	☺ ☺
Enoki / Flammulina velutipes (champignon)	CS 15 g	☺	☺ ☺	☹ ¾	☺ ☺
Épinards cuits	Portion 85 g	☺	☺ ☺	☹ 13	4 CB 8¼

(0) *Niveau 0:* M (lactose) ×½
(1) *Niveau 1:* M (fructose) ×2
(2) *Niveau 2:* M (fructose ou sorbitol) ×4, autres ×2
(3) *Niveau 3:* M (sorbitol) ×7, autres ×3
📖: Sources pour les fructanes / galactanes

+ M/(capsule): Nombre de M supplémentaires par capsule de lactase forte
Fructose*: Fructose corrigé par rapport au sorbitol
☺+ [nombre] × M: Nombre de M fructose(*) supplémentaires que vous allez tolérer par portion de cet aliment, si vous consommez les deux en même temps

☹: Supprimer ; ☹[1]: ¼ à partir du NT 1 ; ☹[2]: ¼ à partir du NT 2 ; ☹[3]: ¼ à partir du NT 3 ;
☺: N'en contient que de traces ; ☺: N'en contient pas du tout

Tableaux à Mots-Repères	M (mesure)	Lactose 🗸 + M/💊	Fructose* 🗸 Fructose 🗸	Sorbitol 🗸 Sorbitol 🗸	Fruc/Galactanes 🗸 Fruc/Galactanes 🗸📖
Escalope de porc panée	Portion 85 g	☺	☺ ☺	☺ ☺	1¼ A 2¾
Espresso	Tasse(s) 150 ml	☺	☺ ☺	☺ ☺	☺ ☺
Essentials Oat Bran Cereal (Quaker®)	Portion 55 g	☺	☺ ☺	☺ ☺	1¼ A 2¾
Expresso au sirop	Tasse(s) 150 ml	☺	☺ ☺	☺ ☺	☺ ☺
Falafel, à base de pois chiches	Portion 55 g	☺	☺ ☺	☹ 1¾	¾ G 1½
Fanta® zero	Verre(s) 200 ml	☺	☺ ☺	☺ ☺	☺ ☺
Fanta®, framboise	Verre(s) 200 ml	☺	☹ ¼	☺ ☺	☺ ☺
Fanta®, parfum fruits	Verre(s) 200 ml	☺	8¼ 16½	☺ ☺	☺ ☺
Farine d'épeautre	Portion 30 g	☺	☺+ ×¼ M ☺	☺ ☺	☺ A ☺
Farine d'orge	Portion 30 g	☺	☺ ☺	☺ ☺	6¼ AD 12¾
Farine de blé blanche	Portion 30 g	☺	33¼ 66½	☺ ☺	1¼ AD 2¾
Farine de blé complet	Portion 30 g	☺	☺ ☺	☺ ☺	1¼ A 2¾
Farine de seigle	Portion 30 g	☺	27¾ 55½	☺ ☺	1¼ A 2½
Féta (fromage)	Portion 30 g	2¼ +2 M	☺ ☺	☺ ☺	13½ 27
Féta (fromage) sans graisse	Portion 30 g	¾ +¾ M	☺ ☺	☺ ☺	5 10¼
Figue cuite, séchée et sucrée	Pièce(s) 50 g	☺	☺+ ×¾ M ☺+ ×¼ M	☺ ☺	☺ ☺
Figue fraîche	Pièce(s) 50 g	☺	☺+ ×2 M ☺+ ×1 M	☺ ☺	☺ ☺
Filet de dinde	Portion 85 g	☺	☺ ☺	☺ ☺	☺ ☺
Flocons d'amarante	Portion 30 g	☺	3 6¼	☹ 2½	¾ G 1½

Tableaux à Mots-Repères	M (mesure)	Lactose ↘ + M/💊	Fructose* ☹ Fructose ☺	Sorbitol ☹ Sorbitol ↘	Fruc/Galactanes ☹ Fruc/Galactanes ↘ 📖
Fraises	Portion 140 g	☺	½ 1¼	☹ ¼	☺ C ☺
Framboises	Portion 140 g	☺	½ 1¼	☹ 1½	1 B 2¼
Fricassée de poulet	Portion 244 g	☺	☺ ☺	☺ ☺	5¾ C 11½
Fromage à fondue	Portion 53 g	☺	☺+ ×¼ M ☺	☹ 5	☺ ☺
Fromage à pâte persillée / bleu	Portion 30 g	20 +16½ M	☺ ☺	☺ ☺	☺ ☺
Fromage à pâte persillée, liquide	Portion 30 g	1¾ +1¼ M	☺ ☺	☺ ☺	9¾ 19½
Fromage américain, à hamburger	Portion 30 g	4½ +3¾ M	☺ ☺	☺ ☺	25¾ 51½
Fromage blanc aux herbes	Portion 55 g	3½ +2¾ M	☺ ☺	☺ ☺	19¾ 39½
Fromage blanc light (1 % de mat.gr. Allégé en lactose)	Portion 110 g	3¼ +2¾ M	☺+ ×1¾ M ☺+ ×¾ M	☺ ☺	18¾ 37¾
Fromage de chèvre	Portion 30 g	4½ +3¾ M	☺ ☺	☺ ☺	25½ 51
Fromage de riz, diiférentes sortes	Portion 30 g	12 +10 M	☺ ☺	☺ ☺	67¼ A ☺
Fromage de soja, différents parfums	Portion 30 g	9 +7½ M	55½ ☺	☹ 18½	1¼ A 2¾
Fromage frais	Portion 30 g	2¾ +2¼ M	☺ ☺	☺ ☺	15¾ 31½
Fromage frais à tartiner	Portion 30 g	3 +2½ M	☺ ☺	☺ ☺	17¼ 34½
Fromage frais aux herbes	Portion 30 g	2½ +2 M	☺ ☺	☺ ☺	14 28
Fromage suisse	Portion 30 g	☺	☺+ ×¼ M ☺	☺ ☺	☺ ☺

☺ *Niveau 0*: M (lactose) ×½
↘ *Niveau 1*: M (fructose) ×2
⚡ *Niveau 2*: M (fructose ou sorbitol) ×4, autres ×2
⚡ *Niveau 3*: M (sorbitol) ×7, autres ×3
📖: Sources pour les fructanes / galactanes

+ M/💊 : Nombre de M supplémentaires par capsule de lactase forte
Fructose*: Fructose corrigé par rapport au sorbitol
☺+ [nombre] × M: Nombre de M fructose(*) supplémentaires que vous allez tolérer par portion de cet aliment, si vous consommez les deux en même temps

☹: Supprimer ;   ☹[1]: ¼ à partir du NT 1 ;   ☹[2]: ¼ à partir du NT 2 ;   ☹[3]: ¼ à partir du NT 3 ;
☺: N'en contient que de traces ;   ☺: N'en contient pas du tout

Tableaux à Mots-Repères	M (mesure)	Lactose ↓ + M/💊	Fructose* ☹ Fructose ☹	Sorbitol ☹ Sorbitol ↓	Fruc/Galactanes ☹ Fruc/Galactanes ↓📖
Fromage suisse allégé en sel	Portion 30 g	☺	☺+ ×¼ M ☺	☺ ☺	☺ ☺
Fromage, 25 % de mat. gr.	Portion 30 g	37¼ +31 M	☺ ☺	☺ ☺	☺ ☺
Froot Loops Kellogg's®	Portion 30 g	☺	☺ ☺	☺ ☺	½ A 1¼
Frosties (Kellogg's®)	Portion 30 g	☺	☺ ☺	☹ ☺	1½ A 3
Frosties (Kellogg's®) allégés	Portion 30 g	☺	☺+ ×¼ M ☺	☹ ☺	1½ A 3
Fruit du jacquier	CS 15 g	☺	☺ ☺	☹ ½	☺ ☺
Galette suédoise	Tranche(s) 42 g	☺	☺ ☺	☺ ☺	¼ A ½
Gâteau à la crème au café	Portion 87,5 g	½ +¼ M	☺+ ×2¼ M ☺+ ×1 M	☹ ☺	½ A 1
Gâteau au chocolat	Pièce(s) 29 g	☺	☺+ ×½ M ☺+ ×¼ M	☹ ☺	1¾ A 3¾
Gâteau au fromage maison	Pièce(s) 220 g	½ +½ M	☺+ ×½ M ☺+ ×¼ M	☺ ☺	☹ A ¼
Gâteau aux carottes	Pièce(s) 27,72 g	☺	☺+ ×¼ M ☺	☹ 8	2 A 4
Gâteau de poulet	Portion 85 g	1½ +1¼ M	14 28	☹ 58¾	3¼ B 6½
Gatorade®, poudre, toutes sortes	Verre(s) 200 ml	☺	☺+ ×10½ M ☺+ ×5¼ M	☺ ☺	☺ ☺
Gatorade®, toutes sortes	Verre(s) 200 ml	7½ +6¼ M	☺+ ×1¼ M ☺+ ×½ M	☺ ☺	41½ 83¼
Gaufre à la mousse sucrée	Pièce(s) 28,5 g	☺	☺+ ×13¾ M ☺+ ×6¾ M	☹ ☺	4¼ A 8½
Gaufre de riz	Pièce(s) 9 g	☺	☺ ☺	☺ ☺	☺ G ☺
Gaufres de blé (lait, gras, œufs)	Pièce(s) 95 g	1 +¾ M	☺+ ×¼ M ☺	☺ ☺	½ A 1
Gaufres de son de blé	Pièce(s) 95 g	¾ +¾ M	☺+ ×¼ M ☺	☺ ☺	¼ A ¾
Gélatine	Pièce(s) 1,75 g	☺	☺ ☺	☺ ☺	☺ ☺

Tableaux à Mots-Repères	M (mesure)	Lactose ↳ + M/💊	Fructose* ↳ Fructose ↳	Sorbitol ↳ Sorbitol ↳	Fruc/Galactanes ↳ Fruc/Galactanes ↳📖
Gélatine sans sucre	Pièce(s) 5 g	☺	☺ ☺	☺ ☺	☺ ☺
Gibson	Verre(s) 200 ml	☺	☺ ☺	☹ 3¼	☺ ☺
Gin	Verre(s) 200 ml	☺	☺ ☺	☺ ☺	☺ ☺
Gingembre et wasabi	Paquet 1 g	☺	☺ ☺	☹ ☺	☺ᴮ ☺
Gingembre moulu	Paquet 1 g	☺	89¼ ☺	☺ ☺	☺ᴮ ☺
Ginger Ale	Verre(s) 200 ml	☺	☹ ☹²	☺ ☺	☺ ☺
Glace à l'eau	Pièce(s) 52 g	☺	☺+ ×1¼ M ☺+ ×½ M	☺ ☺	☺ ☺
Glace à l'eau sans sucre	Pièce(s) 55 g	☺	☺ ☺	☺ ☺	☺ ☺
Glace à la vanille sans lactose	Portion 65 g	4 +3¼ M	☺+ ×4¾ M ☺+ ×2¼ M	☺ ☺	23¼ 46½
Glace au chocolat	Portion 65 g	1 +1 M	☺+ ×¾ M ☺+ ×¼ M	☹ ☺	2¾ᴳ 5¾
Glace au chocolat sans sucre	Cc 5 g	11½ +9½ M	¾ 1¾	☹ ☹²	32¾ᴳ 65½
Glace sandwich	Pièce(s) 72 g	1¼ +1 M	☺+ ×1½ M ☺+ ×¾ M	☺ ☺	6¼ 12½
Glace sans sucre à l'asapartame	Cc 5 g	9¾ +8 M	2¼ 4¾	☹ ¼	54¾ ☺
Glace vanille sans sucre	CS 15 g	3¼ +2½ M	¾ 1½	☹ ☹²	18¼ 36½
Glaceau® VitaminWater Defense®	Verre(s) 200 ml	☺	☹ ☹²	☺ ☺	☺ ☺
Glaceau® VitaminWater Essential®	Verre(s) 200 ml	☺	☹ ☹²	☺ ☺	☺ ☺

↳ *Niveau 0*: M (lactose) ×½
↳ *Niveau 1*: M (fructose) ×2
↳ *Niveau 2*: M (fructose ou sorbitol) ×4, autres ×2
↳ *Niveau 3*: M (sorbitol) ×7, autres ×3
📖: Sources pour les fructanes / galactanes

+ M/💊 : Nombre de M supplémentaires par capsule de lactase forte
Fructose*: Fructose corrigé par rapport au sorbitol
☺+ [nombre] × M: Nombre de M fructose(*) supplémentaires que vous allez tolérer par portion de cet aliment, si vous consommez les deux en même temps

☹: Supprimer ;   ☹¹: ¼ à partir du NT 1 ;   ☹²: ¼ à partir du NT 2 ;   ☹³: ¼ à partir du NT 3 ;
☺: N'en contient que de traces ;   ☺: N'en contient pas du tout

Tableaux à Mots-Repères	M (mesure)	Lactose ↓ + M/💊	Fructose* ↺ Fructose ↺	Sorbitol ↺ Sorbitol ↓	Fruc/Galactanes ↺ Fruc/Galactanes ↓📖
Glaceau® VitaminWater Ignite®	Verre(s) 200 ml	☺	☹ ☹²	☺ ☺	☺ ☺
Glaceau® VitaminWater Multi-V®	Verre(s) 200 ml	☺	☹ ¼	☹ ☹²	☺ ☺
Glaceau® VitaminWater Power-C®	Verre(s) 200 ml	☺	☹ ☹²	☺ ☺	☺ ☺
Glaceau® VitaminWater Restore®	Verre(s) 200 ml	☺	☹ ☹²	☺ ☺	☺ ☺
Gnocchi de blé au fromage	Portion 70 g	28 +23¼ M	☺ ☺	☺ ☺	1 ᴬ 2¼
Gnocchi de pommes de terre	Portion 188 g	2½ +2 M	☺ ☺	☺ ☺	14 ᴬ 28¼
Gombo /okra	Portion 85 g	☺	2¼ 4½	☺ ☺	2 ᶜᴮ 4¼
Gommes fruitées	Poignée(s) 30 g	☺	☺+ ×12¼ M ☺+ ×6 M	☺ ☺	☺ ☺
Gommes fruitées dinosaure	Poignée(s) 30 g	☺	☺+ ×3½ M ☺+ ×1¾M	☹ ☺	☺ ☺
Gommes fruitées sans sucre	Cc 5 g	☺	10 20¼	☹ ☹³	☺ ☺
Gommes gelifées	Poignée(s) 30 g	☺	☺+ ×3½ M ☺+ ×1¾M	☹ ☺	☺ ☺
Gommes gelifiées au jus de fruits	Poignée(s) 30 g	☺	☺+ ×3½ M ☺+ ×1¾M	☹ ☺	☺ ☺
Gommes gélifiées aux fruits aigres	Poignée(s) 30 g	☺	☺+ ×2¼ M ☺+ ×1 M	☺ ☺	☺ ☺
Gommes gélifiées aux fruits aigres, sans sucre	Cc 5 g	☺	☺ ☺	☹ ☹	☺ ☺
Gommes gélifiées sans sucre	Cc 5 g	☺	10 20¼	☹ ☹³	☺ ☺
Gonnelle marinée au citron et au poivre	Portion 85 g	☺	☺ ☺	☺ ☺	☺ ☺
Gorgonzola	Portion 30 g	20 +16½ M	☺ ☺	☺ ☺	☺ ☺
Gouda	Portion 30 g	4½ +3¾ M	☺ ☺	☺ ☺	25 50
Goulache, bœuf	CS 15 g	☺	☺ ☺	☹ 4	☺ ☺

Tableaux à Mots-Repères	M (mesure)	Lactose ☹ + M/💊	Fructose* ☹ Fructose ☹	Sorbitol ☹ Sorbitol ☹	Fruc/Galactanes ☹ Fruc/Galactanes ☹📖
Goyave	Pièce(s)	☺	2¼	☹	☺
	250 g		5	½	☺
Graines de chia	Poignée(s)	☺	☺	☺	1¼ G
	30 g		☺	☺	2¾
Graines de lin	CS	☺	☺	☺	2 G
	15 g		☺	☺	4¼
Graines de quinoa cuites	Portion	☺	☺+ ×1¾ M	☺	2½ A
	140 g		☺+ ×¾ M	☺	5
Graines de soja, cuites	CS	☺	9	☹	3 A
	15 g		18	3	6
Graines de tournesol	Poignée(s)	☺	☺	☺	2 G
	30 g		☺	☺	4
Grains de pâte sablée (comme dans un crumble)	Portion	68¼	☺	☺	2¾ A
	19,56 g	+57 M	☺	☺	5¾
Grand Marnier®	Verre(s)	☺	☺+ ×4½ M	☹	☺
	200 ml		☺+ ×2¼ M	¼	☺
Grappes de raisin	Portion	☺	¼	☹	2¼ B
	140 g		½	½	4½
Grasshopper	Verre(s)	1¼	☺+ ×1¼ M	☹	7
	200 ml	+1 M	☺+ ×½ M	¾	14
Gratin	Portion	½	☺	☺	☺
	238 g	+½ M	☺	☺	☺
Gratin de pâtes au jus de viande, au fromage et aux légumes	Portion	3¾	☺	☹	½ A
	228 g	+3 M	☺	1¼	1
Gratin de pommes de terre	Portion	1	☺	☹	6¼ B
	140 g	+¾ M	☺	7¾	12½
Gratin de riz à la sauce de tomates, au fromage et aux légumes	Portion	9¾	☺+ ×1 M	☹	¼ A
	244 g	+8¼ M	☺+ ×½ M	¼	¾
Grenade	CS	☺	☺+ ×½ M	☹	☺
	15 g		☺+ ×¼ M	2	☺

Niveau 0: M (lactose) ×½
Niveau 1: M (fructose) ×2
Niveau 2: M (fructose ou sorbitol) ×4, autres ×2
Niveau 3: M (sorbitol) ×7, autres ×3
📖: Sources pour les fructanes / galactanes

+ M/💊 : Nombre de M supplémentaires par capsule de lactase forte
Fructose*: Fructose corrigé par rapport au sorbitol
☺+ [nombre] × M: Nombre de M fructose(*) supplémentaires que vous allez tolérer par portion de cet aliment, si vous consommez les deux en même temps

☹: Supprimer ; ☹¹: ¼ à partir du NT 1 ; ☹²: ¼ à partir du NT 2 ; ☹³: ¼ à partir du NT 3 ;
☺: N'en contient que de traces ; ☺: N'en contient pas du tout

Tableaux à Mots-Repères	M (mesure)	Lactose ☝ + M/🥛	Fructose* ☝ Fructose ☝	Sorbitol ☝ Sorbitol ☝	Fruc/Galactanes ☝ Fruc/Galactanes ☝📖
Grenadille / fruit de la passion	Portion 140 g	☺	☺+ ×2½ M ☺+ ×1¼ M	☺ ☺	☺ ☺
Griottes	CS 15 g	☺	3¾ 7½	☹ ¼	☺ ☺
Groseille	Portion 140 g	☺	1 2¼	☺ ☺	☺ ☺
Groseille à maquereau	Portion 140 g	☺	☺+ ×1 M ☺+ ×½ M	☺ ☺	☺ ☺
Groseille noire	Portion 140 g	☺	1¼ 2½	☺ ☺	☺ ☺
Häagen-Dazs® Frozen Yogurt, chocolat ou café	Portion 106 g	½ +½ M	☺+ ×¾ M ☺+ ×¼ M	☹ ☺	1¾ 3½
Häagen-Dazs® Frozen Yogurt, vanille et autres	Portion 106 g	½ +½ M	☺+ ×3 M ☺+ ×1½ M	☺ ☺	3½ 7
Häagen-Dazs®, BAILEYS®	Portion 102 g	½ +¼ M	☺+ ×2¾ M ☺+ ×1¼ M	☹ ☺	1½ 3
Häagen-Dazs®, café	Portion 106 g	¼ +¼ M	☺+ ×2¾ M ☺+ ×1¼ M	☹ ☺	2½ 5¼
Häagen-Dazs®, cerise-vanille	Portion 101 g	½ +½ M	☺+ ×4½ M ☺+ ×2¼ M	☺ ☺	3¼ 6½
Häagen-Dazs®, chocolat	Portion 106 g	¼ +¼ M	☺+ ×2¾ M ☺+ ×1¼ M	☹ ☺	1¼ 2¾
Häagen-Dazs®, Cookies & Cream	Portion 102 g	½ +¼ M	☺+ ×4½ M ☺+ ×2¼ M	☺ ☺	3¼ 6½
Häagen-Dazs®, Crème Brûlée	Portion 107 g	½ +¼ M	☺+ ×4¾ M ☺+ ×2¼ M	☺ ☺	3 6¼
Häagen-Dazs®, fraises	Portion 106 g	½ +¼ M	☺+ ×4¾ M ☺+ ×2¼ M	☺ ☺	3 6¼
Häagen-Dazs®, mangue	Portion 106 g	¼ +¼ M	☺+ ×2¼ M ☺+ ×1 M	☺ ☺	2¼ 4¾
Häagen-Dazs®, noix de pécan	Portion 106 g	½ +½ M	☺+ ×4¾ M ☺+ ×2¼ M	☺ ☺	2¼ 4¾
Häagen-Dazs®, noix noire	Portion 106 g	½ +½ M	☺+ ×4¾ M ☺+ ×2¼ M	☺ ☺	1½ 3
Häagen-Dazs®, pistache	Portion 106 g	½ +½ M	☺+ ×4¾ M ☺+ ×2¼ M	☺ ☺	½ 1¼
Häagen-Dazs®, Rocky Road	Portion 104 g	¼ +¼ M	☺+ ×2¾ M ☺+ ×1¼ M	☹ ☺	2½ 5¼

Tableaux à Mots-Repères	M (mesure)	Lactose ☹ + M/💊	Fructose* ☹ Fructose ☹	Sorbitol ☹ Sorbitol ☹	Fruc/Galactanes ☹ Fruc/Galactanes ☹📖
Häagen-Dazs®, Vanilla Chocolate Chip	Portion 106 g	½ +½ M	☺+ ×4¾ M ☺+ ×2¼ M	☺ ☺	3½ 7
Halva	Portion 40 g	☺	☺+ ×1½ M ☺+ ×¾ M	☺ ☺	1¼ A 2¾
Hareng jeune salé	Portion 55 g	☺	☺ ☺	☺ ☺	☺ ☺
Haricot mungo/ambérique verte	Portion 90 g	☺	½ 1¼	☺ ☺	¾ A 1¾
Haricots blancs, en boîte, égouttés	Portion 85 g	☺	☺ ☺	☺ ☺	¼ A ¾
Haricots de Lima	Portion 90 g	☺	½ 1¼	☺ ☺	¼ A ½
Haricots ramés	Portion 85 g	☺	4½ 9	☺ ☺	¼ A ¾
Haricots rouges, cuits	Portion 90 g	☺	☺ ☺	☺ ☺	¼ A ½
Harvey Wallbanger	Verre(s) 200 ml	☺	16½ 33¼	☹ ¼	☺ ☺
Honey Smacks® (Kellogg's®)	Portion 30 g	☺	☺+ ×12 M ☺+ ×6 M	☹ 83¼	½ A 1¼
Hot Dog	Pièce(s) 199 g	☺	☺+ ×1¾ M ☺+ ×¾ M	☹ 8¼	¼ A ½
Huile d'olive (p.ex. Bertolli®)	Portion 13 g	☺	☺ ☺	☺ ☺	☺ ☺
Huile de carthame	Portion 13,63 g	☺	☺ ☺	☺ ☺	☺ ☺
Huile de coco	Paquet 1 g	☺	☺ ☺	☺ ☺	☺ ☺
Huile de lin	Portion 13,63 g	☺	☺ ☺	☺ ☺	☺ ☺
Huile de maïs	Portion 13,63 g	☺	☺ ☺	☺ ☺	☺ ☺

☹ *Niveau 0*: M (lactose) ×½
☹ *Niveau 1*: M (fructose) ×2
☹ *Niveau 2*: M (fructose ou sorbitol) ×4, autres ×2
☹ *Niveau 3*: M (sorbitol) ×7, autres ×3
📖: Sources pour les fructanes / galactanes

+ M/💊 : Nombre de M supplémentaires par capsule de lactase forte
Fructose*: Fructose corrigé par rapport au sorbitol
☺+ [nombre] × M: Nombre de M fructose(*) supplémentaires que vous allez tolérer par portion de cet aliment, si vous consommez les deux en même temps

☹: Supprimer ; ☹[1]: ¼ à partir du NT 1 ; ☹[2]: ¼ à partir du NT 2 ; ☹[3]: ¼ à partir du NT 3 ;
☺: N'en contient que de traces ; ☺: N'en contient pas du tout

Tableaux à mots-repères	M (mesure)	Lactose ↓ + M/💊	Fructose* ↺ Fructose ↓	Sorbitol ↺ Sorbitol ↓	Fruc/Galactanes ↺ Fruc/Galactanes ↓ 📖
Huile de noix	CS 15 g	☺	☺ ☺	☺ ☺	☺ ☺
Huile de palme	CS 15 g	☺	☺ ☺	☺ ☺	☺ ☺
Huile de pépins de courge	Portion 13,63 g	☺	☺ ☺	☺ ☺	☺ ☺
Huile de Soja	CS 15 g	☺	☺ ☺	☺ ☺	☺ ☺
Huile de tournesol	CS 15 g	☺	☺ ☺	☺ ☺	☺ ☺
Infusion / tisane	Verre(s) 236 ml	☺	☺ ☺	☺ ☺	½ G 1¼
Jacqueline (boisson)	Verre(s) 200 ml	☺	27¾ 55½	☹ 1	☺ ☺
Jelly Beans®	Poignée(s) 30 g	☺	☺+ ×9¾ M ☺+ ×4¾ M	☺ ☺	☺ ☺
Jelly Beans®, sans sucre	Cc 5 g	☺	12¼ 24½	☹ ☹	☺ ☺
Jus de lime	Verre(s) 200 ml	☺	☺+ ×¾ M ☺+ ×¼ M	☺ ☺	2¼ B 4½
Jus framboise-canneberge	Verre(s) 200 ml	☺	☹ ¼	☹ ☹²	¾ B 1½
Jus ananas-orange	Verre(s) 200 ml	☺	¾ 1½	☺ ☺	1½ CB 3
Jus canneberge-myrtille	Verre(s) 200 ml	☺	☹ ¼	☹ ☹²	☺ ☺
Jus d'abricot	Verre(s) 200 ml	☺	☺+ ×4¾ M ☺+ ×2¼ M	☹ ¼	☺ ☺
Jus d'ananas	Verre(s) 200 ml	☺	☺+ ×3¼ M ☺+ ×1½ M	☹ 1¾	1½ CB 3
Jus d'orange	Verre(s) 200 ml	☺	1½ 3¼	☹ ¼	☺ B ☺
Jus de banane	Verre(s) 200 ml	☺	☹ ¼	☹ 25	½ FB 1
Jus de canneberge	Verre(s) 200 ml	☺	☺+ ×7¼ M ☺+ ×3½ M	☹ 25	☺ ☺
Jus de carotte	Verre(s) 200 ml	☺	☺+ ×1 M ☺+ ×½ M	☹ 4	☺ B ☺

Tableaux à Mots-Repères	M (mesure)	Lactose ↘ + M/💊	Fructose* ☹ Fructose ↘	Sorbitol ☹ Sorbitol ↘	Fruc/Galactanes ☹ Fruc/Galactanes ↘📖
Jus de cerise	Verre(s)	☻	¼	☹	☺
	200 ml		¾	2½	☺
Jus de citron	Verre(s)	☺	2¼	☹	2¼ B
	200 ml		5	1½	4½
Jus de fraise	Verre(s)	☺	☹	☹	☺ C
	200 ml		¼	¾	☺
Jus de framboise	Verre(s)	☺	☹	☹	¾ B
	200 ml		☹²	☹²	1½
Jus de grenade	Verre(s)	☺	¾	☹	☺
	200 ml		1½	☹²	☺
Jus de grenadille	Verre(s)	☻	☺+ ×3¾ M	☺	☺
	200 ml		☺+ ×1¾ M	☺	☺
Jus de groseille noire	Verre(s)	☺	☺+ ×1½ M	☹	☺
	200 ml		☺+ ×¾ M	1½	☺
Jus de légumes	Verre(s)	☺	¼	☹	2¾ B
	200 ml		¾	3	5½
Jus de mangue	Verre(s)	☺	1	☹	☺ B
	200 ml		2	1¼	☺
Jus de myrtille	Verre(s)	☺	¼	☺	☺
	200 ml		½	☺	☺
Jus de pamplemousse	Verre(s)	☻	☺+ ×5 M	☹	1 CB
	200 ml		☺+ ×2½ M	¼	2
Jus de pêche	Verre(s)	☺	¾	☹	½ B
	200 ml		1½	¾	1¼
Jus de poire	Verre(s)	☺	☹	☹	☺ B
	200 ml		☹²	☹²	☺
Jus de pomme	Verre(s)	☺	☹	☹	1½ CB
	200 ml		☹²	☹²	3
Jus de prune	Verre(s)	☺	☹	☹	1½ C
	200 ml		☹²	☹³	3
Jus de raisin	Verre(s)	☺	☹	☹	1½ CB
	200 ml		¼	¼	3

☹ *Niveau 0*: M (lactose) ×½
↘ *Niveau 1*: M (fructose) ×2
↗ *Niveau 2*: M (fructose ou sorbitol) ×4, autres ×2
↘ *Niveau 3*: M (sorbitol) ×7, autres ×3
📖: Sources pour les fructanes / galactanes

+ M/💊: Nombre de M supplémentaires par capsule de lactase forte
Fructose*: Fructose corrigé par rapport au sorbitol
☺+ [nombre] × M: Nombre de M fructose(*) supplémentaires que vous allez tolérer par portion de cet aliment, si vous consommez les deux en même temps

☹: Supprimer ; ☹[1]: ¼ à partir du NT 1 ; ☹[2]: ¼ à partir du NT 2 ; ☹[3]: ¼ à partir du NT 3 ;
☺: N'en contient que de traces ; ☻: N'en contient pas du tout

Tableaux à Mots-Repères	M (mesure)	Lactose ↓ + M/💊	Fructose* ↓ Fructose ↓	Sorbitol ↓ Sorbitol ↓	Fruc/Galactanes ↓ Fruc/Galactanes ↓📖
Jus pomme-canneberge	Verre(s) 200 ml	☺	☹ ¼	☹ ☹²	1½ CB 3
Jus pomme-fraise-banane	Verre(s) 200 ml	☺	☹ ¼	☹ ☹²	¾ FB 1¾
Kaki (fruit du plaqueminier)	Pièce(s) 140 g	☺	2¾ 5¾	☺ ☺	1 C 2
Kamikaze	Verre(s) 200 ml	☺	☺+ ×1½ M ☺+ ×¾ M	☹ 1	☺ ☺
Kanelbulle (brioche à la cannelle) glacée	Pièce(s) 44 g	9 +7½ M	☺+ ×8¼ M ☺+ ×4 M	☺ ☺	1 A 2¼
Kéfir	Portion 220 g	¼ +¼ M	☺ ☺	☺ ☺	1¾ 3¾
Ketchup	Portion 15 g	☺	☺+ ×¼ M ☺	☹ 3¾	☺ ☺
Ketchup, allégé en sel	Portion 15 g	☺	☺+ ×¼ M ☺	☹ 4¼	☺ ☺
KFC® Cobette KFC®	Pièce(s) 95 g	☺	☺ ☺	☹ 2½	1¼ G 2½
KFC® Coleslaw (salade de chou) KFC®	Portion 100 g	☺	☺+ ×¼ M ☺	☹ 2¾	1 B 2
KFC® Crispy Tenders® KFC®	Pièce(s) 52 g	☺	☺ ☺	☺ ☺	3¼ A 6½
KFC® Hot Wings® KFC®	Portion 85 g	☺	☺ ☺	☺ ☺	☺ ☺
KFC® Pièces de poulet KFC®	Pièce(s) 175 g	☺	☺ ☺	☺ ☺	¾ A 1¾
KFC® Purée de pommes de terre au jus de viande	Portion 140 g	½ +½ M	☺ ☺	☹ 35½	4 8¼
KFC® Salade So Salad Brazer KFC®	Portion 100 g	☺	2 4¼	☹ 4	☺ ☺
KFC® Salade So Salad Crispy KFC®	Portion 140 g	☺	2¼ 4½	☹ 17¾	1 A 2¼
KFC® Sauce aigre-douce KFC®	Portion 30 g	☺	¼ ½	☹ 37	☺ ☺
KFC® Sauce BBQ	Portion 31 g	☺	☺+ ×1¼ M ☺+ ×½ M	☹ 2¼	☺ ☺
KFC® Sauce Creamy Curry KFC®	Portion 29,4 g	6 +5 M	☺+ ×1 M ☺+ ×½ M	☺ ☺	34½ 69

Tableaux à Mots-Repères	M (mesure)	Lactose ↯ + M/⚪	Fructose* ↯ Fructose ↯	Sorbitol ↯ Sorbitol ↯	Fruc/Galactanes ↯ Fruc/Galactanes ↯📖
KFC® Sauce Yummy KFC®	Portion 30 g	4¾ +3¾ M	☺ ☺	☺ ☺	26½ 53
KFC® Twister® KFC® avec sauce	Pièce(s) 240 g	☺	17¼ 34½	☹ 2	☹A ¼
KFC® Twister® KFC® sans sauce	Pièce(s) 218 g	☺	19 38	☹ 2	☹A ¼
Kirsch	Verre(s) 200 ml	☺	☻+ ×4½ M ☻+ ×2¼ M	☹ ¼	☻ ☻
Kit Kat®	Pièce(s) 43 g	2 +1¾ M	☺ ☺	☹ ☺	2A 4¼
Kit Kat® chocolat blanc	Pièce(s) 42 g	¾ +½ M	☺ ☺	☺ ☺	1½A 3¼
Kiwi jaune / doré	Pièce(s) 86 g	☺	1 2¼	☺ ☺	☻B ☻
Kiwi vert	Pièce(s) 69 g	☺	3 6	☺ ☺	☻B ☻
Köttbullar (boulettes de viande hachée suédoises)	Portion 140 g	1½ +1¼ M	☺ ☺	☹ 71¼	9 18
Lait	Portion 22,64 g	¼ +0,21 M	☺ ☺	☺ ☺	1¼ 2¾
Lait à la fraise	Verre(s) 200 ml	¼ +¼ M	☺ ☺	☺ ☺	1¾ 3½
Lait à la mangue	Verre(s) 200 ml	¼ +¼ M	¼ ½	☹ 1	2½ 5
Lait allégé en lactose	Verre(s) 200 ml	☻	☻+ ×10 M ☻+ ×5 M	☻ ☻	☻ ☻
Lait concentré non sucré, 2 % de mat.gr.	Verre(s) 200 ml	¼ +0,22 M	☺ ☺	☺ ☺	1½ 3
Lait concentré sucré	Portion 38 g	½ +½ M	☺ ☺	☺ ☺	3¾ 7½
Lait concentré sucré et allégé en matière grasse	Portion 39 g	½ +½ M	☺ ☺	☺ ☺	3½ 7¼

↯ *Niveau 0*: M (lactose) ×½
↯ *Niveau 1*: M (fructose) ×2
↯ *Niveau 2*: M (fructose ou sorbitol) ×4, autres ×2
↯ *Niveau 3*: M (sorbitol) ×7, autres ×3
📖: Sources pour les fructanes / galactanes

+ M/⚪ : Nombre de M supplémentaires par capsule de lactase forte
Fructose*: Fructose corrigé par rapport au sorbitol
☻+ [nombre] × M: Nombre de M fructose(*) supplémentaires que vous allez tolérer par portion de cet aliment, si vous consommez les deux en même temps

☹: Supprimer ; ☹¹: ¼ à partir du NT 1 ; ☹²: ¼ à partir du NT 2 ; ☹³: ¼ à partir du NT 3 ;
☺: N'en contient que de traces ; ☻: N'en contient pas du tout

TABLEAUX À MOTS-REPÈRES	M (mesure)	Lactose ↯ + M/💊	Fructose* ↯ Fructose ↯	Sorbitol ↯ Sorbitol ↯	Fruc/Galactanes ↯ Fruc/Galactanes ↯📖
Lait d'avoine	Verre(s) 200 ml	☺	☺ ☺	☺ ☺	¼ A ¾
Lait d'amande, vanille et autres saveurs, non sucré	Verre(s) 200 ml	☺	☺ ☺	☺ ☺	☹ A ☹ 2
Lait de coco	Verre(s) 200 ml	☺	☺+ ×1 M ☺+ ×½ M	☺ ☺	1¾ G 3½
Lait de poule	Verre(s) 200 ml	¼ +0,24 M	☺+ ×4¾ M ☺+ ×2¼ M	☺ ☺	1½ 3¼
Lait de riz nature	Verre(s) 200 ml	☺	☺+ ×¼ M ☺	☺ ☺	☺ A ☺
Lait de soja aux éducolrants artificiels	Verre(s) 200 ml	☺	4¾ 9½	☹ 1½	☹ A ¼
Lait de soja, parfum chocolat, sucré	Tasse(s) 150 ml	☺	☺ ☺	☹ 4¼	¼ A ½
Lait de soja, parfum vanille, édulcoré au sucre	Verre(s) 200 ml	☺	☺+ ×¾ M ☺+ ×¼ M	☹ 7	☹ A ¼
Lait écrémé (0% matière grasse)	Verre(s) 200 ml	¼ +0,21 M	☺ ☺	☺ ☺	1¼ 2¾
Lait écrémé allégé en lactose	Verre(s) 200 ml	☺	☺+ ×10 M ☺+ ×5 M	☺ ☺	☺ ☺
Lait écrémé allégé en lactose, avec calcium	Verre(s) 200 ml	☺	☺+ ×10 M ☺+ ×5 M	☺ ☺	☺ ☺
Lait entier	Verre(s) 200 ml	¼ +0,24 M	☺ ☺	☺ ☺	1½ 3
Laitue cultivée (de type Lollo rosso)	Portion 85 g	☺	7¼ 14½	☹ 19½	☺ B ☺
Laitue d'hiver	Portion 85 g	☺	6½ 13	☹ 19½	☺ CB ☺
Laitue pommée	Portion 85 g	☺	7¼ 14½	☹ 19½	☺ B ☺
Lasagne au bœuf haché	Portion 140 g	23¼ +19¼ M	☺+ ×¼ M ☺	☹ 1	¾ A 1½
Lasagne au fromage	Portion 140 g	25¾ +21½ M	11 22¼	☹ ¾	¾ A 1½
Lasagne aux épinards	Portion 140 g	8½ +7 M	9¾ 19¾	☹ ½	¾ A 1½
Lasagne de légumes	CS 15 g	66¾ +55½ M	☺ ☺	☹ 2¾	81½ A ☺

Tableaux à Mots-Repères	M (mesure)	Lactose ☹ + M/💊	Fructose* ☹ Fructose ☹	Sorbitol ☹ Sorbitol ☹	Fruc/Galactanes ☹ Fruc/Galactanes ☹📖
Lay's® Chips Maxi Craquantes, Sel et vinaigre	Poignée(s) 21 g	☺	41¾ 83½	☹ 79¼	10¾ ᴬ 21½
Lay's® Chips, Nature	Poignée(s) 21 g	☺	41¾ 83½	☹ 79¼	10¾ ᴬ 21½
Lay's® Deep Ridged Saveur Barbecue	Poignée(s) 21 g	☺	54 ☺	☹ ☺	10¾ ᴬ 21½
Lay's® Deep Ridged Saveur Sour Cream & Onion	Poignée(s) 21 g	☺	41¾ 83½	☹ 79¼	10¾ ᴬ 21½
Lentilles, cuites	Portion 90 g	☺	☺ ☺	☺ ☺	¾ ᴬ 1½
Levure chimique	Paquet 9 g	☺	☺ ☺	☺ ☺	☺ ☺
Limburger	Portion 30 g	20¼ +17 M	☺ ☺	☺ ☺	☺ ☺
Lime	Pièce(s) 67 g	☺	☺ ☺	☺ ☺	6¾ ᴮ 13½
Lipton®, thé glacé avec sucre	Verre(s) 200 ml	☺	☺ ☺	☺ ☺	☺ ☺
Lipton®, thé glacé instantané sans sucre	Verre(s) 200 ml	☺	☺ ☺	☺ ☺	☺ ☺
Liqueur de café	Verre(s) 200 ml	☺	☺ ☺	☹ 2½	☺ ☺
Litchi	Portion 140 g	☺	1 2¼	☺ ☺	☺ ᴮ ☺
Luzernesprossen (Alfalfa)	Portion 85 g	☺	14½ 29¼	☺ ☺	☺ ᴳ ☺
Lyciet commun / lycium barbarum	Portion 140 g	☺	☺+ ×1 M ☺+ ×½ M	☺ ☺	☺ ☺
M & M's®	Portion 40 g	2½ +2 M	☺ ☺	☺ ☺	8¾ 17¾

☹ *Niveau 0*: M (lactose) ×½
☹ *Niveau 1*: M (fructose) ×2
☹ *Niveau 2*: M (fructose ou sorbitol) ×4, autres ×2
☹ *Niveau 3*: M (sorbitol) ×7, autres ×3
📖: Sources pour les fructanes / galactanes

+ M/💊 : Nombre de M supplémentaires par capsule de lactase forte
Fructose*: Fructose corrigé par rapport au sorbitol
☺+ [nombre] × M: Nombre de M fructose(*) supplémentaires que vous allez tolérer par portion de cet aliment, si vous consommez les deux en même temps

☹: Supprimer ;   ☹¹: ¼ à partir du NT 1 ;   ☹²: ¼ à partir du NT 2 ;   ☹³: ¼ à partir du NT 3 ;
☺: N'en contient que de traces ;   ☺: N'en contient pas du tout

Tableaux à Mots-Repères	M (mesure)	Lactose ↓ + M/🥛	Fructose* ☺ Fructose ☺	Sorbitol ☺ Sorbitol ↓	Fruc/Galactanes ☺ Fruc/Galactanes ↓ 📖
Maccharoni au fromage	Portion 217 g	21½ +18 M	☺ ☺	☺ ☺	½ A 1¼
Mai Tai	Verre(s) 200 ml	☺	☺+ ×½ M ☺+ ×¼ M	☹ 1¾	☺ ☺
Maïs doux	Portion 85 g	☺	☺+ ×¼ M ☺	☹ 4	☺ B ☺
Maitake / polypore en touffes (champignon)	CS 15 g	60½ +50½ M	☺+ ×½ M ☺+ ×¼ M	☹ ¾	☺ ☺
Mandarine	Portion 140 g	☺	1¼ 2½	☺ ☺	2¼ B 4½
Mangoustan (fruit du mangoustanier)	Portion 140 g	☺	35½ 71¼	☺ ☺	☺ ☺
Mangue	CS 15 g	☺	1 2¼	☹ 4	☺ B ☺
Manhattan	Verre(s) 200 ml	☺	½ 1	☹ 2	☺ ☺
Margarine	Portion 14 g	31 +25¾ M	☺ ☺	☺ ☺	☺ ☺
Margarine à l'huile de lin	Portion 14 g	32¼ +27 M	☺ ☺	☺ ☺	☺ ☺
Margarine à l'huile de tournesol	Portion 14,19 g	30 +25 M	☺ ☺	☺ ☺	☺ ☺
Margarine allégée	Portion 9 g	21¾ +18 M	☺ ☺	☺ ☺	☺ ☺
Margarine de régime sans matière grasse	Portion 14 g	15½ +13 M	☺ ☺	☺ ☺	86¾ ☺
Margarita, glacée	Verre(s) 200 ml	☺	☺+ ×¼ M ☺	☹ 7	☺ ☺
Marmelade d'oranges sans sucre, à l'aspartame	Portion 17 g	☺	15¾ 31¾	☹ 5¼	☺ ☺
Marmelade d'oranges sans sucre, à la saccharine	Portion 16 g	☺	2 4¼	☹ 16¾	☺ ☺
Marmelade d'oranges sans sucre, au sucralose	Portion 17 g	☺	☺ ☺	☹ 65¼	☺ ☺
Marshmallow	Portion 30 g	☺	☺+ ×4½ M ☺+ ×2¼ M	☺ ☺	☺ ☺
Martini®	Verre(s) 200 ml	☺	83¼ ☺	☹ 3¼	☺ ☺

Tableaux à Mots-Repères	M (mesure)	Lactose ↙ + M/💊	Fructose* ↷ Fructose ↷	Sorbitol ↷ Sorbitol ↙	Fruc/Galactanes ↷ Fruc/Galactanes ↙📖
Mascarpone	Portion 30 g	2½ +2 M	☺ ☺	☺ ☺	13¾ 27¾
Mayonnaise KRAFT®	Portion 15 g	☺	☺ ☺	☺ ☺	☺ ☺
Mayonnaise sans graisse KRAFT®	Portion 15 g	☺	☺ ☺	☺ ☺	☺ ☺
McDonald's® Banania Chaud	Tasse(s) 150 ml	¼ +¼ M	☺+ ×2 M ☺+ ×1 M	☺ ☺	2 4
McDonald's® Big Mac®	Pièce(s) 215 g	9¾ +8¼ M	5 10¼	☹ 6½	¼ ᴬ ½
McDonald's® Cheeseburger	Pièce(s) 114 g	9¾ +8¼ M	3¾ 7¾	☹ 5	¼ ᴬ ¾
McDonald's® Chicken McNuggets®	Pièce(s) 16,25 g	☺	☺ ☺	☺ ☺	10¾ ᴬ 21½
McDonald's® Double Cheese	Pièce(s) 165 g	4¾ +4 M	4½ 9	☹ 4¼	¼ ᴬ ½
McDonald's® Frappés vanille et autres	Tasse(s) 206 g	¼ +¼ M	☺+ ×¼ M ☺	☹ 12	1½ 3¼
McDonald's® Frites	Portion 70 g	☺	☺ ☺	☹ 35½	☺ ☺
McDonald's® Hamburger	Pièce(s) 100 g	☺	3¾ 7¾	☹ 5	½ ᴬ 1
McDonald's® Hamburger Royal Deluxe®	Pièce(s) 173 g	☺	48 ☺	☹ 2½	¼ ᴬ ½
McDonald's® Jus d'orange	Verre(s) 200 ml	☺	1½ 3¼	☹ ¼	☺ ☺
McDonald's® La Petite Pomme	Pièce(s) 34 g	☺	¼ ¾	☹ ¼	☺ ☺
McDonald's® La Sauce Vinaigrette Huile d'Olive et Vinaigre Balsamique	Portion 30 g	☺	☺ ☺	☺ ☺	☺ ☺

↷ *Niveau 0*: M (lactose) ×½
↙ *Niveau 1*: M (fructose) ×2
↷ *Niveau 2*: M (fructose ou sorbitol) ×4, autres ×2
↷ *Niveau 3*: M (sorbitol) ×7, autres ×3
📖 : Sources pour les fructanes / galactanes

+ M/💊 : Nombre de M supplémentaires par capsule de lactase forte
Fructose*: Fructose corrigé par rapport au sorbitol
☺+ [nombre] × M: Nombre de M fructose(*) supplémentaires que vous allez tolérer par portion de cet aliment, si vous consommez les deux en même temps

☹: Supprimer ; ☹¹: ¼ à partir du NT 1 ; ☹²: ¼ à partir du NT 2 ; ☹³: ¼ à partir du NT 3 ;
☺: N'en contient que de traces ; ☺: N'en contient pas du tout

Tableaux à Mots-Repères	M (mesure)	Lactose ☺ + M/💊	Fructose* ☺ Fructose ☺	Sorbitol ☺ Sorbitol ☺	Fruc/Galactanes ☺ Fruc/Galactanes ☺📖
McDonald's® McChicken®	Pièce(s) 143 g	☺	1½ 3	☹ 69¾	¼ A ¾
McDonald's® McDouble®	Pièce(s) 151 g	9¾ +8¼ M	4¼ 8¾	☹ 4¼	¼ A ½
McDonald's® McFish®	Pièce(s) 142 g	19¾ +16½ M	2 4	☹ 70¼	¼ A ¾
McDonald's® McFlurry® Smarties®	Portion 228 g	☹² +0,18 M	☺+ ×3½ M ☺+ ×1¾ M	☺ ☺	1 2¼
McDonald's® McRib®	Pièce(s) 208 g	☺	☺+ ×¾ M ☺+ ×¼ M	☹ 1¾	¼ A ½
McDonald's® McSundae® au caramel	Portion 182 g	¼ +¼ M	☺+ ×6¾ M ☺+ ×3¼ M	☺ ☺	1¾ 3¾
McDonald's® McSundae® au chocolat	Portion 179 g	¼ +¼ M	☺+ ×7½ M ☺+ ×3¾ M	☹ 55¾	1¼ G 2½
McDonald's® Muffin Chocolat	Pièce(s) 33 g	☺	☺+ ×½ M ☺+ ×¼ M	☹ ☺	¾ A 1½
McDonald's® Salade d'accompagnement	Portion 100 g	☺	3¾ 7½	☹ 2½	☺ ☺
McDonald's® Sauce à la moutarde	Portion 20 g	☺	☺+ ×1¼ M ☺+ ×½ M	☹ ☺	☺ ☺
McDonald's® Sauce César	Portion 30 g	☺	¼ ¾	☹ 41½	☺ ☺
McDonald's® Sauce Classic Barbecue	Portion 31 g	☺	☺+ ×1½ M ☺+ ×¾ M	☹ 1¾	☺ ☺
McDonald's® Sauce Creamy	Portion 30 g	18¼ +15¼ M	26¾ 53¾	☹ 7¼	☺ ☺
McDonald's® Sauce Goût Fumé	Portion 31 g	☺	☺+ ×1¾ M ☺+ ×¾ M	☹ 2¾	☺ ☺
McDonald's® Smoothies, toutes saveurs	Verre(s) 200 ml	2¾ +2¼ M	3¾ 7¾	☹ 1¼	15½ 31
McDonald's® Snack Wrap® TS	Pièce(s) 118 g	62 +51½ M	☺ ☺	☹ 84½	¼ A ½
Mélange de soupe de nouilles, sèche	Portion 16 g	☺	☺+ ×¼ M ☺	☺ ☺	6¼ CB 12½
Mélange de velouté d'épinards	Portion 17 g	☺	☺+ ×¼ M ☺	☹ 18¼	3¼ 6¾
Mélasse	CS 15 g	☺	3¾ 7½	☺ ☺	☺ ☺

Tableaux à Mots-Repères	M (mesure)	Lactose ↓ + M/💊	Fructose* ↓ Fructose ↓	Sorbitol ↓ Sorbitol ↓	Fruc/Galactanes ↓ Fruc/Galactanes ↓📖
Melon	Portion 140 g	☺	¾ 1½	☺ ☺	1½ᴮ 3¼
Melon de Noël / melon vert olive de Provence	Portion 140 g	☺	1¼ 2½	☺ ☺	☺ ☺
Melon long	Portion 140 g	☺	1¼ 2½	☺ ☺	1½ᴮ 3¼
Menthe fraîche	Paquet 1 g	☺	☺ ☺	☺ ☺	☺ ☺
Mentos®	Pièce(s) 3 g	☺	☺ ☺	☺ ☺	☺ ☺
Merise (cerise douce)	CS 15 g	☺	10 20	☹ ½	☺ ☺
Merlot, blanc	Verre(s) 200 ml	☺	¾ 1¾	☺ ☺	☺ ☺
Merlot, rouge	Verre(s) 200 ml	☺	17¾ 35½	☹ ½	☺ ☺
Miel	CS 21,19 g	☺	¼ ¾	☹ 1¼	☺ ☺
Milkshake à la fraise	Verre(s) 200 ml	¼ +¼ M	☺+ ×4¼ M ☺+ ×2 M	☹ 3¼	1¾ 3¾
Milkshake à la vanille (Slim-Fast®)	Verre(s) 200 ml	2½ +2 M	☺ ☺	☺ ☺	14¼ 28¾
Milky Way®	Pièce(s) 60,4 g	1¾ +1½ M	☺+ ×3¾ M ☺+ ×1¾M	☺ ☺	6¼ 12½
Millet	Portion 30 g	☺	☺ ☺	☺ ☺	☺ ☺
Minestrone maison	Portion 245 g	☺	☺ ☺	☹ 1	¼ ½
Minestrone, petite portion	Portion 126 g	☺	☺ ☺	☹ ¾	½ 1
Mint-julep	Verre(s) 200 ml	☺	☺ ☺	☺ ☺	☺ ☺

↓ *Niveau 0:* M (lactose) ×½
↓ *Niveau 1:* M (fructose) ×2
↓ *Niveau 2:* M (fructose ou sorbitol) ×4, autres ×2
↓ *Niveau 3:* M (sorbitol) ×7, autres ×3
📖: Sources pour les fructanes / galactanes

+ M/💊: Nombre de M supplémentaires par capsule de lactase forte
Fructose*: Fructose corrigé par rapport au sorbitol
☺+ [nombre] × M: Nombre de M fructose(*) supplémentaires que vous allez tolérer par portion de cet aliment, si vous consommez les deux en même temps

☹: Supprimer ;   ☹[1]: ¼ à partir du NT 1 ;   ☹[2]: ¼ à partir du NT 2 ;   ☹[3]: ¼ à partir du NT 3 ;
☺: N'en contient que de traces ;   ☺: N'en contient pas du tout

Tableaux à Mots-Repères	M (mesure)	Lactose ↯ + M/⬤	Fructose* ⚡ Fructose ↯	Sorbitol ⚡ Sorbitol ↯	Fruc/Galactanes ⚡ Fruc/Galactanes ↯📖
Miracle Whip® allégé KRAFT®	CS 15 g	80 +66½ M	☺ ☺	☺ ☺	☺ ☺
Miracle Whip® Balance KRAFT®	CS 15 g	☺	☺ ☺	☺ ☺	☺ ☺
Miracle Whip® KRAFT®	CS 15 g	☺	☺ ☺	☺ ☺	☺ ☺
Mojito	Verre(s) 200 ml	☺	☺ ☺	☺ ☺	☺ ☺
Monster Engergy Drink®	Verre(s) 200 ml	☺	☺+ ×17½ M ☺+ ×8¾ M	☺ ☺	☺ ☺
Morilles, crues	CS 15 g	☺	☺ ☺	☹ ¾	☺ ☺
Mortadelle	Portion 55 g	☺	☺+ ×¼ M ☺	☺ ☺	☺ ☺
Moules	Portion 85 g	☺	☺ ☺	☺ ☺	☺ ☺
Moules fourrées aux oignons et aux champignons	Portion 140 g	24½ +20½ M	☺ ☺	☹ ½	3¼ CB 6¾
Mountain Dew®	Verre(s) 200 ml	☺	☹ ¼	☺ ☺	☺ ☺
Mountain Dew® Code Red	Verre(s) 200 ml	☺	☹ ¼	☺ ☺	☺ ☺
Moutarde de Dijon	CS 15 g	☺	☺ ☺	☹ ☺	☺ ☺
Mozzarella au lait entier	Portion 30 g	9¾ +8¼ M	☺ ☺	☺ ☺	55 ☺
Mozzarella sans graisse	Portion 30 g	½ +½ M	☺ ☺	☺ ☺	3½ 7¼
Muesli avec du raisin	Portion 55 g	☺	1 2	☹ 1	¼ A ¾
Mueslix® (Kellogg's®)	Portion 55 g	☺	☺+ ×¾ M ☺+ ×¼ M	☹ 2¾	¼ A ¾
Muffin à la banane	Pièce(s) 113 g	2½ +2 M	☺+ ×¼ M ☺	☹ 29¼	¼ A ¾
Muffin à la courge	Pièce(s) 113 g	1¾ +1¼ M	☺+ ×¼ M ☺	☹ 14½	¼ A ¾
Muffin à la farine d'avoine	Pièce(s) 113 g	1¼ +1 M	☺+ ×¼ M ☺	☺ ☺	½ A 1

Tableaux à Mots-Repères	M (mesure)	Lactose ↙ + M/💊	Fructose* ↪ Fructose ↪	Sorbitol ↪ Sorbitol ↙	Fruc/Galactanes ↪ Fruc/Galactanes ↙📖
Muffin anglais aux raisins secs	Pièce(s) 66 g	1¼ +1 M	2 4	☹ 2¼	¾ A 1½
Muffin aux carottes	Pièce(s) 113 g	1½ +1¼ M	☺ ☺	☹ 3¼	¼ A ¾
Muffin aux myrtilles	Pièce(s) 113 g	1½ +1¼ M	☺ ☺	☺ ☺	¼ A ¾
Munster	Portion 30 g	8¾ +7¼ M	☺ ☺	☺ ☺	49½ ☺
Mûre	Portion 140 g	☺	3¾ 7¾	☺ ☺	2¼ B 4½
Mûre de Boysen	Portion 8 g	☺	69¼ ☺	☺ ☺	☺ ☺
Mûre de Logan	Portion 140 g	☺	☺+ ×1½ M ☺+ ×¾ M	☺ ☺	☺ ☺
Muscat	Verre(s) 200 ml	☺	☹ ☹²	☹ ½	☺ ☺
Myrtilles	Portion 140 g	☺	3¾ 7¾	☺ ☺	¾ B 1½
Nachos	Poignée(s) 21 g	28 +23¼ M	☺ ☺	☹ ☺	10 A 20
Nachos à la sauce au fromage	Portion 140 g	6¼ +5¼ M	☺ ☺	☹ 7¾	35¾ B 71½
Nachos au parfum fromage	Poignée(s) 21 g	☺	☺ ☺	☹ ☺	10¾ A 21½
Navet	Portion 85 g	☺	☺+ ×½ M ☺+ ×¼ M	☹ 2½	☺ CB ☺
Navet / rutabaga	Portion 85 g	☺	☺+ ×1 M ☺+ ×½ M	☺ ☺	☺ CB ☺
Nectarine	CS 15 g	☺	8¼ 16½	☹ 1	5½ B 11¼
Nestea® sans sucre	Verre(s) 200 ml	☺	☺ ☺	☺ ☺	☺ ☺

↪ *Niveau 0*: M (lactose) ×½
↙ *Niveau 1*: M (fructose) ×2
↪ *Niveau 2*: M (fructose ou sorbitol) ×4, autres ×2
↙ *Niveau 3*: M (sorbitol) ×7, autres ×3
📖 : Sources pour les fructanes / galactanes

+ M/💊 : Nombre de M supplémentaires par capsule de lactase forte
Fructose* : Fructose corrigé par rapport au sorbitol
☺+ [nombre] × M: Nombre de M fructose(*) supplémentaires que vous allez tolérer par portion de cet aliment, si vous consommez les deux en même temps

☹: Supprimer ; ☹¹: ¼ à partir du NT 1 ; ☹²: ¼ à partir du NT 2 ; ☹³: ¼ à partir du NT 3 ;
☺: N'en contient que de traces ; ☺: N'en contient pas du tout

Tableaux à Mots-Repères	M (mesure)	Lactose 🌀 + M/ 💊	Fructose* 🌀 Fructose 🌀	Sorbitol 🌀 Sorbitol 🌀	Fruc/Galactanes 🌀 Fruc/Galactanes 🌀
Nestea®, poudre instantanée	Verre(s) 200 ml	☺	☺+ ×22 M ☺+ ×11 M	☺ ☺	☺ ☺
Nestea®, poudre instantanée sans sucre	Verre(s) 200 ml	☺	☺+ ×11½ M ☺+ ×5¾ M	☺ ☺	☺ ☺
Nestea®, thé glacé	Verre(s) 200 ml	☺	☺ ☺	☺ ☺	☺ ☺
Nestlé® Choccino	Tasse(s) 150 ml	¼ +¼ M	☺ ☺	☺ ☺	2 4
Nestlé® Chocolat chaud au lait entier	Tasse(s) 150 ml	¼ +¼ M	☺+ ×½ M ☺+ ×¼ M	☹ ☺	2 4
Nestlé® CiniMinis®	Portion 30 g	☺	¼ ½	☺ ☺	1½ A 3
Nestlé® Clusters®	Portion 55 g	☺	☺ ☺	☺ ☺	¼ A ¾
Nestlé® Cookie Crisp	Portion 30 g	☺	☺+ ×¼ M ☺	☹ ☺	¾ A 1¾
Nestlé® Fitness®	Portion 30 g	☺	41½ 83¼	☺ ☺	½ A 1¼
Nestlé® Nesquik® (boisson)	Verre(s) 200 ml	¼ +0,22 M	1½ 3¼	☹ 5½	1½ 3
Nestlé® NESQUIK®, céréales croustillantes de petit déjeuner	Portion 30 g	☺	☺+ ×2 M ☺+ ×1 M	☹ ☺	½ A 1¼
Nestlé® Shreddies® au miel	Portion 30 g	☺	☺ ☺	☹ 37	½ A 1¼
Nestlé® Shreddies® Choco	CS 15 g	☺	¼ ½	☹ ☺	1¼ A 2¾
Nestlé® Shreddies® Classic	Portion 30 g	☺	☺ ☺	☹ ☺	½ A 1¼
No Fear®	Verre(s) 200 ml	☺	☺+ ×6¼ M ☺+ ×3 M	☹ 50	☺ ☺
No Fear®, sans sucre	Verre(s) 200 ml	☺	☺ ☺	☺ ☺	☺ ☺
Noisettes	Poignée(s) 30 g	☺	☺ ☺	☹ 8¼	2¾ G 5¾
Noix	Poignée(s) 30 g	☺	☺ ☺	☺ ☺	2¾ G 5¾
Noix de cajou	Poignée(s) 30 g	☺	☺ ☺	☺ ☺	¼ G ¾

Tableaux à Mots-Repères	M (mesure)	Lactose ☹ + M/💊	Fructose* ☹ Fructose ☹	Sorbitol ☹ Sorbitol ☹	Fruc/Galactanes ☹ Fruc/Galactanes ☹📖
Noix de Carya	Poignée(s) 30 g	☺	☺ ☺	☺ ☺	2¾ G 5¾
Noix de coco	Portion 15 g	☺	☺+ ×¼ M ☺	☺ ☺	24½ G 49
Noix de coco rapée	Poignée(s) 30 g	☺	☺+ ×¾ M ☺+ ×¼ M	☺ ☺	12¼ 24½
Noix de coco rapée et sucrée	Poignée(s) 30 g	☺	20¾ 41½	☺ ☺	☺ ☺
Noix de ginkgo	Poignée(s) 30 g	☺	☺ ☺	☺ ☺	☺ ☺
Noix de Macadamia	Poignée(s) 30 g	☺	☺ ☺	☺ ☺	☺ ☺
Noix du Brésil	Poignée(s) 30 g	☺	☺ ☺	☺ ☺	☺ ☺
Nougat	Tablette(s) 125 g	☺	☺+ ×18 M ☺+ ×9 M	☺ ☺	¼ ¾
Nouilles de riz asiatiques sautées aux légumes	Portion 200 g	☺	☺+ ×1 M ☺+ ×½ M	☹ 10	1½ A 3¼
Nouilles de riz, frites	Portion 25 g	☺	☺ ☺	☺ ☺	☺ A ☺
Nouilles Fettuccini au blé complet	Portion 140 g	☺	☺+ ×¼ M ☺	☺ ☺	1 A 2
Nutella®	Portion 37 g	32¼ +27 M	67½ ☺	☹ 20¾	1¼ G 2¾
Oeufs brouillés au bacon	Portion 110 g	2¼ +1¾ M	☺+ ×1¾ M ☺+ ×¾ M	☺ ☺	12½ 25¼
Oignons printanier	Pièce(s) 15,7 g	☺	☺+ ×¼ M ☺	☹ 6	¼ G ¾
Olives noires	Portion 15 g	☺	☺ ☺	☹ 33¼	☺ ☺
Olives vertes	Portion 15 g	☺	☺ ☺	☹ 18	☺ ☺

☹ *Niveau 0*: M (lactose) ×½   + M/💊: Nombre de M supplémentaires par capsule de lactase forte
☹ *Niveau 1*: M (fructose) ×2   Fructose*: Fructose corrigé par rapport au sorbitol
☹ *Niveau 2*: M (fructose ou sorbitol) ×4, autres ×2   ☺+ [nombre] × M: Nombre de M fructose(*) sup-
☹ *Niveau 3*: M (sorbitol) ×7, autres ×3   plémentaires que vous allez tolérer par portion de cet
📖: Sources pour les fructanes / galactanes   aliment, si vous consommez les deux en même temps

☹: Supprimer ;   ☹[1]: ¼ à partir du NT 1 ;   ☹[2]: ¼ à partir du NT 2 ;   ☹[3]: ¼ à partir du NT 3 ;
☺: N'en contient que de traces ;   ☺: N'en contient pas du tout

Tableaux à Mots-Repères	M (mesure)	Lactose ↓ + M/💊	Fructose* ↕ Fructose ↓	Sorbitol ↕ Sorbitol ↓	Fruc/Galactanes ↕ Fruc/Galactanes ↓📖
Omelette au jambon	Portion 110 g	34¾ +29 M	☺+ ×1¾ M ☺+ ×¾ M	☺ ☺	☺ ☺
Omelette aux saucisses, aux patates et aux oignons	Portion 110 g	52¼ +43½ M	☺+ ×1 M ☺+ ×½ M	☹ 6¾	¼ CB ½
Orange	Portion 140 g	☺	2¼ 4¾	☺ ☺	2¼ B 4½
Oreo®	Pièce(s) 12 g	☺	☺ ☺	☹ ☺	4¼ A 8½
Oreo® sans sucre	Pièce(s) 12 g	☺	13¾ 27¾	☹ ☹	4¼ A 8½
Origan	Paquet 1 g	☺	☺ ☺	☺ ☺	☺ ☺
Ouzo	Verre(s) 200 ml	☺	☺+ ×4½ M ☺+ ×2¼ M	☹ ¼	☺ ☺
Pad Thai végétarien	Portion 140 g	☺	☺ ☺	☹ 3¾	☺ A ☺
Paella	Portion 240 g	☺	2¼ 4½	☹ 2¼	1 2
Pain à la farine de soja	Tranche(s) 42 g	3½ +3 M	11 22¼	☹ 2	1 A 2
Pain au levain	Tranche(s) 42 g	☺	☺ ☺	☺ ☺	¾ A 1½
Pain blanc	Tranche(s) 42 g	☺	1¼ 2¾	☺ ☺	1¼ A 2½
Pain blanc de blé complet	Tranche(s) 42 g	☺	¾ 1¾	☹ 26¼	¾ A 1¾
Pain d'épice	Pièce(s) 32,4 g	☺	6¼ 12¾	☹ 6½	2 A 4
Pain de blé aux raisins	Tranche(s) 42 g	☺	1¼ 2¾	☹ 4¼	1¾ A 3½
Pain de blé complet (triticale)	Tranche(s) 42 g	☺	2½ 5	☺ ☺	1 A 2
Pain de blé, coloré	Tranche(s) 42 g	☺	1¼ 2½	☺ ☺	1 A 2¼
Pain de mie (blé complet) à la cannelle et au sucre	Tranche(s) 42 g	62½ +52 M	1½ 3¼	☺ ☺	¾ A 1¾
Pain de mie avec du beurre	Tranche(s) 42 g	62½ +52 M	1¾ 3¾	☺ ☺	1¼ A 2½

Tableaux à Mots-Repères	M (mesure)	Lactose ☹ + M/💊	Fructose* ☹ Fructose ☹	Sorbitol ☹ Sorbitol ☹	Fruc/Galactanes ☹ Fruc/Galactanes ☹📖
Pain de patate douce	Tranche(s) 42 g	☺	☺ ☺	☺ ☺	1½ A 3¼
Pain de pommes de terre	Tranche(s) 34 g	6¼ +5¼ M	☺ ☺	☹ ☺	1½ A 3
Pain de riz	Tranche(s) 42 g	☺	☺ ☺	☺ ☺	☺ A ☺
Pain de seigle	Tranche(s) 42 g	☺	☺ ☺	☺ ☺	¾ A 1¾
Pain focaccia	Tranche(s) 50 g	☺	☺ ☺	☺ ☺	1 A 2¼
Pain muffin anglais	Tranche(s) 42 g	☺	38¼ 76¾	☺ ☺	1¾ A 3½
Pain perdu	Pièce(s) 131 g	1¼ +1 M	☺+ ×½ M ☺+ ×¼ M	☺ ☺	¼ A ¾
Pain sans gluten	Tranche(s) 42 g	☺	☺ ☺	☺ ☺	3½ A 7
Palmier (pâtisserie)	Pièce(s) 59 g	4¼ +3½ M	☺ ☺	☺ ☺	1 A 2
Pamplemousse	Portion 140 g	☺	2 4¼	☺ ☺	1½ CB 3
Panais / pastinaca sativa	Portion 85 g	☺	☺+ ×¼ M ☺	☺ ☺	☺ C ☺
Pancake	Pièce(s) 35 g	5¼ +4¼ M	☺ ☺	☺ ☺	1½ A 3
Pancake maison	Pièce(s) 44 g	2½ +2 M	☺ ☺	☺ ☺	1 A 2¼
Pancake, mix préparé au blé noir	Pièce(s) 44 g	☺	☺ ☺	☹ 3¾	1¼ A 2½
Papaye	Portion 140 g	☺	☺+ ×1 M ☺+ ×½ M	☺ ☺	☺ ☺
Parmesan sec	Portion 5 g	☺	☺ ☺	☺ ☺	☺ ☺

☹ *Niveau 0*: M (lactose) ×½
☹ *Niveau 1*: M (fructose) ×2
☹ *Niveau 2*: M (fructose ou sorbitol) ×4, autres ×2
☹ *Niveau 3*: M (sorbitol) ×7, autres ×3
📖: Sources pour les fructanes / galactanes

+ M/💊 : Nombre de M supplémentaires par capsule de lactase forte
Fructose*: Fructose corrigé par rapport au sorbitol
☺+ [nombre] × M: Nombre de M fructose(*) supplémentaires que vous allez tolérer par portion de cet aliment, si vous consommez les deux en même temps

☹: Supprimer ;   ☹[1]: ¼ à partir du NT 1 ;   ☹[2]: ¼ à partir du NT 2 ;   ☹[3]: ¼ à partir du NT 3 ;
☺: N'en contient que de traces ;   ☺: N'en contient pas du tout

Tableaux à Mots-Repères	M (mesure)	Lactose 🥛 + M/💊	Fructose* 🍯 Fructose 🍯	Sorbitol 🍯 Sorbitol 🥛	Fruc/Galactanes 🍯 Fruc/Galactanes 🥛📖
Parmesan sec sans graisse	Portion 5 g	☺ +75¾ M	☺ ☺	☺ ☺	☺ ☺
Pastèque	CS 15 g	☺	1¾ 3½	☹ ☺	10¼ B 20¾
Pastille rafraichissante à la menthe	Portion 2 g	☺	☺+ ×¼ M ☺	☺ ☺	☺ ☺
Pastilles rafraichissante à la menthe sans sucre	Portion 2 g	☺	¼ ½	☹ ☹³	☺ ☺
Patate douce	Portion 110 g	☺	☺ ☺	☺ ☺	☺ B ☺
Pâte à tartiner au thon	Portion 85 g	5½ +4½ M	☺ ☺	☹ 14½	☺ ☺
Pâte d'amandes	Portion 28,38 g	☺	☺ ☺	☹ 20½	½ G 1¼
Pâté de foie	Portion 55 g	☺	☺ ☺	☺ ☺	☺ ☺
Pâtes aux aubergines	Portion 200 g	5 +4 M	☺ ☺	☺ ☺	27¾ 55½
Pâtes gelifiées	Poignée(s) 30 g	☺	☺+ ×3½ M ☺+ ×1¾ M	☹ ☺	☺ ☺
Pâtes gelifiées sans sucre	Cc 5 g	☺	10 20¼	☹ ☹³	☺ ☺
Pâtisseries au caramel	Pièce(s) 71 g	8¾ +7¼ M	☺+ ×¾ M ☺+ ×¼ M	☺ ☺	½ D 1
Pâtisseries au praliné	Portion 14 g	☺	☺ ☺	☺ ☺	3½ A 7¼
Pâtisseries glacées au pudding	Pièce(s) 125 g	3 +2½ M	☺ ☺	☺ ☺	¼ D ½
Pâtisson (courge)	Portion 85 g	☺	4 8¼	☺ ☺	☺ CB ☺
Pêche (rouge-jaune)	Portion 140 g	☺	☺+ ×½ M ☺+ ×¼ M	☹ ¼	2¼ B 4½
Pépins de courge	Poignée(s) 30 g	☺	☺ ☺	☺ ☺	2¾ G 5¾
Pepsi®	Verre(s) 200 ml	☺	½ 1¼	☺ ☺	☺ ☺
Pepsi® light	Verre(s) 200 ml	☺	☺ ☺	☺ ☺	☺ ☺

Tableaux à Mots-Repères	M (mesure)	Lactose ☾+ M/🗨	Fructose* ☾ Fructose ☾	Sorbitol ☾ Sorbitol ☾	Fruc/Galactanes ☾ Fruc/Galactanes ☾📖
Pepsi® Max	Verre(s) 200 ml	☺	☺ ☺	☺ ☺	☺ ☺
Pepsi® Twist®	Verre(s) 200 ml	☺	½ 1¼	☺ ☺	☺ ☺
Persil	Paquet 1 g	☺	☺ ☺	☹ ☺	☺ ☺
Pesto	Portion 62 g	☺	☺ ☺	☺ ☺	1¾ A 3¾
Pesto de tomates	Portion 85 g	☺	1¼ 2½	☹ 1	7¾ B 15¾
Petit gâteau au gingembre	Pièce(s) 7,5 g	☺	☺ ☺	☺ ☺	8½ A 17¼
Petit gâteau aux amandes	Pièce(s) 12,4 g	☺	☺ ☺	☺ ☺	3 A 6
Petit pain de seigle	Tranche(s) 42 g	☺	☺ ☺	☺ ☺	¾ A 1¾
Petit pain viennois	Tranche(s) 42 g	☺	☺ ☺	☺ ☺	1¼ A 2½
Petit-beurre	Pièce(s) 4 g	☺	☺ ☺	☺ ☺	10 A 20
Petit-beurre (shortbread) sans sucre	Pièce(s) 3,75 g	☺	1½ 3¼	☹ ☹²	10½ A 21¼
Petit-beurre (shortrbread)	Pièce(s) 11,34 g	18½ +15½ M	☺ ☺	☺ ☺	3¼ A 6¾
Petits fours parfum orange	Pièce(s) 3,75 g	32½ +27 M	☺ ☺	☺ ☺	12¼ A 24¾
Petits Pois	CS 15 g	☺	9½ 19¼	☹ 3½	1¼ A 2½
Petits radis	Portion 85 g	☺	☺+ ×½ M ☺+ ×¼ M	☹ 1	☺ C ☺
Pignons	Poignée(s) 30 g	☺	☺ ☺	☺ ☺	2¾ G 5¾

☾ *Niveau 0*: M (lactose) ×½
☾ *Niveau 1*: M (fructose) ×2
☾ *Niveau 2*: M (fructose ou sorbitol) ×4, autres ×2
☾ *Niveau 3*: M (sorbitol) ×7, autres ×3
📖: Sources pour les fructanes / galactanes

+ M/🗨 : Nombre de M supplémentaires par capsule de lactase forte
Fructose*: Fructose corrigé par rapport au sorbitol
☺+ [nombre] × M: Nombre de M fructose(*) supplémentaires que vous allez tolérer par portion de cet aliment, si vous consommez les deux en même temps

☹: Supprimer ;   ☹¹: ¼ à partir du NT 1 ;   ☹²: ¼ à partir du NT 2 ;   ☹³: ¼ à partir du NT 3 ;
☺: N'en contient que de traces ;   ☺: N'en contient pas du tout

Tableaux à mots-repères	M (mesure)	Lactose ↓ +M/💊	Fructose* ⚕ Fructose ⚕	Sorbitol ⚕ Sorbitol ↓	Fruc/Galactanes ⚕ Fruc/Galactanes ↓📖
Piment rouge	Pièce(s) 43 g	☺	2¾ 5½	☺ ☺	2½ B 5¼
Piment vert	Pièce(s) 43 g	☺	4½ 9¼	☺ ☺	2½ B 5¼
Pina Colada	Verre(s) 200 ml	☺	☺+ ×1¼ M ☺+ ×½ M	☹ 4	☺ ☺
Pistaches	Poignée(s) 21 g	☺	☺ ☺	☺ ☺	¼ G ¾
Pizza Calzone	Pièce(s) 168 g	12¼ +10¼ M	☺ ☺	☹ 2¾	¼ A ½
Pizza Hut Breadsticks mozzarella	Pièce(s) 56 g	61½ +51¼ M	☺+ ×¼ M ☺	☺ ☺	1¼ A 2½
Pizza Hut® La Perso	Pièce(s) 256 g	16¾ +14 M	☺ ☺	☹ ¼	4¾ A 9½
Pizza Hut® Pepperoni, pâte Crust	Portion 140 g	30 +25 M	☺ ☺	☹ 1	¾ A 1½
Pizza Mexicaine (Taco Bell®)	Pièce(s) 213 g	13¾ +11½ M	23¼ 46¾	☹ 1	¼ A ¾
Pizza, maison ou restaurant, fromage, pâte fine	Pièce(s) 209 g	12¼ +10¼ M	☺+ ×¾ M ☺+ ×¼ M	☹ ¾	½ A 1
Pleurotes, crues	Portion 85 g	☺	☺+ ×1¾ M ☺+ ×¾ M	☹ ¼	☺ ☺
Poire	CS 15 g	☺	½ 1	☹ ¼	☺ B ☺
Poireau	Portion 89 g	☺	3 6	☹ ¼	¼ C ½
Pois chiches, en conserve, égouttés	Portion 90 g	☺	☺ ☺	☹ 1	1½ A 3
Pois gourmands	Portion 85 g	☺	☺+ ×3½ M ☺+ ×1¾ M	☺ ☺	¾ B 1¾
Poisson non traité et fruits de mer	Portion 85 g	☺	☺ ☺	☺ ☺	☺ ☺
Poisson sauce blanche	Portion 181 g	1½ +1¼ M	☺ ☺	☺ ☺	☺ ☺
Poivre de Cayenne	Paquet 1 g	☺	51 ☺	☺ ☺	☺ ☺
Poivre noir	Paquet 1 g	☺	☺ ☺	☺ ☺	☺ ☺

Tableaux à Mots-Repères	M (mesure)	Lactose ☹ + M/💊	Fructose* ☹ Fructose ☹	Sorbitol ☹ Sorbitol ☹	Fruc/Galactanes ☹ Fruc/Galactanes ☹📖
Poivron jaune	Portion 85 g	☺	½ 1¼	☺ ☺	☺ CB ☺
Poivron vert	Portion 85 g	☺	☺ ☺	☺ ☺	☺ B ☺
Polenta au fromage	Portion 240 g	½ +½ M	☺+ ×¼ M ☺	☹ 20¾	3¼ B 6¾
Pomme avec pelure	Pièce(s) 182 g	☺	☹ ☹²	☹ ☹²	1¾ CB 3½
Pomme de terre, bouillie, avec peau	Portion 110 g	☺	☺ ☺	☹ 45¼	☺ B ☺
Pomme de terre, bouillie, sans peau	Portion 110 g	☺	☺ ☺	☹ 45¼	☺ B ☺
Pommes de terre sautées à la lyonnaise	Portion 70 g	☺	☺ ☺	☹ 15¾	☺ ☺
Pop-corn au beurre	Portion 30 g	36¾ +30¾ M	☺ ☺	☺ ☺	☺ CB ☺
Pop-corn sucré	Poignée(s) 21 g	☺	☺+ ×1 M ☺+ ×½ M	☺ ☺	☺ C ☺
Porto	Verre(s) 200 ml	☺	☹ ☹²	☹ ½	☺ ☺
Potage aux haricots	CS 15 g	☺	☺ ☺	☹ ☺	3 AC 6
Potage aux pois	CS 15 g	☺	☺ ☺	☹ 5½	1¼ AB 2½
Potiron	Portion 85 g	☺	☺ ☺	☺ ☺	☺ B ☺
Poudre de pudding, différentes sortes	Portion 24,75 g	☺	☺ ☺	☺ ☺	☺ ☺
Poulet à la crème	Portion 241 g	½ +¼ M	☺ ☺	☹ 13¾	☺ ☺
Poulet aigre-doux	CS 15 g	☺	2½ 5	☹ ☺	☺ ☺

☹ *Niveau 0*: M (lactose) ×½
☹ *Niveau 1*: M (fructose) ×2
☹ *Niveau 2*: M (fructose ou sorbitol) ×4, autres ×2
☹ *Niveau 3*: M (sorbitol) ×7, autres ×3
📖 : Sources pour les fructanes / galactanes

+ M/💊 : Nombre de M supplémentaires par capsule de lactase forte
Fructose* : Fructose corrigé par rapport au sorbitol
☺+ [nombre] × M : Nombre de M fructose(*) supplémentaires que vous allez tolérer par portion de cet aliment, si vous consommez les deux en même temps

☹: Supprimer ;   ☹¹: ¼ à partir du NT 1 ;   ☹²: ¼ à partir du NT 2 ;   ☹³: ¼ à partir du NT 3 ;
☺: N'en contient que de traces ;   ☺: N'en contient pas du tout

Tableaux à Mots-Repères	M (mesure)	Lactose ↓ + M/💊	Fructose* ↓ Fructose ↓	Sorbitol ↓ Sorbitol ↓	Fruc/Galactanes ↓ Fruc/Galactanes ↓📖
Poulet cordon-bleu	Portion 140 g	32¼ +27 M	2 4¼	☺ ☺	1 A 2¼
Poulet rôti avec la peau	Portion 85 g	☺	☺ ☺	☺ ☺	☺ ☺
Poulet sauce de fromage	Portion 216 g	1 +¾ M	5 10	☹ ½	☺ ☺
Poulet sésame	Portion 252 g	☺	☺ ☺	☹ 3¾	☺ ☺
Pourpier / portulaca oleracea	Portion 85 g	☺	58¾ ☺	☺ ☺	☺ ☺
Pousses de bambou	Portion 85 g	☺	19½ 39	☺ ☺	☺ ☺
Pousses de pois cuites	CS 15 g	☺	☺ ☺	☺ ☺	1¼ A 2½
Pousses de Soya	Portion 85 g	☺	☺ ☺	☹ ½	3¾ CB 7½
Power Bar® Energize Bar, Banana Punch	Pièce(s) 65 g	☺	¼ ¾	☹ ☺	10½ A 21
Power Bar® Energize Bar, Berry	Pièce(s) 65 g	☺	¼ ¾	☹ 19	10½ A 21
Power Bar® Energize Bar, chocolat	Pièce(s) 65 g	☺	¼ ¾	☹ 76¾	3¼ AG 6¾
Power Bar® Energize Bar, Cookies & Cream	Pièce(s) 65 g	☺	¼ ¾	☹ ☺	10½ A 21
Power Bar® Energize Bar, vanille	Pièce(s) 65 g	☺	¼ ¾	☹ ☺	10½ A 21
Power Bar® Natural Energy Cereal, Cacao Crunch	Pièce(s) 65 g	2¾ +2¼ M	☺+ ×5¾ M ☺+ ×2¾ M	☹ 10¾	¼ AG ½
Powerade®, toutes sortes	Verre(s) 200 ml	7½ +6¼ M	☺+ ×1¼ M ☺+ ×½ M	☺ ☺	41½ 83¼
Powerbar® Protein Plus 20 g, beurre de cacahuètes	Pièce(s) 61 g	3 +2½ M	☹ ☹²	☹ ☹	17 34¼
Powerbar® Protein Plus 20 g, Brownie	Pièce(s) 70 g	2 +1½ M	☺+ ×1½ M ☺+ ×¾ M	☹ ☺	3¼ G 6½
Powerbar® Protein Plus 20 g, chocolat	Pièce(s) 61 g	3 +2½ M	☹ ¼	☹ ☹	4 G 8¼
Praline au caramel, sans sucre	Pièce(s) 8,6 g	74½ +62 M	21¾ 43½	☹ ☹	☺ ☺

Tableaux à Mots-Repères	M (mesure)	Lactose ↯ + M/💊	Fructose* ↯ Fructose ↯	Sorbitol ↯ Sorbitol ↯	Fruc/Galactanes ↯ Fruc/Galactanes ↯ 📖
Praline au chocolat avec fruits	Pièce(s) 15 g	56½ +47 M	☺+ ×¼ M ☺	☹ 31½	5½ G 11¼
Praline au chocolat noir avec fruits	Pièce(s) 15 g	56½ +47 M	☺+ ×¼ M ☺	☹ 31½	5½ G 11¼
Praline au chocolat noir sans sucre, avec fruits	Pièce(s) 17 g	37¾ +31¼ M	☹ ☹²	☹ ☹	4¾ G 9¾
Pralines aux noix	Pièce(s) 55 g	3½ +2¾ M	☺+ ×1¼ M ☺+ ×½ M	☺ ☺	1¼ G 2¾
Pralines de truffes	Pièce(s) 16,2 g	2½ +2 M	☺ ☺	☺ ☺	2¾ 5½
Pringles® Original	Poignée(s) 21 g	☺	76¾ ☺	☹ ☺	10¾ A 21½
Pringles® Sel et vinaigre	Poignée(s) 21 g	☺	41¾ 83½	☹ 79¼	10¾ A 21½
Pringles® Sour cream et oignons	Poignée(s) 21 g	☺	41¾ 83½	☹ 79¼	10¾ A 21½
Pringles® Texas BBQ	Poignée(s) 21 g	☺	37 74¼	☹ 79¼	10¾ A 21½
Prune	CS 15 g	☺	☺+ ×¼ M ☺	☹ ¾	21½ C 43
Pudding au chocolat	Pièce(s) 200 g	¾ +½ M	☺ ☺	☹ 25	1 G 2¼
Pudding au chocolat sans sucre	CS 15 g	89¼ +74¼ M	¾ 1½	☹ ☹²	21¼ G 42½
Pumpernickel	Tranche(s) 42 g	☺	☺ ☺	☺ ☺	½ A 1¼
Punch alcoolisé	Verre(s) 200 ml	☺	¾ 1½	☹ 1	☺ ☺
Punch de champagne	Verre(s) 200 ml	☺	¾ 1½	☹ 1	☺ ☺

↯ *Niveau 0*: M (lactose) ×½
↯ *Niveau 1*: M (fructose) ×2
↯ *Niveau 2*: M (fructose ou sorbitol) ×4, autres ×2
↯ *Niveau 3*: M (sorbitol) ×7, autres ×3
📖: Sources pour les fructanes / galactanes

+ M/💊: Nombre de M supplémentaires par capsule de lactase forte
Fructose*: Fructose corrigé par rapport au sorbitol
☺+ [nombre] × M: Nombre de M fructose(*) supplémentaires que vous allez tolérer par portion de cet aliment, si vous consommez les deux en même temps

☹: Supprimer ; ☹¹: ¼ à partir du NT 1 ; ☹²: ¼ à partir du NT 2 ; ☹³: ¼ à partir du NT 3 ;
☺: N'en contient que de traces ; ☺: N'en contient pas du tout

Tableaux à Mots-Repères	M (mesure)	Lactose ↓ + M/💊	Fructose* ☹ Fructose ☹	Sorbitol ☹ Sorbitol ↓	Fruc/Galactanes ☹ Fruc/Galactanes ↓ 📖
Racine de chicorée	Portion 2 g	☺	☺ ☺	☹ 8¾	½ E 1
Racine de gingembre, crue	Portion 4 g	☺	89¼ ☺	☺ ☺	☺ B ☺
Racine de lotus	Portion 85 g	☺	☺ ☺	☺ ☺	☺ ☺
Racinette	Verre(s) 200 ml	☺	½ 1¼	☺ ☺	☺ ☺
Radicchio	Portion 85 g	☺	2¼ 4¾	☺ ☺	¾ 1½
Ragoût de chevreuil	Portion 85 g	☺	☺ ☺	☺ ☺	☺ ☺
Raifort	Paquet 1 g	☺	☺ ☺	☺ ☺	☺ ☺
Raisins secs	Portion 40 g	☺	½ 1	☹ ½	2 B 4
Raisins secs enrobés de chocolat	Poignée(s) 30 g	2¾ +2¼ M	☺+ ×¼ M ☺	☹ 3¼	3¼ G 6½
Ramboutan (litchi chevelu)	Portion 140 g	☺	1¼ 2¾	☺ ☺	¾ CB 1¾
Ratatouille	Portion 110 g	☺	☺ ☺	☹ 1¼	4 B 8
Ravioli au fromage	Portion 170 g	88 +73½ M	☺ ☺	☺ ☺	¾ A 1½
Ravioli de courge	Portion 250 g	½ +½ M	☺+ ×¼ M ☺	☹ 40	½ A 1
Raviolis à la viande	Portion 250 g	☺	☺+ ×½ M ☺+ ×¼ M	☹ ½	¼ A ¾
Raviolis aux épinards	Portion 250 g	5½ +4½ M	☺+ ×¼ M ☺	☹ ½	½ A 1
Red Bull® Energy Drink	Verre(s) 200 ml	☺	☺+ ×7¾ M ☺+ ×3¾ M	☺ ☺	☺ ☺
Red Bull® Energy Drink sans sucre	Verre(s) 200 ml	☺	☺ ☺	☺ ☺	☺ ☺
Réglisse	Pièce(s) 11 g	☺	☺+ ×1½ M ☺+ ×¾ M	☺ ☺	☺ ☺
Rémoulade	CS 15 g	☺	☺ ☺	☹ ☺	☺ ☺

Tableaux à Mots-Repères	M (mesure)	Lactose ↙ + M/💊	Fructose* ↙ Fructose ↙	Sorbitol ↙ Sorbitol ↙	Fruc/Galactanes ↙ Fruc/Galactanes ↙📖
Rhubarbe	Portion 140 g	☺	☺ ☺	☺ ☺	☺ ☺
Rhum	Verre(s) 200 ml	☺	☺ ☺	☺ ☺	☺ ☺
Rhum et cola	Verre(s) 200 ml	☺	1 2	☺ ☺	☺ ☺
Rice Krispies® (Kellogg's®)	Portion 30 g	☺	☺ ☺	☺ ☺	1½ A 3
Ricotta au lait demi-écrémé	Portion 55 g	17½ +14½ M	☺ ☺	☺ ☺	☺ ☺
Riesen® chocolat	Pièce(s) 9 g	12¾ +10½ M	½ 1	☹ ☹³	71 ☺
Riesling	Verre(s) 200 ml	☺	31¼ 62½	☹ ¾	☺ ☺
Riz au lait avec raisins secs	Pièce(s) 200 g	½ +¼ M	3¾ 7½	☹ 1¼	3 6
Riz au lait avec raisins secs et noix de coco	Pièce(s) 200 g	½ +¼ M	27¾ 55½	☹ 1¼	3¼ 6½
Riz au lait nature	Pièce(s) 200 g	½ +¼ M	☺+ ×½ M ☺+ ×¼ M	☺ ☺	2¾ 5¾
Riz basmati, cuit dans de l'eau non salée	Portion 140 g	☺	☺ ☺	☺ ☺	☺ A ☺
Rob Roy	Verre(s) 200 ml	☺	¼ ½	☹ 2½	☺ ☺
Rockstar Original®	Verre(s) 200 ml	☺	☺+ ×23¾ M ☺+ ×11¾ M	☹ 5	☺ ☺
Rockstar Original® sans sucre	Verre(s) 200 ml	☺	☺ ☺	☹ 5	☺ ☺
Romarin	Paquet 1 g	☺	☺ ☺	☺ ☺	☺ ☺
Rompope	Verre(s) 200 ml	¼ +¼ M	☺ ☺	☺ ☺	2¾ 5½

↙ *Niveau 0*: M (lactose) ×½
↙ *Niveau 1*: M (fructose) ×2
↙ *Niveau 2*: M (fructose ou sorbitol) ×4, autres ×2
↙ *Niveau 3*: M (sorbitol) ×7, autres ×3
📖: Sources pour les fructanes / galactanes

+ M/💊: Nombre de M supplémentaires par capsule de lactase forte
Fructose*: Fructose corrigé par rapport au sorbitol
☺+ [nombre] × M: Nombre de M fructose(*) supplémentaires que vous allez tolérer par portion de cet aliment, si vous consommez les deux en même temps

☹: Supprimer ;   ☹¹: ¼ à partir du NT 1 ;   ☹²: ¼ à partir du NT 2 ;   ☹³: ¼ à partir du NT 3 ;
☺: N'en contient que de traces ;   ☺: N'en contient pas du tout

Tableaux à Mots-Repères	M (mesure)	Lactose ↓ + M/💊	Fructose* ↻ Fructose ↓	Sorbitol ↻ Sorbitol ↓	Fruc/Galactanes ↻ Fruc/Galactanes ↓ 📖
Rondelles d'oignon	Portion 30 g	☺	☺ ☺	☹ ☺	10¼ AC 20¾
Roquefort	Portion 30 g	5 +4 M	☺ ☺	☺ ☺	27¾ 55½
Roquette	Portion 85 g	☺	4¾ 9¾	☺ ☺	☺ ☺
Rôti de viande hachée	Portion 85 g	2¼ +2 M	☺+ ×¼ M ☺	☹ 3½	☺ ☺
Rouleau de printemps	Portion 140 g	☺	21 42	☹ 2¾	¼ ½
Russe Blanc	Verre(s) 200 ml	1½ +1¼ M	☺ ☺	☹ 8¼	9 18¼
Russe Noir	Verre(s) 200 ml	☺	☺ ☺	☹ 8¼	☺ ☺
Rusty Nail	Verre(s) 200 ml	☺	☺+ ×1¾ M ☺+ ×¾ M	☹ ¾	☺ ☺
Sake	Verre(s) 200 ml	☺	☹ ☹²	☹ ½	☺ ☺
Salade de chicorée	Portion 85 g	☺	☺ ☺	☹ 3	3¾ C 7½
Salade de chou à la mayonnaise et à l'ananas	Portion 100 g	☺	☺+ ×¼ M ☺	☹ 3¾	☺ B ☺
Salade de chou aux pommes et aux raisins sec	Portion 100 g	☺	½ 1	☹ ½	1 B 2
Salade de patates au jambon, au vinaigre et à l'huile	Portion 140 g	☺	☺+ ×¼ M ☺	☹ 4¾	1 CB 2
Salade de patates aux oeufs et à la mayonnaise	Portion 140 g	☺	☺+ ×½ M ☺+ ×¼ M	☹ 2	1 CB 2
Salade de pâtes aux légumes et à l'assaisonnement italien	Portion 140 g	☺	3¾ 7½	☹ 1½	1½ A 3¼
Salade de pâtes avec des œufs, de la viande et de la mayonnaise	Portion 140 g	☺	☺+ ×¼ M ☺	☹ 1¼	1½ A 3
Salade romaine	Portion 85 g	☺	1¼ 2¾	☹ 16¾	☺ CB ☺
Salade verte	Portion 85 g	☺	8¼ 10¼	☹ 16¾	☺ CB ☺

Tableaux à Mots-Repères	M (mesure)	Lactose ☹ + M/💊	Fructose* ☹ Fructose ☹	Sorbitol ☹ Sorbitol ☹	Fruc/Galactanes ☹ Fruc/Galactanes ☹📖
Sambuca	Verre(s) 200 ml	☺	☺+ ×4½ M ☺+ ×2¼ M	☹ ¼	☺ ☺
Sangria	Verre(s) 200 ml	☺	7¾ 15½	☹ ¾	☺ ☺
Sapotille (baie du sapotillier)	Portion 140 g	☺	☺+ ×3½ M ☺+ ×1¾ M	☺ ☺	☺ ☺
Saté	Portion 35 g	☺	☺ ☺	☹ 8¼	☺ G ☺
Sauce 57® (HEINZ®)	Portion 15,63 g	☺	☺+ ×¼ M ☺	☹ 3¾	☺ ☺
Sauce à l'ail	CS 15 g	☺	☺ ☺	☺ ☺	☹ FB ☹
Sauce aigre-douce	CS 15 g	☺	½ 1¼	☹ 83¼	☺ ☺
Sauce au curry	Portion 59 g	2 +1½ M	☺ ☺	☹ 4	11¼ 22½
Sauce au fromage	Portion 66 g	¼ +¼ M	☺ ☺	☺ ☺	1¾ 3¾
Sauce aux champignons	CS 15 g	75¼ +62¾ M	☺ ☺	☹ 2¼	☺ ☺
Sauce barbecue	Paquet 1 g	☺	☺ ☺	☺ 76¾	☺ ☺
Sauce blanche	CS 15 g	4 +3¼ M	☺ ☺	☺ ☺	22¼ 44½
Sauce caramel, sans matière grasse	Portion 41 g	6 +5 M	☺+ ×6 M ☺+ ×3 M	☺ ☺	33¾ 67¾
Sauce chili	Portion 68 g	☺	2¾ 5½	☹ ¼	☺ ☺
Sauce chocolat	CS 15 g	☺	☺+ ×1½ M ☺+ ×¾ M	☹ ☺	3 G 6
Sauce cocktail	Portion 68 g	☺	☺+ ×2 M ☺+ ×1 M	☹ ¾	☺ ☺

☹ *Niveau 0:* M (lactose) ×½
☹ *Niveau 1:* M (fructose) ×2
☹ *Niveau 2:* M (fructose ou sorbitol) ×4, autres ×2
☹ *Niveau 3:* M (sorbitol) ×7, autres ×3
📖: Sources pour les fructanes / galactanes

+ M/💊 : Nombre de M supplémentaires par capsule de lactase forte
Fructose*: Fructose corrigé par rapport au sorbitol
☺+ [nombre] × M: Nombre de M fructose(*) supplémentaires que vous allez tolérer par portion de cet aliment, si vous consommez les deux en même temps

☹: Supprimer ;   ☹[1]: ¼ à partir du NT 1 ;   ☹[2]: ¼ à partir du NT 2 ;   ☹[3]: ¼ à partir du NT 3 ;
☺: N'en contient que de traces ;   ☺: N'en contient pas du tout

Tableaux à Mots-Repères	M (mesure)	Lactose ↓ + M/💊	Fructose* ☺ Fructose ☺	Sorbitol ☺ Sorbitol ↓	Fruc/Galactanes ☺ Fruc/Galactanes ↓📖
Sauce d'huître	Portion 32 g	☺	☺ ☺	☺ ☺	☺ ☺
Sauce de gingembre	Portion 32 g	☺	☺ ☺	☹ 9¼	☺[B] ☺
Sauce de soja	CS 15 g	☺	☺ ☺	☹ 4½	3[A] 6
Sauce Hamburger	Portion 203 g	☺	☺ ☺	☹ 12¼	☺ ☺
Sauce hollondaise	CS 15 g	5 +4¼ M	☺ ☺	☺ ☺	28½ 57
Sauce ranch	CS 15 g	☺	☺ ☺	☹ 18½	☺ ☺
Sauce salsa	CS 15 g	☺	6¼ 12½	☹ 6¾	5½ 11¼
Sauce sandwich	CS 15 g	☺	☺ ☺	☹ ☺	☺ ☺
Sauce Taco, rouge	Portion 32,38 g	☺	2¾ 5¾	☹ 3	11 22
Sauce tomate	Portion 60 g	☺	☺+ ×¾ M ☺+ ×¼ M	☹ ¾	9¼[B] 18½
Sauce vanille	CS 15 g	☺	☺ ☺	☺ ☺	☺ ☺
Saucisse de Francfort	Portion 55 g	☺	☺+ ×¼ M ☺	☺ ☺	☺ ☺
Saucisse du brasseur (bœuf)	Portion 55 g	☺	☺+ ×1 M ☺+ ×½ M	☺ ☺	☺ ☺
Saucisse grillée	Portion 55 g	☺	☺+ ×¼ M ☺	☺ ☺	☺ ☺
Saucisse grillée (bœuf)	Portion 55 g	☺	☺+ ×1 M ☺+ ×½ M	☺ ☺	☺ ☺
Saucisse grillée (dinde)	Portion 55 g	☺	☺+ ×1½ M ☺+ ×¾ M	☺ ☺	☺ ☺
Saucisse grillée à la bière	Portion 55 g	☺	☺+ ×¼ M ☺	☹ ☺	☺ ☺
Saucisse grillée fourrée fromage	Portion 55 g	☺	☺+ ×½ M ☺+ ×¼ M	☹ ☺	☺ ☺
Saucisse grillée light	Portion 55 g	☺	☺+ ×2¾ M ☺+ ×1¼ M	☺ ☺	☺ ☺

TABLEAUX À MOTS-REPÈRES	M (mesure)	Lactose (1) + M/(capsule)	Fructose* (0) Fructose (0)	Sorbitol (0) Sorbitol (1)	Fruc/Galactanes (0) Fruc/Galactanes (1) (📖)
Saucisson italien au bœuf	Portion 55 g	☺	☺+ ×5¾ M ☺+ ×2¾M	☺ ☺	☺ ☺
Saucisson italien, light	Portion 55 g	☺	☺+ ×½ M ☺+ ×¼ M	☺ ☺	☺ ☺
Sauerbraten [bœuf braisé à l'aigre ; rôti mariné plusieurs jours dans une marinade à base de vinaigre Bacon de bœuf]	Portion 159 g	☺	34¾ 69¾	☺ ☺	☺ ☺
Saumon fumé	Portion 55 g	☺	☺ ☺	☺ ☺	☺ ☺
Schnaps	Verre(s) 200 ml	☺	☺+ ×2¼ M ☺+ ×1 M	☹ ½	☺ ☺
Schweppes® Bitter Lemon®	Verre(s) 200 ml	☺	☹ ☹[2]	☺ ☺	☺ ☺
Scotch et soda	Verre(s) 200 ml	☺	☺ ☺	☺ ☺	☺ ☺
Screwdriver	Verre(s) 200 ml	☺	2 4¼	☹ ¼	☺ ☺
Seabreeze / Brise Marine	Verre(s) 200 ml	☺	☺+ ×5¼ M ☺+ ×2½ M	☹ 2½	☺ ☺
Semoule de blé dur	Portion 30 g	☺	☺ ☺	☺ ☺	1¼ [AD] 2¾
Shiitakes cuits	CS 15 g	☺	☺+ ×1 M ☺+ ×½ M	☹ ½	☺ ☺
Singapore Sling	Verre(s) 200 ml	☺	☺+ ×¼ M ☺	☹ 4½	☺ ☺
Smarties®	Poignée(s) 30 g	☺	☺+ ×55 M ☺+ ×27½ M	☺ ☺	☺ ☺
Snickers®	Pièce(s) 58,7 g	1½ +1¼ M	☺+ ×7 M ☺+ ×3½ M	☺ ☺	5¾ 11½
Son de blé	CS 15 g	☺	☺ ☺	☺ ☺	½ [G] 1

(0) *Niveau 0:* M (lactose) ×½
(1) *Niveau 1:* M (fructose) ×2
(2) *Niveau 2:* M (fructose ou sorbitol) ×4, autres ×2
(3) *Niveau 3:* M (sorbitol) ×7, autres ×3
📖: Sources pour les fructanes / galactanes

+ M/(capsule) : Nombre de M supplémentaires par capsule de lactase forte
Fructose*: Fructose corrigé par rapport au sorbitol
☺+ [nombre] × M: Nombre de M fructose(*) supplémentaires que vous allez tolérer par portion de cet aliment, si vous consommez les deux en même temps

☹: Supprimer ; ☹[1]: ¼ à partir du NT 1 ; ☹[2]: ¼ à partir du NT 2 ; ☹[3]: ¼ à partir du NT 3 ;

☺: N'en contient que de traces ; ☺: N'en contient pas du tout

Tableaux à Mots-Repères	M (mesure)	Lactose 🟡 + M/💊	Fructose* 🟢 Fructose 🟡	Sorbitol 🟢 Sorbitol 🟡	Fruc/Galactanes 🟢 Fruc/Galactanes 🟡📖
Sorbet au chocolat	Portion 105 g	☺	☺+ ×3¼ M ☺+ ×1½ M	☺ ☺	3 [G] 6¼
Sorbet de coco	Portion 106 g	18¾ +15½ M	☺+ ×5 M ☺+ ×2½ M	☺ ☺	3¼ 6½
Sorbet de fruits	Portion 106 g	☺	☺+ ×5½ M ☺+ ×2¾ M	☺ ☺	☺ ☺
Soufflé à la viande	Portion 110 g	1¼ +1 M	☺+ ×½ M ☺+ ×¼ M	☹ ☺	1¾ [B] 3¾
Soupe à l'oignon, concentrée	Portion 126 g	☺	☺+ ×1½ M ☺+ ×¾ M	☹ 2	¼ [CB] ¾
Soupe aux boulettes de poulet	Portion 126 g	7¼ +6 M	☺ ☺	☹ 2¼	2¼ 4½
Soupe de lentilles	Portion 126 g	☺	☺ ☺	☹ 1	5½ [AC] 11¼
Soupe de nouilles (bœuf)	Portion 126 g	☺	☺ ☺	☹ 4¼	4 [A] 8¼
Soupe de nouilles vietnamienne (Pho')	Portion 245 g	☺	☺ ☺	☹ 6¾	¾ 1¾
Soupe de patates au broccoli et au fromage	Portion 245 g	29¾ +24¾ M	☺ ☺	☹ 13½	½ [AC] 1
Soupe de pois	CS 15 g	☺	☺ ☺	☹ 20	3¼ [AC] 6¾
Soupe de poulet classique	Portion 245 g	☺	☺ ☺	☹ 1	1¼ 2½
Soupe de riz aux haricots rouges	Portion 51,03 g	☺	¼ ¾	☹ ¼	1¼ [AC] 2¾
Soupe végétarienne	Portion 126 g	☺	☺+ ×¼ M ☺	☹ 1	19¾ 39½
Soupe Wan-Tan au poulet	Portion 245 g	☺	☺ ☺	☹ 40¾	☺ ☺
Southern Comfort®	Verre(s) 200 ml	☺	☺ ☺	☺ ☺	☺ ☺
Spaghetti à la Carbonara	Portion 201 g	13½ +11¼ M	☺+ ×¾ M ☺+ ×¼ M	☹ 6	½ [A] 1
Spätzle	Portion 140 g	5¼ +4¼ M	☺+ ×¼ M ☺	☺ ☺	1 [A] 2
Special K® (Kellogg's) à la cannelle et aux noix	Portion 30 g	☺	☺ ☺	☺ ☺	½ [A] 1¼

Tableaux à Mots-Repères	M (mesure)	Lactose ↯ + M/ 💊	Fructose* ↷ Fructose ↯	Sorbitol ↷ Sorbitol ↯	Fruc/Galactanes ↷ Fruc/Galactanes ↯ 📖
Special K® Original (Kellogg's®)	Portion 30 g	13 +10¾ M	☺ ☺	☺ ☺	½ ᴬ 1¼
Spéculoos	Pièce(s) 10 g	☺	☺ ☺	☺ ☺	6¼ ᴬ 12¾
Sprite Zero®	Verre(s) 200 ml	☺	☺ ☺	☺ ☺	☻ ☻
Sprite®	Verre(s) 200 ml	☺	☹ ☹²	☺ ☺	☻ ☻
Starbucks® Frappuccino®	Tasse(s) 150 ml	½ +½ M	☺ ☺	☺ ☺	3¾ 7½
Starbucks® Frappuccino® light	Tasse(s) 150 ml	½ +½ M	☺ ☺	☺ ☺	4 8
Starburst®	Pièce(s) 5 g	☺	☺+ ×½ M ☺+ ×¼ M	☹ 30¼	☺ ☻
Strudel aux pommes	Pièce(s) 64 g	☺	¼ ½	☹ ¼	¾ ᴬ 1¾
Substitut de café, sans caféine, comme CARO®	Tasse(s) 150 ml	☻	☻ ☻	☻ ☻	☻ ☻
Subway® Bacon extra	Portion 15 g	☻	☻ ☻	☻ ☻	☻ ☻
Subway® Cookie Chocolate Chip	Pièce(s) 45 g	☺	☺+ ×1 M ☺+ ×½ M	☹ ☺	½ ᴬ 1
Subway® Cookie Chocolate Chip M&M's®	Pièce(s) 45 g	9 +7½ M	☺+ ×½ M ☺+ ×¼ M	☹ ☺	½ ᴬ 1
Subway® Cookie Double Chocolate Chip	Pièce(s) 45 g	☺	☺+ ×1 M ☺+ ×½ M	☹ ☺	½ ᴬ 1
Subway® Cookie White Chip Macadamia Nut	Pièce(s) 45 g	6¾ +5½ M	☺ ☺	☺ ☺	½ ᴬ 1
Subway® Fromage cheddar Monterey	Portion 30 g	43¼ +36 M	☺ ☺	☺ ☺	☺ ☺
Subway® Fromage fondu / crème de gruyère	Portion 30 g	4½ +3¾ M	☺ ☺	☺ ☺	25¾ 51½

↷ *Niveau 0*: M (lactose) ×½
↯ *Niveau 1*: M (fructose) ×2
↳ *Niveau 2*: M (fructose ou sorbitol) ×4, autres ×2
↳ *Niveau 3*: M (sorbitol) ×7, autres ×3
📖: Sources pour les fructanes / galactanes

+ M/ 💊 : Nombre de M supplémentaires par capsule de lactase forte
Fructose*: Fructose corrigé par rapport au sorbitol
☺+ [nombre] × M: Nombre de M fructose(*) supplémentaires que vous allez tolérer par portion de cet aliment, si vous consommez les deux en même temps

☹: Supprimer ;   ☹¹: ¼ à partir du NT 1 ;   ☹²: ¼ à partir du NT 2 ;   ☹³: ¼ à partir du NT 3 ;
☺: N'en contient que de traces ;   ☻: N'en contient pas du tout

TABLEAUX À MOTS-REPÈRES	M (mesure)	Lactose ↳ + M/🍶	Fructose* ☹ Fructose ☹	Sorbitol ☹ Sorbitol ↳	Fruc/Galactanes ☹ Fruc/Galactanes ↳ 📖
Subway® Moutarde	Portion 5 g	☺	☺ ☺	☺ ☺	☺ ☺
Subway® Pain avoine-miel (Honey Oat), 15 cm	Pièce(s) 89 g	¾ +½ M	2½ 5¼	☹ 6½	¼ A ¾
Subway® Pain blé complet-seigle	Pièce(s) 78 g	☺	1 2	☺ ☺	¼ A ¾
Subway® Pain origan-fromage, 15 cm	Pièce(s) 75 g	☺	☺+ ×½ M ☺+ ×¼ M	☺ ☺	¾ A 1½
Subway® Sandwich au jambon, avec pain blanc et légumes, 15 cm	Pièce(s) 219 g	12½ +10½ M	¾ 1¾	☹ 1¼	¼ A ½
Subway® Sandwich au thon, avec pain blanc et légumes, 15 cm	Pièce(s) 233 g	12½ +10½ M	¾ 1¾	☹ 1¼	☹ A ¼
Subway® Sandwich blanc de poulet grillé au pain blanc et aux légumes, 15 cm	Pièce(s) 233 g	12½ +10½ M	1¾ 3¾	☹ 1¼	☹ A ¼
Subway® Sandwich BMT italien® au pain blanc et aux légumes, 15 cm	Pièce(s) 226 g	12½ +10½ M	¾ 1¾	☹ 1¼	¼ A ½
Subway® Sandwich dinde et jambon, au pain blanc et aux légumes, 15 cm	Pièce(s) 219 g	12½ +10½ M	¾ 1¾	☹ 1¼	¼ A ½
Subway® Sandwich dinde, au pain blanc et aux légumes, 15 cm	Pièce(s) 219 g	12½ +10½ M	¾ 1¾	☹ 1¼	¼ A ½
Subway® Sandwich poulet Teriyaki au pain blanc avec légumes, 15 cm	Pièce(s) 276 g	12½ +10½ M	22½ 45¼	☹ 1¼	☹ A ¼
Subway® Sandwich rosbif au pain blanc avec légumes, sans mayonnaise, 15 cm	Pièce(s) 233 g	12½ +10½ M	¾ 1¾	☹ 1¼	☹ A ¼
Subway® Sandwich Spicy Italian au pain blanc et aux légumes, 15 cm	Pièce(s) 222 g	12½ +10½ M	¾ 1¾	☹ 1¼	¼ A ½
Subway® Sandwich Steak & Cheese au pain blanc et aux légumes, 15 cm	Pièce(s) 245 g	☺	1 2	☹ 1¼	☹ A ¼

Tableaux à Mots-Repères	M (mesure)	Lactose ☺ + M/💊	Fructose* ☺ Fructose ☺	Sorbitol ☺ Sorbitol ☺	Fruc/Galactanes ☺ Fruc/Galactanes ☺📖
Subway® Sauce BBQ	Portion 30 g	☺	☺ ☺	☹ ☺	☹ ☺
Subway® Sauce chipotle sud-ouest	Portion 30 g	7¼ +6 M	☺ ☺	☺ ☺	40½ 81
Subway® Sauce miel et moutarde	Portion 30 g	☺	4½ 9	☺ ☺	☺ ☺
Subway® VEGGIE DELI-TE® au pain blanc et aux légumes, 15 cm	Pièce(s) 162 g	12½ +10½ M	¾ 1¾	☹ 1½	¼ A ½
Subway® VEGGIE DELI-TE®, salade sans assaisonnement	Portion 100 g	34¼ +28½ M	83¼ ☺	☹ 2¼	☺ ☺
Subway® Vinaigre et huile	Portion 14,94 g	☺	☺ ☺	☹ 20¼	☺ ☺
Subway® Vinaigrette oignon doux (Sweet Onion)	Portion 30 g	☺	☺+ ×1 M ☺+ ×½ M	☹ 55½	½ 1¼
Subway® Wrap sans fourrage	Pièce(s) 103 g	☺	☺ ☺	☺ ☺	½ A 1
Sucette	Pièce(s) 17 g	☺	☺+ ×2½ M ☺+ ×1¼ M	☺ ☺	☺ ☺
Sucette sans sucre	Pièce(s) 14 g	☺	☹ ☹	☹ ☹	☹ ☹
Sucre brun	CS 15 g	☺	☺ ☺	☺ ☺	☺ ☺
Sucre semoule blanc	CS 15 g	☺	☺ ☺	☺ ☺	☺ ☺
Sushi (en chemise d'algues) au poisson et aux légumes	Portion 140 g	☺	☺ ☺	☹ 2	☺ ☺
Sushi au poisson	Portion 140 g	☺	10½ 21	☹ 2½	☺ ☺

☺ *Niveau 0*: M (lactose) ×½
☺ *Niveau 1*: M (fructose) ×2
☺ *Niveau 2*: M (fructose ou sorbitol) ×4, autres ×2
☺ *Niveau 3*: M (sorbitol) ×7, autres ×3
📖: Sources pour les fructanes / galactanes

+ M/💊 : Nom. de M supplémentaires par capsule de lactase forte
Fructose*: Fructose corrigé par rapport au sorbitol
☺+ [nombre] × M: Nombre de M fructose(*) supplémentaires que vous allez tolérer par portion de cet aliment, si vous consommez les deux en même temps

☹: Supprimer ; ☹[1]: ¼ à partir du NT 1 ; ☹[2]: ¼ à partir du NT 2 ; ☹[3]: ¼ à partir du NT 3 ;
☺: N'en contient que de traces ; ☺: N'en contient pas du tout

Tableaux à Mots-Repères	M (mesure)	Lactose / + M/	Fructose* / Fructose /	Sorbitol / Sorbitol /	Fruc/Galactanes / Fruc/Galactanes /
Sushi aux légumes	Portion 140 g	☺	☺ ☺	☹ 1½	☺ ☺
Sylvaner (vin)	Verre(s) 200 ml	☺	31¼ 62½	☹ ¾	☺ ☺
Syrop d'érable	CS 15 g	☺	☺+ ×¼ M ☺	☺ ☺	☺ ☺
Tabasco®	CS 15 g	☺	☺ ☺	☺ ☺	☺ ☺
Taco aux haricots rouges et au fromage	Portion 140 g	☺ +77½ M	12¾ 25½	☹ 4¼	¼ A ½
Tahini	Verre(s) 30 ml	☺	☺ ☺	☺ ☺	1 G 2¼
Tarte à la rhubarbe	Pièce(s) 122 g	☺	☺ ☺	☺ ☺	¼ A ¾
Tarte aux cerises	Pièce(s) 122 g	☺	1 2¼	☹ ☹²	¼ A ¾
Tarte aux fraises	Pièce(s) 122 g	☺	1¾ 3¾	☹ ¾	¼ A ¾
Tarte aux pêches	Pièce(s) 122 g	☺	2¾ 5½	☹ 1	¼ A ¾
Tarte aux pommes	Pièce(s) 45 g	☺	¾ 1¾	☹ ½	1¼ A 2½
Tempeh	Portion 3oz/85g	☺	3¼ 6¾	☹ ½	½ A 1
Tequila	Verre(s) 200 ml	☺	☺ ☺	☺ ☺	☺ ☺
Tequila Sunrise	Verre(s) 200 ml	☺	☺+ ×¼ M ☺	☹ 3¼	☺ ☺
Thé à la menthe	Verre(s) 200 ml	☺	☺ ☺	☺ ☺	☺ G ☺
Thé de camomille	Verre(s) 236 ml	☺	☺ ☺	☺ ☺	½ G 1¼
Thé glacé Long Island	Verre(s) 200 ml	☺	¾ 1¾	☹ 16½	☺ ☺
Thé noir, fort	Verre(s) 236 ml	☺	½ 1¼	☺ ☺	1½ G 3
Thé yerba meté / thé du Paraguay	Verre(s) 200 ml	☺	☺ ☺	☺ ☺	☺ ☺

Tableaux à Mots-Repères	M (mesure)	Lactose ↓ + M/💊	Fructose* ↕ Fructose ↕	Sorbitol ↕ Sorbitol ↓	Fruc/Galactanes ↕ Fruc/Galactanes ↓ 📖
Thon en boîte, à l'huile	Portion 55 g	☺	☺ ☺	☺ ☺	☺ ☺
Thym séché	Paquet 1 g	☺	☺ ☺	☺ ☺	☺ ☺
Tic Tacs®	2 pièces 1,15 g	☺	☺ ☺	☺ ☺	☺ ☺
Tilsit (fromage)	Portion 30 g	5¼ +4¼ M	☺ ☺	☺ ☺	29½ 59
Tiramisu	Portion 55 g	2½ +2 M	☺ ☺	☺ ☺	12 A 24
Toblerone® noir	Pièce(s) 25 g	7¼ +6 M	☺ ☺	☹ 40	1½ 3¼
Toblerone® au lait	Pièce(s) 25 g	1½ +1¼ M	☺ ☺	☺ ☺	1½ 3
Toblerone® blanc	Pièce(s) 25 g	1 +1 M	☺ ☺	☺ ☺	6¾ 13½
Toffee	Pièce(s) 8,6 g	☺	☺+ ×4¼ M ☺+ ×2 M	☺ ☺	☺ ☺
Toffifee®	Pièce(s) 8,2 g	7½ +6¼ M	½ 1	☹ ☹²	42¾ 85½
Tofu	Portion 85 g	☺	2¼ 4¾	☹ ¾	½ A 1
Tokay	Verre(s) 200 ml	☺	☹ ☹²	☹ ½	☺ ☺
Tom Collins	Verre(s) 200 ml	☺	31¼ 62½	☹ 16½	☺ ☺
Tomates confites à l'huile	Portion 30 g	☺	¼ ½	☹ ¼	4½ B 9¼
Tomates fraîches, cuites	Portion 85 g	☺	4¼ 8½	☹ ¾	6½ B 13
Tomates jaunes	Portion 85 g	☺	4½ 9¼	☹ 1	6½ B 13

↕ *Niveau 0*: M (lactose) ×½
↓ *Niveau 1*: M (fructose) ×2
↕ *Niveau 2*: M (fructose ou sorbitol) ×4, autres ×2
↓ *Niveau 3*: M (sorbitol) ×7, autres ×3
📖 : Sources pour les fructanes / galactanes

+ M/💊 : Nombre de M supplémentaires par capsule de lactase forte
Fructose*: Fructose corrigé par rapport au sorbitol
☺+ [nombre] × M: Nombre de M fructose(*) supplémentaires que vous allez tolérer par portion de cet aliment, si vous consommez les deux en même temps

☹: Supprimer ; ☹¹: ¼ à partir du NT 1 ; ☹²: ¼ à partir du NT 2 ; ☹³: ¼ à partir du NT 3 ;
☺: N'en contient que de traces ; ☺: N'en contient pas du tout

Tableaux à Mots-Repères	M (mesure)	Lactose ↓ + M/⚬	Fructose* ↓ Fructose ↓	Sorbitol ↓ Sorbitol ↓	Fruc/Galactanes ↓ Fruc/Galactanes ↓
Tomates vertes	Portion 85 g	☺	3 6¼	☹ ¾	6½ [B] 13
Tonic Water	Verre(s) 200 ml	☺	☹ ☹[2]	☺ ☺	☺ ☺
Tonic Water light	Verre(s) 200 ml	☺	☺ ☺	☺ ☺	☺ ☺
Topinambour	Prise(s) 1 g	☺	☺ ☺	☺ ☺	3¼ [FB] 6½
Toppas® (Kellogg's®)	Portion 55 g	☺	☺+ ×¼ M ☺	☺ ☺	¼ [A] ¾
Tortilla de blé, frite	Pièce(s) 58 g	☺	☺ ☺	☺ ☺	¾ [A] 1¾
Tranche de pain grillé très fine	Portion 15 g	☺	☺+ ×¼ M ☺	☹ ☺	½ [A] 1¼
Travers de bœuf	Portion 85 g	☺	☺ ☺	☺ ☺	☺ ☺
Triple sec	Verre(s) 200 ml	☺	☺+ ×4½ M ☺+ ×2¼ M	☹ ¼	☺ ☺
Twix®	Pièce(s) 51 g	2 +1¾ M	☺+ ×1½ M ☺+ ×¾ M	☺ ☺	1¾ [A] 3½
Tzatziki / concombre à la grecque	Portion 30 g	4½ +3¾ M	38¾ 77½	☹ 9¼	11½ [FB] 23¼
Vanilla Coke®	Verre(s) 200 ml	☺	½ 1¼	☺ ☺	☺ ☺
Vanille Frappuccino® boisson lactée au café goût Vanille Starbucks®	Tasse(s) 150 ml	½ +½ M	☺ ☺	☺ ☺	3½ 7
Velouté aux patates	Portion 23 g	3¼ +2¾ M	☺ ☺	☹ 3	5 10
Velouté d'asperge	CS 15 g	6½ +5½ M	☺ ☺	☹ ☺	1½ 3
Velouté de broccoli	Portion 126 g	5 +4¼ M	☺ ☺	☹ 19¾	1 [C] 2¼
Velouté de céleri	Portion 245 g	½ +½ M	☺ ☺	☹ ¼	¼ ½
Velouté de champignons	Portion 245 g	8½ +7 M	☺ ☺	☹ ¼	½ 1
Velouté de courge	Portion 245 g	13½ +11¼ M	☺ ☺	☹ 2½	½ [G] 1

Tableaux à Mots-Repères	M (mesure)	**Lactose** 1 **+ M/**capsule	**Fructose*** 0 **Fructose** 0	**Sorbitol** 0 **Sorbitol** 1	**Fruc/Galactanes** 0 **Fruc/Galactanes** 1 📖
Velouté de poireau	Portion 245 g	¾ +½ M	😊+ ×¼ M 😊	☹ 1¼	4¼ [AB] 8½
Velouté de poulet	Portion 126 g	6½ +5½ M	☺ ☺	☹ 26¼	37¼ [CB] 74¾
Velouté de tomates	Portion 34,66 g	¼ +0,24 M	13 26	☹ 2	1¼ [B] 2¾
Vin rosé	Verre(s) 200 ml	😊	¾ 1¾	😊 😊	😊 😊
Vin sans alcool	Verre(s) 200 ml	😊	2¼ 4½	☹ 50	😊 😊
Vinaigre balsamique	Portion 15,94 g	😊	😊 😊	☹ 23	😊 😊
Vinaigre balsamique KRAFT®	Portion 30 g	😊	☺ ☺	☹ 22	😊 😊
Vinaigre d'alcool	Portion 14 g	😊	😊 😊	😊 😊	😊 😊
Vinaigre de cidre	Portion 14,94 g	😊	6¼ 12½	☹ 1¾	😊 😊
Vinaigre de vin rouge	CS 15 g	😊	☺ ☺	☹ 20	😊 😊
Vinaigrette au miel et à la moutarde	Portion 28 g	😊	4¾ 9½	😊 😊	😊 😊
Vinaigrette française KRAFT®	Portion 30 g	😊	64 ☺	☹ ☺	😊 😊
Vinaigrette italienne KRAFT®	Portion 30 g	😊	😊+ ×¾ M 😊+ ×¼ M	😊 😊	😊 😊
Vinaigrettet Mille-Îles KRAFT®	CS 15 g	😊	😊+ ×¼ M 😊	😊 😊	😊 😊
Vodka	Verre(s) 200 ml	😊	😊 😊	😊 😊	😊 😊
Volvaire volvacée, en boîte, égouttée	Portion 85 g	😊	😊 😊	☹ ¼	😊 😊

0 *Niveau 0:* M (lactose) ×½
1 *Niveau 1:* M (fructose) ×2
2 *Niveau 2:* M (fructose ou sorbitol) ×4, autres ×2
3 *Niveau 3:* M (sorbitol) ×7, autres ×3
📖: Sources pour les fructanes / galactanes

+ M/capsule : Nombre de M supplémentaires par capsule de lactase forte
Fructose*: Fructose corrigé par rapport au sorbitol
😊+ [nombre] × M: Nombre de M fructose(*) supplémentaires que vous allez tolérer par portion de cet aliment, si vous consommez les deux en même temps

☹: Supprimer ; ☹[1]: ¼ à partir du NT 1 ; ☹[2]: ¼ à partir du NT 2 ; ☹[3]: ¼ à partir du NT 3 ;
☺: N'en contient que de traces ; 😊: N'en contient pas du tout

Tableaux à Mots-Repères	M (mesure)	Lactose ↯ + M/💊	Fructose* ☹ Fructose ↯	Sorbitol ☹ Sorbitol ↯	Fruc/Galactanes ☹ Fruc/Galactanes ↯📖
Werther's Original® (caramel au beurre)	Pièce(s) 4 g	17¾ +14¾ M	☺+ ×½ M ☺+ ×¼ M	☺ ☺	☺ ☺
Wheaties® (General Mills)	Portion 30 g	☺	83¼ ☺	☺ ☺	½ ᴬ 1¼
Whisky	Verre(s) 200 ml	☺	☺ ☺	☺ ☺	☺ ☺
Whisky-citron	Verre(s) 200 ml	☺	9½ 19	☹ 6¼	☺ ☺
Yaourt aux céréales	Pièce(s) 250 g	¼ +0,24 M	☺ ☺	☹ 6½	1½ 3
Yaourt aux fraises	CS 15 g	2¾ +2¼ M	¾ 1½	☹ 60½	16 32¼
Yaourt caramel	Pièce(s) 100 g	½ +½ M	☺+ ×½ M ☺+ ×¼ M	☺ ☺	4 8
Yaourt chocolat	Pièce(s) 150 g	½ +¼ M	66½ ☺	☺ ☺	3 6¼
Yaourt citron sans graisse	Pièce(s) 150 g	½ +¼ M	☺+ ×½ M ☺+ ×¼ M	☺ ☺	3 6
Yaourt édulcoré à l'aspartame	CS 15 g	4 +3¼ M	☺ ☺	☺ ☺	22½ 45
Yaourt édulcoré au sucralose	Pièce(s) 250 g	¼ +¼ M	40 80	☺ ☺	1½ 3¼
Yaourt fraise	Pièce(s) 250 g	¼ +¼ M	4 8¼	☹ 2	1¾ 3½
Yaourt fraise sans graisse	Pièce(s) 250 g	¼ +¼ M	☺+ ×¾ M ☺+ ×¼ M	☹ 3½	1¾ 3½
Yaourt framboise sans graisse	Pièce(s) 250 g	¼ +¼ M	☺+ ×¾ M ☺+ ×¼ M	☹ 20	1¾ 3½
Yaourt griotte sans graisse	CS 15 g	5¼ +4½ M	☺ ☺	☹ 3¾	30¼ 60¾
Yaourt myrtille	Pièce(s) 250 g	¼ +¼ M	☺+ ×1 M ☺+ ×½ M	☺ ☺	1¾ 3½
Yaourt nature grec, allégé en graisse	Pièce(s) 250 g	¼ +¼ M	☺ ☺	☺ ☺	2½ 5
Yaourt nature sans graisse	Pièce(s) 150 g	¼ +0,22 M	☺ ☺	☺ ☺	1¼ 2¾
Yaourt pêche sans graisse	Pièce(s) 250 g	¼ +¼ M	☺+ ×1 M ☺+ ×½ M	☹ 4¼	1¾ 3½

Tableaux à Mots-Repères	M (mesure)	**Lactose** 1 / **+ M/** 💊	**Fructose*** 0 / **Fructose** 0	**Sorbitol** 0 / **Sorbitol** 1	**Fruc/Galactanes** 0 / **Fruc/Galactanes** 1 📖
Yaourt probiotique	Pièce(s) 115 g	½ +¼ M	28¾ 57¾	☹ 14¼	3 6
Yaourt vanille sans graisse	Pièce(s) 150 g	¼ +¼ M	30¼ 60½	☹ 13¼	2¼ 4½

0 *Niveau 0:* M (lactose) ×½
1 *Niveau 1:* M (fructose) ×2
2 *Niveau 2:* M (fructose ou sorbitol) ×4, autres ×2
3 *Niveau 3:* M (sorbitol) ×7, autres ×3
📖: Sources pour les fructanes / galactanes

+ M/💊 : Nombre de M supplémentaires par capsule de lactase forte
Fructose*: Fructose corrigé par rapport au sorbitol
☺+ [nombre] × M: Nombre de M fructose(*) supplémentaires que vous allez tolérer par portion de cet aliment, si vous consommez les deux en même temps

☹: Supprimer ; ☹[1]: ¼ à partir du NT 1 ; ☹[2]: ¼ à partir du NT 2 ; ☹[3]: ¼ à partir du NT 3 ;
☺: N'en contient que de traces ; ☺: N'en contient pas du tout

GLOSSAIRE

Notion	Sens
Blocs	Des glucides qui fermentent facilement dans l'intestin : des polysaccharides (fructose, fructanes, galactanes et lactose) ainsi que des glycols (alditols).
Bouclier	Métaphore désignant l'assimilation des glucides par le corps humain dans le but de produire de l'énergie.
Dragon-bloc	Symbole pour les troubles causés par des glucides facilement fermentables quand ces derniers aboutissent dans un intestin irritable.
EFSA	« European Food Safety Authority » – Autorité européenne de sécurité des aliments (AESA)
FDA	« Food and Drug Administration » – administration américaine des denrées alimentaires et des médicaments
Fructanes	Glucides facilement fermentables qui sont surtout présents dans le blé et ses produits ; dans l'ouvrage présent, nous n'avons compté parmi les fructanes que l'inuline, le kestose et le nystose.
Fructose	Un oligoside qui est surtout présent dans les fruits.
Galactane	Glucides facilement fermentables et surtout présents dans les haricots, les pois, le chou et les lentilles. Dans cet ouvrage, ne comptent parmi les galactanes que le raffinose et le stachyose.
Glycols	Des glucides qui sont présents dans certains fruits, comme dans les pommes, et dans certains produits diabétiques ou light, ainsi que dans des chewing-gums et des pastilles à la menthe. Le stévia est pourtant sans glycols. Outre le sorbitol, on compte parmi le groupe des glycols (alditols) les substances suivantes : le xylitol, le mannitol, le maltitol, l'isomalte, le lactitol, l'érythritol, l'inositol et le pinitol.
Intestin irritable	Définition simplifiée que nous utilisons dans cet ouvrage : On parle d'intestin irritable dans les cas où l'intestin réagit aux troubles digestifs d'une façon plus sensible que d'ordinaire. Les troubles digestifs sont d'habitude causés par des « blocs » faisant leur entrée dans l'intestin.
Lactose	Polysaccharide qui est surtout présent dans les produits laitiers.
NCC	Nutrition Coordination Center à l'Université du Minnesota.

Notion	Sens
NT	Niveau de tolérance. De tels niveaux s'utilisent pour calculer et pour indiquer quelles sont les quantités d'un certain aliment que vous tolérez par repas. Le NT 0 est le « NTB », et NT 1 jusqu'à NT 3 désignent des quantités plus élevées des aliments qui contiennent les substances respectives. Vous pouvez facilement établir quel est le Nt qui s'applique à votre cas particulier, et ce pour chacune des substances, en faisant un test de niveaux, cf. le chapitre 2.2.4. *Voir* aussi l'entrée « NTB ».
NTB	Niveau de tolérance de base, c'est-à-dire que si votre consommation d'un certain bloc se trouve en-dessous de cette limite, vous allez selon toute vraisemblance être épargné de toute sorte de symptômes. Le NTB n'est valable qu'en cas d'intolérance à la substance respective, et ce seulement avant que vous ayez effectué un test de niveaux relatif à cette substance. Si vous consommez le niveau maximum d'un bloc (NTB) avec un aliment, veillez à ne pas consommer, pendant le même repas, d'autre aliment qui comporterait également cette substance. Afin de combiner plusieurs aliments qui contiennent tous les deux un certain bloc, vous devez donc ajuster les portions – en divisant par deux chacune des portions, par exemple.
Repas	On prend ici comme point de départ un nombre de trois repas principaux journaliers, et qui se prendraient (à peu près) vers 7 heures du matin, ensuite vers 13 heures et vers 19 heures, donc à des intervalles de six heures. L'objectif de cette supposition est d'éviter une surcharge temporelle de votre bouclier, en répartissant vos repas sur toute la journée. Les quantités de portion indiquées dans cet ouvrage sont toutes fondées sur cette définition des heures de repas.
Sorbitol	Glycol dont l'effet dans le corps humain consiste, entre autres, à réduire la capacité défensive du bouclier par rapport au fructose. Pour le reste, *voir* « glycol ».

Cette page a délibérément été laissée vide.

SOURCES

Ali, M., Rellos, P., & Cox, T. M. (1998). Heriditary fructose intolerance. *Journal of Medical Genetics*, 35(5), 353-365.

Barrett, J. S., Gearry, R. B., Muir, J. G., Irving, P. M., Rose, R., Rosella, O., ... & Gibson, P. R. (2010). Dietary poorly absorbed, short-chain carbohydrates increase delivery of water and fermentable substrates to the proximal colon. *Alimentary Pharmacology & Therapeutics*, 31(8), 874-882.

Balasubramanya, N. N., Sarwar, & Narayanan, K. M. (1993). Effect of stage of lactation on oligosaccharides level in milk. *Indian Journal of Dairy & Biosciences*, 4, 58-60. Abstract Retrieved from http://www.cabdirect.com (Record Number 19950401205)

Belitz, H.-D., Grosch, W., & Schieberle, P. (2008). *Lehrbuch der Lebensmittelchemie* (6th ed.), Berlin Heidelberg: Springer.

Berekoven, L., Eckert, W., Ellenrieder, P. (2009). Marktforschung: *Methodische Grundlagen und praktische Anwendung* (12th ed.). Wiesbaden: Gabler.

Biesiekierski, J. R., Rosella, O., Rose, R., Liels, K., Barrett, J. S., Shepherd, S. J., ... & Muir, J. G. (2011). Quantification of fructans, galacto-oligosacharides and other short-chain carbohydrates in processed grains and cereals. *Journal of Human Nutrition and Dietetics*, 24(2), 154-176.

Binnendijk, K. H., & Rijkers, G. T. (2013). What is a health benefit? an evaluation of EFSA opinions on health benefits with reference to probiotics. *Beneficial Microbes*, 4(3), 223-230.

Blumenthal, M. (1998). *The Complete German Commission E Monographs; Therapeutic Guide to Herbal Medicine*. Boston, MA: Integrative Medicine Communications.

Boehm, G., & Stahl, B. (2007). Oligosaccharides from milk. *The Journal of Nutrition*, 137(3), 847S-849S.

Bowden, P. (2011). *Telling It Like It Is*. Paul Bowden.

Briançon, S., Boini, S., Bertrais, S., Guillemin, F., Galan, P., & Hercberg, S. (2011). Long-term antioxidant supplementation has no effect on health-related quality of life: The randomized, double-blind, placebo-controlled, primary prevention SU.VI.MAX trial. *International Journal of Epidemiology*, 40(6), 1605-1616.

Campbell, J. M., Fahey, G. C., & Wolf, B. W. (1997). Selected indigestible oligosaccharides affect large bowel mass, cecal and fecal short-chain fatty acids, pH and microflora in rats. *The Journal of Nutrition*, 127(1), 130-136.

Chi, W. J., Chang, Y. K., & Hong, S. K. (2012). Agar degradation by microorganisms and agar-degrading enzymes. *Applied Microbiology and Biotechnology*, 94(4), 917-930.

Choi, Y. K; Johlin Jr., F. C.; Summers, R.W., Jackson, M., & Rao, S. S. C. (2003). Fructose intolerance: an under-recognized problem. *The American Journal of Gastroenterology*, 98(6) 2003, S. 1348-1353.

CIAA (n. d.). *CIAA agreed reference values for GDAs* [Table]. Retrieved from http://gda.fooddrinkeurope.eu/asp2/gdas_portions_rationale.asp?doc_id=127.

Connor, W. E. (2000). Importance of n–3 fatty acids in health and disease. *The American journal of clinical nutrition*, 71(1), 171S-175S.

Coraggio, L. (1990). *Deleterious Effects of Intermittent Interruptions on the Task Performance of Knowledge Workers: A Laboratory Investigation* (Doctoral Dissertation). Retrieved from http://arizona.openrepository.com.

Corazza, G. R., Strocchi, A., Rossi, R., Sirola, D., & Fasbarrini, G. (1988). Sorbitol malabsorption in normal volunteers and in patients with celiac disease. *Gut*, 29(1), 44-48.

Cummings, J. H. (1981). Short chain fatty acids in the human colon. *Gut*, 22(9), 763-779.

Cummings, J. H., & Macfarlane, G. T. (1997). Role of intestinal bacteria in nutrient metabolism. *Journal of Parental and Enteral Nutrition*, 21(6), 357-365.

DGE (2013). Vollwertig essen und trinken nach den 10 Regeln der DGE. 9th Edition, Bonn.

Diamond, J. (2005). *Collapse – How Societies Choose to Fail or to Survive*. New York: Viking Penguin.

Donker, G. A., Foets, M., & Spreeuwenberg, P. (1999). Patients with irritable bowel syndrome: health status and use of healthcare services. *British Journal of General Practice*, 49(447), 787-792.

Drossman, D. A., Li, Z., Andruzzi, E., Temple, R. D., Talley, N. J., Thompson, W. G. ...Corazziari, E. et al., (1993). US householder survey of functional gastrointestinal disorders: prevalence, sociodemography, and health impact. *Digestive Diseases and Sciences*, 38(9), 1569-1580.

Dukas, L., Willett, W. C., & Giovannucci, E. L. (2003). Association between physical activity, fiber intake, and other lifestyle variables and constipation in a study of women. *The American Journal of Gastroenterology*, 98(8), 1790-1796.

EFSA (2007). Opinion of the Scientific Panel on Dietetic Products, Nutrition and Allergies on a request from the Commission related to a notification from EPA on lactitol pursuant to Article 6, paragraph 11 of Directive 2000/13/EC- for permanent exemption from labelling. *The EFSA Journal*, 5(10), 565-570.

EFSA (2012a). Scientific Opinion on Dietary Reference Values for protein. *The EFSA Journal*, 10(2), 2557-2622.

EFSA (2012b). Scientific Opinion on the substantiation of health claims related to Lactobacillus casei DG CNCM I-1572 and decreasing potentially pathogenic gastro-intestinal microorganisms (ID 2949, 3061, further assessment) pursuant to Article 13(1) of Regulation (EC) No 1924/2006. *The EFSA Journal*, 10(6), 2723-2637.

EFSA (2012c). Scientific opinion on the tolerable upper intake level of eicosapentaenoic acid (epa), docosahexaenoic acid (dha) and docosapentaenoic acid (dpa). *The EFSA Journal*, 10(7), 2815-2862.

EFSA (2013). Scientific Opinion on the substantiation of a health claim related to Bimuno® GOS and reducing gastro-intestinal discomfort pursuant to Article 13(5) of Regulation (EC) No 1924/2006. *The EFSA Journal*, 11(6), 3259-3268.

Eisenführ, F., Weber, M., & Langer, T. (2010): *Rational Decision Making*, Heidelberg, Berlin: Springer.

Erdman, K., Tunnicliffe, J., Lun, V. M., & Reimer, R. A. (2013). Eating Patterns and Composition of Meals and Snacks in Elite Canadian Athletes. *International Journal Of Sport Nutrition & Exercise Metabolism*, 23(3), 210-219.

Falony, G., Verschaeren, A. De Bruycker, F., De Preter, V., Verbecke, F. L., & De Vuyst L. (2009b). In vitro kinetics of prebiotic inulin-type fructan fermentation by butyrate-producing colon bacteria: implementation of online gas chromatography for quantitative analysis of carbon dioxide and hydrogen gas production. *Applied Environmental Microbiology*, 75(18), 5884-5892.

FAO (2008). Fats and fatty acids in human nutrition. *FAO Food and Nutrition Paper*, 91, 9-20.

Farquhar, P. H., & Keller, L. R. (1989). Preference intensity measurement. *Annals of Operations Research*, 19(1), 205-217.

Farshchi, H. R., Taylor, M. A., & Macdonald, I. A. (2004). Regular meal frequency creates more appropriate insulin sensitivity and lipid profiles compared with irregular meal frequency in healthy lean women. *European Journal Of Clinical Nutrition*, 58(7), 1071-1077.

Fass, R., Fullerton, S., Naliboff, B., Hirsh, T., & Mayer, E. A. (1998). Sexual dysfunction in patients with irritable bowel syndrom and non-ulcer dyspepsia. *Digestion*, 59(1), 79-85.

Fernández-Bañares, F., Esteve-Pardo, M., de Leon, R., Humbert, P., Cabré, E., Llovet, J. M., & Gassull, M. A. (1993). Sugar malabsorption in functional bowel disease: clinical implications. *American Journal of Gastroenterology*, 88(12), 2044-2050.

Fox, K. (2013). N. t.. In Wells, V., Wyness, L., & Coe, S. (Eds.). The British Nutrition Foundation's 45th Anniversary Conference: Behaviour change in relation to healthier lifestyles. *Nutrition Bulletin*, 38(1), 100-107.

Gaby, A. R. (2005). Adverse effects of dietary fructose. *Alternative medicine review*, 10(4).

Gay-Crosier, F., Schreiber, G., & Hauser, C. (2000). Anaphylaxis from inulin in vegetables and processed food. *The New England Journal of Medicine*, 342(18), 1372.

German, J., Freeman, S., Lebrilla, C., & Mills, D. (2008). Human milk oligosaccharides: evolution, structures and bioselectivity as substrates for intestinal bacteria, *Nestlé Nutrition Workshop, Pediatric Program*, 62, 205-222.

Gibson, P. R., Newnham, E., Barrett, J. S., Shepherd, S. J., & Muir, J. G. (2007). Review article: Fructose malabsorption and the bigger picture. *Alimentary pharmacology & therapeutics*, 25(4), 349-363.

Gibson, P. R., & Shepherd, S. J. (2010). Evidence-based dietary management of functional gastrointestinal symptoms: the fodmap approach. Journal of *Gastroenterology and Hepatology*, 25(2), 252-258.

Gilbert, P. (2013). N. t.. In Wells, V., Wyness, L., & Coe, S. (Eds.). The British Nutrition Foundation's 45th Anniversary Conference: Behaviour change in relation to healthier lifestyles. *Nutrition Bulletin*, 38(1), 100-107.

Goldstein, R., Braverman, D., & Stankiewicz, H. (2000). Carbohydrate malabsorption and the effect of dietary restriction on symptoms of irritable bowel syndrome and functional bowel complaints. *Israel Medical Association Journal*, 2(8), 583-587.

Gralnek, I. M., Hays, R. D., Kilbourne, A., Naliboff, B., & Mayer, E. A. (2000). The impact of irritable bowel syndrome on health-related quality of life. *Gastroenterology*, 119(3), 654-660.

Hahn, B. A., Kirchdoerfer, L. J., Fullerton, S., & Mayer, S. (1997). Patient perceived severity of irritable bowel syndrome in relation to symptoms, health resource utilization and quality of life. *Alimentary Pharmacology and Therapeutics*, 11(3), 553-559.

Hawthorne, B., Lambert, S., Scott, D., & Scott, B. (1991). Food intolerance and the irritable bowel syndrome. *Journal of Human Nutrition and Dietetics*, 4(1), 19-23.

Hawking, S. (n. d.). Publications. Retrieved from http://www.hawking.org.uk/publications.html.

Hillson, M. (2013). N. t.. In Wells, V., Wyness, L., & Coe, S. (Eds.). The British Nutrition Foundation's 45th Anniversary Conference: Behaviour change in relation to healthier lifestyles. *Nutrition Bulletin*, 38(1), 100-107.

Hoekstra, J. H., van Kempen, A. A. M. W., & Kneepkens, C. M. F. (1993). Apple juice malabsorption: Fructose or sorbitol?. *Journal of Pediatric Gastroenterology and Nutrition*, 16(1), 39-42.

Huether, G. (Lecturer). (2014). Interview mit Prof. Dr. Gerald Hüther zu Angst & Berufung. Retrieved from http://www.coach-yourself.tv/Startseite/TV/InterviewmitProfDrH%C3%BCtherzu AngstBerufung/tabid/1341/Default.aspx

Hyams, J. S. (1983). Sorbitol intolerance: an unappreciated cause of functional gastrointestinal complaints. *Gastroenterology*, 84(1)1, 30-33.

Hyams, J. S., Etienne, N. L., Leichtner, A. M., & Theuer, R. C. (1988). Carbohydrate Malabsorption Following Fruit Juice Ingestion in Young Children. *Pediatrics*, 82(1), 64-68.

Jensen, R. G., Blanc, B., & Patton, S. (1995). Particulate Constituents in Human and Bovine Milks. In Jensen, R. G. (Ed.), *Handbook of Milk Composition* (pp. 51-62). San Diego: Academic Press.

Kennedy, E. (2004). Dietary diversity, diet quality, and body weight regulation. *Nutrition reviews*, 62(s2), S78-S81.

Kneepkens, C. M. F., Vonk, R. J., & Fernandes, J. (1984). Incomplete intestinal absorption of fructose. *Archives of Disease in Childhood*, 59(8), 735-738.

Kneepkens, C. M. F., Jakobs, C., & Douwes, A. C. (1989): Apple juice, fructose, and chronic nonspecific diarrhoea. *Pediatrics*, 148(6), 571-573.

Knudsen, B. K., & Hessov, I. (1995). Recovery of inulin from Jerusalem artichoke (Helianthus tuberosus L.) in the small intestine of man. *British Journal of Nutrition*, 74(01), 101-113.

Komericki, P., Akkilic-Materna, M., Strimitzer, T., Weyermair, K., Hammer, H. F., & Aberer, W. (2012). Oral xylose isomerase decreases breath hydrogen excretion and improves gastrointestinal symptoms in fructose malabsorption – a double-blind, placebo-controlled study. *Alimentary Pharmacology & Therapeutics*, 36(10), 980-987.

Kuhn, R., & Gauhe, A. (1965). Bestimmung der Bindungsstelle von Sialinsäureresten in Oligosacchariden mit Hilfe von Perjodat. *Chemische Berichte*, 98(2), 395-314.

Ladas, S. D., Grammenos, I., Tassios, P. S., & Raptis, S. A. (2000). Coincidental malabsorption of lactose, fructose, and sorbitol ingested at low doses is not common in normal adults. *Digestive Diseases and Sciences*, 45(12), 2357-2362.

Langkilde, A. M., Andersson, H., Schweizer, T. F., & Würsch, P. (1994). Digestion and absorption of sorbitol, maltitol and isomalt from the small bowel. A study in ileostomy subjects. *European Journal of Clinical Nutrition*, 48(11), 768-775.

Latulippe, M. E., & Skoog, S. M. (2011). Fructose malabsorption and intolerance: effects of fructose with and without simultaneous glucose ingestion. *Critical Reviews in Food Science and Nutrition*, 51(7), 583-592.

Le, A. S., & Mulderrig, K. B. (2001). *Sorbitol and mannitol*. Nabors, O'B. (Ed.). New York, NY: Marcel Dekker.

Ledochowski, M., Widner, B., Sperner-Unterweger, B., Probst, T., Vogel, W., & Fuchs, D. (2000). Carbohydrate malabsobtion syndromes and early signs of mental depression in females. *Digestive Diseases and Sciences*, 45(12), 1255-1259.

Ledochowski, M., Sperner-Unterweger, B., Widner, B., & Fuchs, D. (1998a). Fructose malabsorption is associated with early signs of mentral depression. *European Journal of Medical Research*, 3(6), 295-298.

Ledochowski, M., Sperner-Unterweger, B., & Fuchs, D. (1998b). Lactose malabsorption is associated with early signs of mental depression in females – a preliminary report. *Digestive Diseases and Sciences*, 43(11), 2513-2517.

Ledochowski, M., Überall, F., Propst, T., & Fuchs, D. (1999). Fructose malabsorption is associated with lower plasma folic acid concentrations in middle-aged subjects. *Clinical Chemistry*, 45(11), 2013-2014.

Ledochowski, M., Widner, B., Bair, H., Probst, T., & Fuchs, D. (2000a). Fructose-and sorbitol-reduced diet improves mood and gastrointestinal disturbances in fructose malabsorbers. *Scandinavian Journal of Gastroenterology*, 35(10), 1048-1052.

Ledochowski, M., Widner, B., Sperner-Unterweger, B., Probst, T., Vogel, W., & Fuchs, D. (2000b). Carbohydrate malabsobtion syndromes and early signs of mental depression in females. *Digestive Diseases and Sciences*, 45(12), 1255-1259.

Leinoel (n. d.). *Leinöl(Leinsamen)*. Retrieved from http://www.vitalstoff-journal.de/vitalstoff-lexikon/l/leinoel-leinsamen/

Lewis, S. J., & Heaton, K. W. (1997). Stool form scale as a useful guide to intestinal transit time. *Scandinavian Journal of Gastroenterology*, 32(9), 920-924.

Lifschitz, C. H. (2000). Carbohydrate absorption from fruit juices in infants. *Pediatrics*, 105(1), e4.

Lombardi, D. A., Jin, K., Courtney, T. K., Arlinghaus, A., Folkard, S., Liang, Y., & Perry, M. J. (2014). The effects of rest breaks, work shift start time, and sleep on the onset of severe injury among workers in the People's Republic of China. *Scandinavian Journal of Work, Environment & Health*, 40(2), 146-155.

Lomer, M. C. E., Parkes, G. C., & Sanderson, J. D. (2008). Review article: Lactose intolerance in clinical practice – myths and realities. *Alimentary Pharmacology & Therapeutics*, 27(2), 93-103.

Longstreth, G. F., Thompson, W. G., Chey, W. D., Houghton, L. A., Mearin, F., & Spiller, R. C. (2006). Functional bowel disorders. *Gastroenterology*, 130(5), 1480-1491.

Maintz, L., & Novak, N. (2007). Histamine and histamine intolerance. *The American Journal of Clinical Nutrition*, 85(5), 1185-1196.

Makras, L., Van Acker, G., & De Vuyst, L. (2005). Lactobacillus paracasei subsp. paracasei 8700: 2 degrades inulin-type fructans exhibiting different degrees of polymerization. *Applied and Environmental Microbiology*, 71(11), 6531-6537.

McCoubrey, H., Parkes, G. C., Sanderson, J. D., & Lomer, M. C. E. (2008). Nutritional intakes in irritable bowel syndrome. *Journal of Human Nutrition and Dietetics*, 21(4), 396-397.

McKenzie, Y. A., Alder, A., Anderson, W. Goddard, L, Gulia, P., Jankovich, E. …Lomer, M. C. E. (2012). British Dietic Association evidence-based guidelines for the dietary management of irritable bowel syndrome in adults. *Journal of Human Nutrition and Dietics*, 25(3), 260-274.

Meyrand, M., Dallas, D. C., Caillat, H., Bouvier, F., Martin, P., & Barile, D. (2013). Comparison of milk oligosaccharides between goats with and without the genetic ability to synthesize αs1-casein. *Small Ruminant Research*, 113(2), 411-420.

Michel, G., Nyval-Collen, P., Barbeyron, T., Czjzek, M., & Helbert, W. (2006). Bioconversion of red seaweed galactans: a focus on bacterial agarases and carrageenases. *Applied Microbiology and Biotechnology*, 71(1), 23-33.

Michie, S. (2013). N. t.. In Wells, V., Wyness, L., & Coe, S. (Eds.). The British Nutrition Foundation's 45th Anniversary Conference: Behaviour change in relation to healthier lifestyles. *Nutrition Bulletin*, 38(1), 100-107.

Mishkin, D., Sablauskas, L., Yalovsky, M., & Mishkin, S. (1997). Fructose and sorbitol malabsorption in ambulatory patients with functional dyspepsia: comparison with lactose maldigestion/malabsorption. *Digestive Diseases and Sciences*, 42(12), 2591-2598.

Monash University (2014). The Monash University Low Foodmap Diet [Software]. Available from http://www.med.monash.edu/cecs/gastro/fodmap/education.html

Montalto, M., Curigliano, V., Santoro, L., Vastola, M., Cammarota, G., Manna, R., ... & Gasbarrini, G. (2006). Management and treatment of lactose malabsorption. *World Journal of Gastroenterology*, 12(2), 187.

Molis, C., Flourié, B., Ouarne, F., Gailing, M. F., Lartigue, S., Guibert, A., Bornet, F., & Galmiche, F. P. (1996). Digestion, excretion, and energy value of fructooligosaccharides in healthy humans. *The American Society for Clinical Nutrition*, 64(3), 324-328.

Mosby's Medical Dictionary (8th ed.). St. Louis, MO: Mosby.

Moshfegh, A. J., James, E. F., Goldman, J. P., & Ahuja, J. L. C. (1999). Presence of inulin and oligofructose in the diets of Americans. *The Journal of Nutrition*, 129(7), 1407S-1411S.

Mount Sinai (n. d.). *Fiber Chart*. Retrieved from https://www.wehealny.org/healthinfo/dietaryfiber/fibercontentchart.html.

Mozaffarian, D., & Wu, J. H. (2011). Omega-3 fatty acids and cardiovascular disease effects on risk factors, molecular pathways, and clinical events. *Journal of the American College of Cardiology*, 58(20), 2047-2067.

Muir, J. G., Shepherd, S. J., Rosella, O., Rose, R., Barrett, J. S., & Gibson, P. R. (2007). Fructan and free fructose content of common Australian vegetables and fruit. *Journal of Agricultural and Food Chemistry*, 55(16), 6619-6627.

Muir, J. G., Rose, R., Rosella, O., Liels, K., Barrett, J. S., Shepherd, S. J., & Gibson, P. R. (2009). Measurement of short-chain carbohydrates in common Australian vegetables and fruits by high-performance liquid chromatography (HPLC). *Journal of Agricultural and Food Chemistry*, 57(2), 554-565.

Nanda, R., James, R., Smith, H., Dudley, C. R. K., & Jewell, D. P. (1989). Food intolerance and the irritable bowel syndrome. *Gut*, 30(8), 1099-1104.

Necas, J., Bartosikova, L. (2013). Carageenan: a review. *Veterinarni Medicina*, 58(4), 187-205.

Nelis, G. F., Vermeeren, M. A., & Jansen, W. (1990). Role of fructose-sorbitol malasorbtion in the irritable bowel syndrome. *Gastroenterology*, 99(4), 10156-1020.

Newburg, D. S. & Neubauer, S. H. (1995). Carbohydrates in Milks: Analysis, Quantities, and Significance. In Jensen, R. G. (Ed.), *Handbook of Milk Composition* (pp. 273-349). San Diego: Academic Press.

NICNAS (2008). Multiple chemical sensitivity: identifying key research needs. *Scientific review report*.

Nucera, G., Gabrielli, M., Lupascu, A., Lauritano, E. C., Santoliquido, A., Cremonini, F., …Gasbarrini, A. (2005). Abnormal breath tests to lactose, fructose and sorbitol in irritable bowel syndrome may be explained by small intestinal bacterial overgrowth. *Alimentary Pharmacology & Therapeutics*, 21(11), 1391-1395.

O'Connell, S., & Walsh, G. (2006). Physicochemical characteristics of commercial lactases relevant to their application in the alleviation of lactose intolerance. *Applied Biochemistry and Biotechnology*, 134(2), 179-191.

Ong, D., Mitchell, S., Barrett, J., Shepherd, S., Irving, P., Biesiekierski, J., & ... Muir, J. (2010). Manipulation of dietary short chain carbohydrates alters the pattern of gas production and genesis of symptoms in irritable bowel syndrome. *Journal of Gastroenterology & Hepatology*, 25(8), 1366-1373.

Park, Y. K., & Yetley, E. A. (1993). Intakes and food sources of fructose in the United States. *The American Journal of Clinical Nutrition*, 58(5), 737S-747S.

Parker, T. J., Naylor, S. J., Riordan, A. M., & Hunter, J. O. (1995). Management of patients with food intolerance in irritable

bowel syndrome. The development and use of an exclusion diet. *Journal of Human Nutrition and Dietetics*, 8(3), 159-166.

Petitpierre, M., Gumowski, P., & Girard, J. P. (1985). Irritable bowel syndrome and hypersensitivity to food. *Annals of Allergy, Asthma & Immunology*, 54(6), 538-540.

Quigley, E., Fried, M., Gwee, K. A., Olano, C., Guarner, F., Khalif, I., ... & Le Mair, A. W. (2009). Irritable bowel syndrome: a global perspective. *WGO Practice Guideline*.

Quigley, E., M., M., Hunt, R. H., Emmanuel, A., & Hungin, A. P. S. (2013). Irritable Bowel Syndrome (IBS): What is it, what causes it and can I do anything about it? Retrieved from http://client.blueskybroadcast.com/WGO/indeux.html

Raithel, M., Weidenhiller, M., Hagel, A.-F.-K., Hetterich, U., Neurath, M. F., & Konturek, P. C. (2013). The malabsorption of commonly occurring mono and disaccharides: levels of investigation and differential diagnoses. *Dtsch Arztebl Int*, 110(46), 775-782.

Riby, J. E., Fujisawa, T., & Kretchmer, N. (1993). Fructose absorption. *The American Journal of Clinical Nutrition*, 58(5), 748S-753S.

Ross, A. C., Manson, J. E., Abrams, S. A., Aloia, J. F., Brannon, P. M., Clinton, S. K., ... & Shapses, S. A. (2011). The 2011 report on dietary reference intakes for calcium and vitamin D from the Institute of Medicine: what clinicians need to know. *Journal of Clinical Endocrinology & Metabolism*, 96(1), 53-58.

Rumessen, J. J., & Gudmand-Høyer, E. (1986). Absorption capacity of fructose in healthy adults. Comparison with sucrose and its constituent monosaccharides. *Gut*, 27(10), 1161-1168.

Rumessen, J. J., & Gudmand-Høyer, E., (1987). Malabsoption of Fructose-sorbitol mixtures. Interactions causing abdominal distress. *Scandinavian Journal of Gastroenterology*, 22(4), 431-436.

Rumessen, J. J. (1992). Fructose and related food carbohydrates. sources, intake, absorbtion, and clinical implications. *Scandinavian Journal of Gastroenterology*, 27(10), 819-828.

Ruppin, H., Bar-Meir, S., Soergel, K. H., Wood, C. M., & Schmitt Jr, M. G. (1980). Absorption of short-chain fatty acids by the colon. *Gastroenterology*, 78(6), 1500-1507.

Rycroft, C. E., Jones, M. R., Gibson, G. R., & Rastall, R. A. (2001). A comparative in vitro evaluation of the fermentation properties of prebiotic oligosaccharides. *Journal of Applied Microbiology*, 91(5), 878-887.

Scientific Community on Food (2000). Opinion of the Scientific Committee on Food on the Tolerable Upper Intake Level of Folate.

Shepherd, S. J., & Gibson, P. R. (2006). Fructose malabsorption and symptoms of irritable bowel syndrome: guidelines for effective dietary management. *Journal of the American Dietetic Association*, 106(10), 1631-1639.

Shepherd, S. J., Parker, F. C., Muir, J. G., & Gibson, P. R. (2008). Dietary triggers of abdominal symptoms in patients with irritable bowel syndrome: randomized placebo-controlled evidence. *Clinical Gastroenterology and Hepatology*, 6(7), 765-771.

Silk, D. B. A., Davis, A., Vulevic, J., Tzortzis, G., & Gibson, G. R. (2009). Clinical trial: the effects of a trans-galactooligosaccharide prebiotic on faecal microbiota and symptoms in irritable bowel syndrome. *Alimentary pharmacology & therapeutics*, 29(5), 508-518.

Simopoulos, A. P. (1999). Essential fatty acids in health and chronic disease. *The American Journal of Clinical Nutrition*, 70(3), 560s-569s.

Speier, C., Vessey, I., & Valacich, J. S. (2003). The Effects of Interruptions, Task Complexity, and Information Presentation on Computer-Supported Decision-Making Performance. *Decision Sciences*, 34(4), 771-797.

Stefanini, G. F., Saggioro, A., Alvisi, V., Angelini, G., Capurso, L., Di, L. G., ...Melzi, G. (1995). Oral cromolyn sodium in comparison with elimination diet in the irritable bowel syndrome, diarrheic type. Multicenter study of 428 patients. *Scandinavian Journal of Gastroenterology*, 30(6), 535–541.

Stockwell, M. (n. d.). *Awards/Events*. Retrieved from http://www.melissastockwell.com/Melissa_Stockwell/Awards.html.

Stubbs, J. (2013). N. t.. In Wells, V., Wyness, L., & Coe, S. (Eds.). The British Nutrition Foundation's 45th Anniversary Conference: Behaviour change in relation to healthier lifestyles. *Nutrition Bulletin*, 38(1), 100-107.

Suarez, F. L., Savaiano, D. A., & Levitt, M. D. (1995). A comparison of symptoms after the consumption of milk or lactose-hydrolyzed milk by people with self-reported severe lactose intolerance. *New England Journal of Medicine*, 333(1), 1-4.

Suarez, F. L., Springfield, J., Furne, J. K., Lohrmann, T. T., Kerr, P. S., & Levitt, M. D. (1999). Gas production in humans ingesting a soybean flour derived from beans naturally low in oligosaccharides. *The American Journal of Clinical Nutrition*, 69(1), 135-139.

Tarpila, S., Tarpila, A., Grohn, P., Silvennoinen, T., & Lindberg, L. (2004). Efficacy of ground flaxseed on constipation in patients with irritable bowel syndrome. *Current Topics in Nutraceutical Research*, 2(2), 119–125.

Test (2008). Schneller, schöner, stärker. *test – Journal Gesundheit*, 43(02), 88-92.

Teuri, U., Vapaatalo, H., & Korpela, R. (1999). Fructooligosaccharides and lactulose cause more symptoms in lactose maldigesters and subjects with pseudohypolactasia than in control lactose digesters. *The American Journal of Clinical Nutrition*, 69(5), 973-979.

Thompson, Kyle (2006). Bristol Stool Chart [Graphical illustration]. Retrieved from http://commons.wikimedia.org/wiki/File:Bristol_Stool_Chart.png

Nanda, R., Shu, L. H., & Thomas, J. R. (2012). A fodmap diet update: craze or credible. *Practical Gastroenterology*, 10(12), 37-46.

Toschke, A. M., Thorsteinsdottir, K. H., & von Kries, R. (2009). Meal frequency, breakfast consumption and childhood obesity. *International Journal Of Pediatric Obesity*, 4(4), 242-248.

Tou, J. C., Chen, J., & Thompson, L. U. (1998). Flaxseed and its lignan precursor, secoisolariciresinol diglycoside, affect pregnancy outcome and reproductive development in rats. *The Journal of nutrition*, 128(11), 1861-1868.

Truswell, A. S., Seach, J. M., & Thorburn, A. W. (1988). Incomplete absorption of pure Fructose in healthy subjects and the facilitating effect of glucose. *The American Journal of Clinical Nutrition*, 48(6), 1424-1430.

U. S. Department of Agriculture and U. S. Department of Health and Human Services (2010). *Dietary Guidelines for Americans* (7th ed.). Washington, DC: U. S. Government Printing Office.

U. S. Department of Agriculture, Agricultural Research Service (2013). USDA National Nutrient Database for Standard Reference, Release 26. Nutrient Data Laboratory HomePage, http://www.ars.usda.gov/ba/bhnrc/ndl.

van Loo, J., Coussement, P., De Leenheer, L., Hoebregs, H., & Smits, G. (1995). On the presence of inulin and oligoFructose as natural ingredients in the western diet. *Critical Reviews in Food Science and Nutrition*, 35(6), 525–552.

Varea, V., de Carpi, J. M., Puig, C., Alda, J. A., Camacho, E., Ormazabal, A., ... & Gómez, L. (2005). Malabsorption of carbohydrates and depression in children and adolescents. *Journal of pediatric gastroenterology and nutrition*, 40(5), 561-565.

Verhoef, P., Stampfer, M. J., Buring, J. F., Gaziano, J. M., Allen, R. H., Stabler, S. P., ... & Willett, W. C. (1996). Homocysteine metabolism and risk of myocardial infarction: relation with vitamins B6, B12, and folate. *American Journal of Epidemiology*, 143(9), 845-859.

Vernia, P., Ricciardi, M. R., Frandina, C., Bilotta, T., & Frieri, G. (1995). Lactose malabsorption and irritable bowel syndrome. Effect of a long-term lactose-free diet. *The Italian Journal of Gastroenterology*, 27(3), 117-121.

Vesa, T. H., Korpela, R. A., & Sahi, T. (1996). Tolerance to small amounts of lactose in lactose maldigesters. *The American journal of clinical nutrition*, 64(2), 197-20.

Virtanen, S. M., Räsänen, L., Mäenpää, J., & Åkerblom, H. K. (1987). Dietary Survey of Finnish Adolescent Diabetics and Non-Diabetic Controls. *Acta Paediatrica*, 76(5), 801-808.

Vos, M. B., Kimmons, J. E., Gillespie, C., Welsh, J., & Blanck, H. M. (2008). Dietary Fructose consumption among US children and adults: the Third National Health and Nutrition Examination Survey. *The Medscape Journal of Medicine*, 10(7), 160.

Watson, B. D. (2008). Public health and carrageenan regulation : a review and analysis. *Journal of Applied Phycology*, 20(5), 505-513.

Webb, F. S., & Whitney, E. N. (2008). *Nutrition: Concepts and controversies* (11th ed.). Belmont, CA: Thomson/ Wadsworth.

Wells, N. E. J., Hahn, B. A., & Whorwell, P. J. (1997). Clinical economics review: irritable bowel syndrome. *Allimentary Pharmacology and Therapeutics*, 11, 1019-1030.

Winterfeldt, D. von, & Edwards, W. (1986). *Decision analysis and behavioral research*. Cambridge: Cambridge University Press.

--

Sources traitant l'existence du symptôme de l'intestin irritable :
Royaume-Uni

Jones, R., & Lydeard, S. (1992). Irritable bowel syndrom in the general population. *British Medical Journal*, 304(6819), 87-90.

Pays-Bas et Japon

Schlemper, R. J., van der Werf, S. D. J., Vandenbroucke, J. P., Blemond, I., & Lamers, C. B. H. W. (1993). Peptic ulcer, non-ulcer dysepsia and irritable bowel syndrom in the Netherlands and Japan. *Scandinavian Journal of Gastroenterology*, 28(200), 33-41.

Nigéria

Olubuykle, I. O., Olawuyl, F., & Fasanmade, A. A. (1995). A study of irritable bowel syndrom diagnosed by manning criteria in an African population. *Digestive Diseases and Sciences*, 40(5), 983-985.

États-Unis

Longstreth, G. F., & Wolde-Tsadik, G. (1993). Irritable bowel-type symptoms in hmo examinees. *Digestive Diseases and Sciences*, 38(9), 1581-1589.

Talley, N. J., Zinsmeister, A. R., van Dyke, C., & Melton, L. J. (1991). Epidemiology of colonic symptoms and the irritable bowel syndrome. *Gastroenterology*, 101(4), 927-934.

O'Keefe, E. A., Talley, N. J., Zinsmeister, A. R., & Jacobsen, S. J. (1995). Bowel disorders impair functional status and quality of life in the elerdly: a population-based study. *Journal of Gastroenterology*, 50A, M184-M189.

--

Wilder-Smith, C. H., Materna, A., Wermelinger, C., & Schuler, J. (2013). Fructose and lactose intolerance and malabsorption testing: the relationship with symptoms in functional gastrointestinal disorders. *Alimentary Pharmacology and Therapeutics*, 37(11), 1074-1083.

Winterfeldt, D. von, & Edwards, W. (1986). *Decision analysis and behavioral research*. Cambridge: Cambridge University Press.

Wittstock, A. (1949). *Marc Aurel – Selbstbetrachtungen*. Stuttgart: Reclam.

Zohar, D. (1999). When things go wrong: The effect of daily work hassles on effort, exertion and negative mood. *Journal of Occupational and Organizational Psychology*, 72(3), 265-283.

www.ingramcontent.com/pod-product-compliance
Lightning Source LLC
Chambersburg PA
CBHW081154020426
42333CB00020B/2502